国人健康教育丛书

健康

膳动悦

FOOD

SPORTS

HAPPY

JIANKANG SHAN DONG YUE

王福彦 著

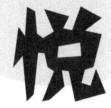

江苏大学出版社
JIANGSU UNIVERSITY PRESS

镇 江

U0264701

**图书在版编目（CIP）数据**

健康：膳·动·悦／王福彦著. — 镇江：江苏大学出版社，2016.8（2018.3 重印）

ISBN 978-7-5684-0271-2

Ⅰ．①健… Ⅱ．①王… Ⅲ．①健康教育 Ⅳ. ①R193

中国版本图书馆 CIP 数据核字（2016）第 189440 号

**健康：膳·动·悦**

| | |
|---|---|
| 著　　者 | 王福彦 |
| 责任编辑 | 常　钰 |
| 出版发行 | 江苏大学出版社 |
| 地　　址 | 江苏省镇江市梦溪园巷 30 号（邮编：212003） |
| 电　　话 | 0511-84446464（传真） |
| 网　　址 | http：//press.ujs.edu.cn |
| 排　　版 | 三山科普发展有限公司 |
| 印　　刷 | 虎彩印艺股份有限公司 |
| 开　　本 | 718 mm×1 000 mm　1/16 |
| 印　　张 | 12.5 |
| 字　　数 | 230 千字 |
| 版　　次 | 2016 年 8 月第 1 版　2018 年 3 月第 3 次印刷 |
| 书　　号 | ISBN 978-7-5684-0271-2 |
| 定　　价 | 36.80 元 |

如有印装质量问题请与本社营销部联系（电话：0511-84440882）

# 内容提要

　　本书依据《维多利亚宣言》提出的健康四大基石——合理膳食、适量运动、戒烟限酒、心理平衡展开编写，内容包括人体必需营养知识，常见饮食相关疾病防治，健康"饮""食"；运动对健康的作用，如何依据人体生命特征选择运动项目、运动量及不同目的之运动方式；如何保持心理平衡及笑的益处。不仅使您远离心脑血管疾病和"癌"等常见病的困扰，而且使您拥有曲线美、肌肤美、矫健美、阳光美。本书适合向往健康生活的广大读者阅读。

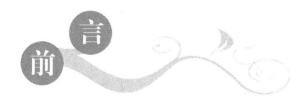

# 前言

生命只有一次,健康永远第一。

聪明人投资健康,明白人爱护健康,普通人漠视健康,糊涂人透支健康。

那么,什么叫"健康"? 传统的健康观是"无病即健康",1978 年世界卫生组织(WHO)给健康所下的正式定义为"健康不仅仅是指没有疾病或虚弱,而且是一种身体上、精神上和社会上的完全良好状态"。也就是说,健康的人要有强壮的体魄、乐观向上的精神状态和良好的心理素质,并能与其所处的社会及自然环境保持协调的关系,精力充沛,能从容不迫地应付日常生活和工作。衡量是否健康有十项标准:

1. 有充沛的精力,能从容不迫地担负日常的繁重工作。

2. 处事乐观,态度积极,乐于承担责任,不挑剔所要做的事情。

3. 善于休息,睡眠好。

4. 身体应变能力强,能适应外界环境的变化。

5. 能抵抗一般性感冒和传染病。

6. 体重适当,身材匀称。站立时,头、肩、臀位置协调。

7. 眼睛明亮,反应敏锐,眼睑不发炎。

8. 牙齿清洁,无龋齿,不疼痛,牙龈颜色正常,无出血现象。

9. 头发有光泽,无头屑。

10. 肌肉丰满,皮肤有弹性。

1992 年世界卫生组织发表的《维多利亚宣言》指出,健康是金,如果一个人失去了健康,那么,他原来所拥有的和正在创造即将拥有的统统为零! 预防是健康的保证。该宣言还提出了健康的四大基石:合理膳食,适量运动,戒烟限酒,心理平衡。这是增进健康最根本的措施。

增进健康的思想与措施在我国有着悠久的历史,如《黄帝内经》在全面总结先秦经验的基础上,指出"圣人不治已病治未病,不治已乱治未乱……夫病已成而后药之,乱已成而后治之,譬犹渴而穿井,斗而铸锥,不亦晚乎!",《吕氏春秋》中"轻水所多秃与瘿人,重水所多尰与躄人,甘水所多好与美人",《千金方》中"上医治未病之病,中医治欲病之病,下医治已病之病。"等。这些观点,为我国传统健康学的发展奠定了基础。数千年来,历代医药学家不断地积累和总结流传于民间的养生保健经验,并著有大量关于增进健康的专著。我们应很好地借鉴。

作为一名医学教育工作者,常有人问:"××病如何治疗?"我的答复是:"防病重于治病,你们,特别是青年学生——应该从现在做起,用科学知识指导生活与学习,预防疾病,增进健康,许多疾病一旦患上是很难治愈的。"另外,我在大学开设了一门"卫生保健"的医学选修课,选修者人数众多。更让人欣慰的是,有不少学生说,每次听课后都要给他父亲打电话把笔记念一遍。这说明社会关注健康,对保健知识有迫切的需要。

追求健康是人类的共同愿望,人类社会经济发展的最终目标是更健康,更长寿,更幸福;而健康的实现,需要科学知识的指导。

我经常思考:第一,在始终强调"预防为主"的国家卫生方针下,为什么没有把健康教育与服务的重点放在健康人群,给健康者应具备的保健、养生知识呢?第二,在医学科学迅速发展的当今,为什么没有将科学进展之内容引入保健书籍,引导民众增进健康水平呢?民众需转变观念,教育工作者亦需转变观念。

国家曾有一项研究显示:有相当一部分医疗费花在人生最后28天的抢救上,如果把抢救费用于预防保健,延长的人口寿命将远远超过这28天;在疾病预防上每投入1元钱,就可节省8.5元的医疗费和100元的抢救费。可见,预防保健是实现健康的唯一途径。

为了给关爱健康、重视保健的民众提供一本科学读物,故构思编写了本书。全书围绕世界卫生组织健康的四大基石,结合祖国医学保健养生思想展开编写,内容上分三篇:

上篇合理膳食,包括人体营养基础,常见饮食相关疾病,国人饮食营养存在问题及保健"饮""食",不仅使您远离心脑血管疾病和"癌"等常见病的困扰,而且使您吃出曲线美、肌肤美、矫健美、阳光美。

中篇适量运动,系统地介绍了运动对健康的作用,运动的类型,运动的原则,如何依据人体新陈代谢规律选择运动项目、运动量、运动时间及不同目的之运动方式,如减肥健美运动、美腿运动、改善免疫运动、治疗高血压运动。

下篇心理平衡,包括何谓心理健康、心理障碍,如何保持心理平衡及笑的益处。

本书想教会人必要的保健、养生知识,保持健康、良好的生活方式,一生远离病患痛苦,健康快乐享受人生。这是我对读者的殷切期望,更是对读者的衷心祝愿——期望在健康状况下就注重健康,从年轻时就注重健康,用科学知识指导学习与生活,以健康的身体,强壮的体魄,充沛的精力,聪慧的头脑学习、工作,在人生的旅途中一帆风顺地实现自己的美丽梦想……

如何"健康"涉及内容诸多,但根据编写意图,只选择了一些深入生活,贴近大众,常用、好用、适用的内容。写作中,语言尽量通俗易懂,使读者轻松地阅读,自如地掌握。

编写中,深感真正为大众提供适用性、指导性的好书有一定难度,故诚恳老师、同道及使用本书的学生提出宝贵的意见和建议。

王福彦

2015 年岁末

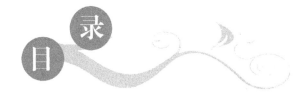

目 录

注重保健,走健康人生之路 ⋯⋯⋯⋯⋯⋯⋯⋯⋯⋯⋯ 1

❋❋ 上 篇 合 理 膳 食 ❋❋

**第1章 认知人体必需营养** ⋯⋯⋯⋯⋯⋯⋯⋯⋯⋯⋯ 6

一、人体生命之源——营养素 ⋯⋯⋯⋯⋯⋯⋯⋯⋯⋯ 6

二、人体健康必备——合理营养 ⋯⋯⋯⋯⋯⋯⋯⋯⋯ 13

**第2章 合理膳食原则** ⋯⋯⋯⋯⋯⋯⋯⋯⋯⋯⋯⋯ 16

一、因时因地而宜 ⋯⋯⋯⋯⋯⋯⋯⋯⋯⋯⋯⋯⋯ 16

二、因人而异 ⋯⋯⋯⋯⋯⋯⋯⋯⋯⋯⋯⋯⋯⋯⋯ 17

三、饮食补益禁忌 ⋯⋯⋯⋯⋯⋯⋯⋯⋯⋯⋯⋯⋯ 21

四、健康饮食原则 ⋯⋯⋯⋯⋯⋯⋯⋯⋯⋯⋯⋯⋯ 22

**第3章 饮食营养误区** ⋯⋯⋯⋯⋯⋯⋯⋯⋯⋯⋯⋯ 27

一、家庭饮食存在问题 ⋯⋯⋯⋯⋯⋯⋯⋯⋯⋯⋯⋯ 27

二、国人营养现状 ⋯⋯⋯⋯⋯⋯⋯⋯⋯⋯⋯⋯⋯ 28

三、早餐典型错误 ⋯⋯⋯⋯⋯⋯⋯⋯⋯⋯⋯⋯⋯ 29

**第4章 远离饮食相关疾病** ⋯⋯⋯⋯⋯⋯⋯⋯⋯⋯ 31

一、远离肥胖 ⋯⋯⋯⋯⋯⋯⋯⋯⋯⋯⋯⋯⋯⋯⋯ 31

二、远离恶性肿瘤 ⋯⋯⋯⋯⋯⋯⋯⋯⋯⋯⋯⋯⋯ 34

三、远离心脑血管疾病 ⋯⋯⋯⋯⋯⋯⋯⋯⋯⋯⋯⋯ 40

四、远离糖尿病 ⋯⋯⋯⋯⋯⋯⋯⋯⋯⋯⋯⋯⋯⋯ 44

五、提高免疫力 ⋯⋯⋯⋯⋯⋯⋯⋯⋯⋯⋯⋯⋯⋯ 47

**第5章 饮出健康** ⋯⋯⋯⋯⋯⋯⋯⋯⋯⋯⋯⋯⋯⋯ 52

一、学会喝水 ⋯⋯⋯⋯⋯⋯⋯⋯⋯⋯⋯⋯⋯⋯⋯ 52

二、知晓茶饮 ·········································· 55

三、妙用药酒 ·········································· 60

**第6章　吃出健康** ·········································· 64

一、关注最健康食品 ·········································· 64

二、多吃防"三高"食物 ·········································· 65

三、常用抗"癌"食物 ·········································· 71

四、巧用消暑解火食物 ·········································· 74

五、把握长寿食品 ·········································· 75

六、抛弃影响健康的食物 ·········································· 78

**第7章　吃出靓丽人生** ·········································· 82

一、吃出女性曲线美 ·········································· 82

二、吃出青春容颜美 ·········································· 90

三、吃出体型矫健美 ·········································· 96

四、吃出男女性感美 ·········································· 102

五、吃出良好记忆力 ·········································· 111

❋❋ 中篇　适量运动 ❋❋

**第8章　浅说运动与健康** ·········································· 114

一、运动对健康的作用 ·········································· 114

二、运动的类型 ·········································· 117

三、运动注意事项 ·········································· 118

四、运动项目选择 ·········································· 124

五、运动量与时间 ·········································· 126

**第9章　再谈运动的原则与方式** ·········································· 128

一、运动的原则 ·········································· 128

二、四季适宜运动项目 ·········································· 129

三、春秋季适宜运动项目 ·········································· 135

四、冬季适宜运动项目 ·········································· 136

五、室内适宜运动项目 ·········································· 137

**第10章　不同目的之运动** ·········································· 139

一、我要瘦腰 ·········································· 139

二、期望美腿 ·········································· 141

三、改善免疫 ·································· 145

四、治疗高血压 ······························· 145

五、治疗糖尿病 ······························· 146

六、治疗哮喘 ·································· 148

七、治疗冠心病 ······························· 148

八、治疗骨质疏松症 ··························· 149

九、治疗心律失常 ····························· 150

十、治疗性功能低下 ··························· 151

十一、治疗慢性胃炎、胃溃疡 ··················· 152

**第11章　知、行促进健康的小运动** ············· 154

一、构建良好行为——常做有利健康的小运动 ······ 154

二、改掉不良习惯——杜绝不利健康的小运动 ······ 162

❋❋ 下篇　心理平衡 ❋❋

**第12章　开心健康** ·························· 166

一、何为心理健康 ····························· 166

二、何为心理障碍 ····························· 168

三、保持心理平衡 ····························· 170

**第13章　笑出健康** ·························· 178

一、为什么"笑"能出健康 ······················ 178

二、怎样笑出健康 ····························· 179

三、恰当地应用笑 ····························· 180

**附录　保健养生歌谣、格言** ·················· 182

一、民间饮食保健谚语 ························· 182

二、宽心谣 ··································· 183

三、保健诗 ··································· 183

四、饮食保健歌 ······························· 184

五、开心歌 ··································· 184

六、莫恼歌 ··································· 184

七、寿生歌 ··································· 184

八、养气歌 ··································· 185

九、起居养生歌 ······················································· 185

十、中药养生歌 ······················································· 185

十一、高寿歌 ······················································· 185

十二、修身歌 ······················································· 186

十三、保健歌 ······················································· 186

十四、"十不"歌 ······················································· 187

十五、粥疗歌 ······················································· 187

十六、人生中的九不懂和九不可 ······················································· 187

再烦，也别忘微笑；再急，也要注意语气；再苦，也别忘坚持；再累，也要爱自己。

——经典格言

# 注重保健，走健康人生之路

健康是人生的最大财富，没有了健康，便失去了一切。但怎样才能健康、长寿呢？我们呼吁：学保健，用保健，用科学知识指导我们的生活、工作与学习，从起、居、饮、食、行点滴做起。

常有人问，人应该活多少岁？有两个角度的研究结论：其一，人的细胞分裂代数一般是50代，每分裂1代，需2.4年，如此，人应该活120岁；其二，国际上有个标准，生物的寿命等于成熟期的5～7倍者为长寿。这么说，人的寿命应该是100～175岁。为什么大多数人没有达到呢？主要原因是不重视健康。现在绝大多数人是病死的，极少数人是老死的。这是极端反常的现象。

健康是金，如果一个人失去了健康，那么，他原来拥有的和将拥有的统统为零！预防是健康的保证。据世界卫生组织的调查，导致疾病的因素中，内因占15％，社会因素占10％，医疗因素占8％，气候地理因素占7％，个人生活方式的因素却占据了60％。很多人对保健一无所知，天天处在不健康、亚健康的状态，凑合活着。如此，你还继续心甘情愿地凑合吗？

世界卫生组织于1992年发表了著名的《维多利亚宣言》，提出了健康的四大基石：合理膳食，适量运动，戒烟限酒，心理平衡。这四大基石的内容会随时改变，但标题不会改变。下面就从这四大基石谈起。

## 一、合 理 膳 食

合理膳食概括为"五个数字"和"五种颜色"。

五个数字：

1. 每天一杯牛奶，确保250毫克的钙。

2. 每天250～350毫克的碳水化合物，相当于6～8两的主食。

3. 每天吃3～4份高蛋白食物。

4. 四句话:有粗有细,不甜不咸,三四五顿,七八分饱。

5. 500克的蔬菜和水果,能使癌症发病率降低一半以上。

五种颜色:

红:指一天吃1~2个西红柿(降低前列腺癌的发病率),喝适量红葡萄酒、吃适量红辣椒(改善情绪)。

黄:指黄色蔬菜,如胡萝卜、红薯、南瓜、黄豆等,这些食物富含维生素A。

绿:指绿茶及绿色蔬菜,特别是绿茶含有抗氧化剂,可以抵抗自由基的侵害,延缓衰老。

白:像燕麦粉、燕麦片,不但降低胆固醇,降低甘油三酯,对于糖尿病患者和减肥的人也有很好的效果。

黑:黑木耳可以降低血液的黏度。

膳食,有饮、食两大类。

**(一)"饮"**

国际会议上定出了6种保健饮品:第一绿茶;第二红葡萄酒;第三豆浆;第四酸奶;第五骨头汤;第六蘑菇汤。

1. 蘑菇汤　能提高免疫功能。

2. 骨头汤　含琬胶,琬胶是延年益寿的。

3. 酸奶　酸奶是维持细菌平衡的。所谓维持细菌平衡是指有益的细菌生长,有害的细菌被消灭,所以吃酸奶可以少得病。

4. 豆浆　详见后述。

5. 红葡萄酒

(1)抗衰老:红葡萄的皮上有种东西叫"逆转醇",是抗氧化剂,有抗衰老作用。

(2)防猝停:常喝红葡萄酒的人不易得心脏病,还可以防止心脏的突然停搏,医学上叫猝停。什么情况下心脏可以停搏? 第一原来有心脏病,第二有高血压,第三跟食物有关系。

6. 绿茶　有如下保健作用。

(1)抗癌:绿茶含有茶多酚,而茶多酚是抗癌的。日本普查搞得特别好,结论是40岁以上的人没有一个是体内没有癌细胞的。为什么有人得癌症,有人不得,就是跟喝绿茶有关系。如果你每天喝4杯绿茶,癌细胞就不分裂,而且即使分裂也要推迟9年以上。

(2)固齿:绿茶里含有氟,能坚固牙齿。它不仅能坚固牙齿,还能消灭菌斑,预防蛀牙。

(3)防脑出血:绿茶本身含茶甘宁,茶甘宁是提高血管韧性的,使血管不容易破裂。

红葡萄酒还有个作用是能降血压、降血脂。有人提出，不是不让喝酒吗？世界卫生组织说的是"戒烟限酒"，没说不让喝酒。

**(二)"食"**

食包括谷类、豆类、菜类。

**1. 谷**

(1)玉米：称"黄金作物"。美国医学会做了个普查，发现早期的美国印第安人没一个得高血压、动脉硬化的，后来发现他们喜欢吃老玉米，而老玉米里含有大量的卵磷脂、亚油酸、谷物醇、维生素 E，所以不易患高血压和动脉硬化。现在许多人吃卵磷脂，就是希望预防动脉硬化。但是他们不知道老玉米里卵磷脂的含量最多。

(2)荞麦：有"三降"作用，即降血压、降血脂、降血糖。荞麦里含有较高的纤维素，吃荞麦的人不易得胃肠道癌症。

(3)薯类：白薯、红薯、土豆。有"三吸收"作用，即吸收水分、润滑肠道，吸收脂肪、糖类，吸收毒素。

(4)燕麦：能降血脂、降血压。

(5)小米：小米能除湿、健脾、镇静、安眠。

**2. 豆**

中国老百姓普遍缺乏优质蛋白，怎么办？国家已经提出了"大豆行动计划"，内容是"一把蔬菜一把豆，一个鸡蛋加点肉"。所以应多喝豆浆，多吃豆腐。

大豆中起码有 5 种抗癌物质，特别是异黄酮，它能预防、治疗乳腺癌等。

**3. 菜**

(1)胡萝卜：《本草纲目》里写胡萝卜是养眼蔬菜，得了夜盲症，吃了就好。它保护黏膜，长期吃不容易感冒。胡萝卜是美容菜，养头发、养皮肤。

(2)南瓜：它刺激胰岛细胞，产生胰岛素。

(3)苦瓜：它虽苦，但分泌胰岛素物质。

(4)番茄：番茄中含有番茄素，它和蛋白质相结合，周围有纤维素包裹，很难释放出来。所以烹饪时必须加热。

(5)大蒜：大蒜有抗癌作用。大蒜本身不抗癌，必须先把它切成片，放在空气里15 分钟，跟氧气结合以后产生大蒜素，这才是抗癌之王。

(6)黑木耳：吃黑木耳可防止心肌梗死。

(7)花粉：花粉是植物的精子，是植物里最好的东西，有美容、维持肠道秩序、维持体型的作用，还可预防肾衰竭。

(8)螺旋藻：对下列疾病特别重要，第一是心脑血管疾病，它能降血压、降血脂。

第二是糖尿病,螺旋藻能补充维生素,而且螺旋藻的最大优点是使糖尿病患者不得并发症,能跟正常人一样饮食。第三是胃炎、胃溃疡,螺旋藻有叶绿素,对胃黏膜有恢复作用。第四是肝炎,它含有胆碱,能使肝功能恢复,提高免疫功能。螺旋藻还有防辐射作用。

辐射对我们影响很大,但有几个方法可以预防:喝绿茶,吃青菜、萝卜,吃螺旋藻。

吃的原则:吃东西要掌握量,不是越多越好。吃7成饱,一辈子不得胃病。所以建议大家按0.618黄金分割的原则来吃:副食6,主食4;粗粮6,细粮4;植物6,动物4。

## 二、适量运动

生命在于运动,但要适度,每个人要根据自己的实际情况,选择合适的运动方式,养成科学的运动习惯。对于多数健康人来说,衡量运动适量的标准,目前国际上流行的办法是采用心跳速度的幅度来衡量:(220－年龄)×(65%～85%),只要在此范围内运动,都能收到最佳效果,并能保证运动的安全性。

以老年人为例,世界卫生组织认为,走路是最佳的运动,但要注意"三五七"的要诀,"三"指每次步行3公里,时间超过30分钟,"五"是说每星期至少运动5次,"七"指的是"年龄＋心跳"得数不要超过170次。另外,还可以练练太极拳。研究表明,坚持练太极拳,神经的平衡功能可以年轻3～10年。

《黄帝内经》里说没太阳不锻炼。建议大家夏天早睡早起,冬天不要早上出去锻炼,而改为晚上锻炼。岁数大的人不要猛起。70岁以上的人,慢慢起,先动动胳膊、动动腿,再按摩按摩心脏,坐一两分钟再起来。

关于午睡,若前一天晚上没有睡好就应该午睡。晚上什么时间睡觉?主张10点到10点半睡觉,因为国际会议上定的,一小时到一个半小时进入深睡眠是最科学的,这就是12点到3点,这3个小时是深睡眠。如果这3个小时睡好了,第二天起来一定精神焕发。

## 三、戒烟限酒

吸烟对人体百害而无一利,可以引起慢性支气管炎、肺部疾病,还增加了得心脏病和高血压的危险,因此,要把烟戒掉。

适量饮酒可以促进血液循环,过量就会对健康不利,特别是过量饮酒与消化系统的癌症发生密切相关。并且,饮酒影响营养物质的消化吸收和代谢,对各种疾病的预防、治疗和康复均有影响。

# 四、心理平衡

这是关键的一条，比其他一切因素都重要。

心理健康，生理才能健康。古人说："恬淡虚无，真气从之；精神内守，病安从来。"就是这个道理。谁会自我调节，心态健康，谁就拥有一个健康的身体。

心理健康，就是我们所说的保持良好的心态，因为疾病在很大程度上受心理因素的影响。美国科学家曾经做过实验，他们给高血压患者服用了装满淀粉的胶囊，却告诉他们是降压药，结果，再次检测时，许多人的血压恢复了正常。大量研究表明，心理健康的人抵抗力强，少得病，即使生病也会很快痊愈。

那么，怎样保持稳定的心态呢？三句话：正确对待自己，正确对待他人，正确对待社会。也就是说，一方面要正确对待自己，不要居功自傲，也不要妄自菲薄；另一方面，正确对待他人，正确对待社会，永远对社会存有感激之心。此外，还要做到三个快乐：顺境时助人为乐，平常时知足常乐，逆境时自得其乐。

"冰冻三尺，非一日之寒"，保持心理平衡需要科学理论与生活实践的长期磨炼。

哲学家说，"性格决定命运"，在我们看来，"生活方式决定健康"。只要科学规律地生活，就能健康享受每一天，实现个人幸福、家庭幸福、社会幸福。

"谁在人前不讲人，谁人背后无人讲。"有人让你生气，你千万别生气。心理学会提出了 5 个避免生气的方法：一是躲避；二是转移；三是释放；四是升华；五是控制。忍一时风平浪静，退一步海阔天空。小不忍则乱大谋。欧洲有个哲学经典：难能之理宜停，难处之人宜厚，难处之事宜缓，难成之功宜智。

现在国际上有个最新说法，所有动物都没有笑的功能，只有人类有这个功能，但人类还不好好利用它。美国成立了微笑俱乐部，笑成了健康的标志。哈哈一笑，皱纹没了。笑使很多病都不得。第一不得偏头痛，第二不得后背痛，因为笑的时候微循环旺盛。通则不痛，不通则痛。还有，经常笑对呼吸道、消化道特别好，不便秘，不得胃肠道癌症。笑促进脑下垂体，产生脑内肽，它是天然麻醉剂。

希望每个人都要注意平衡饮食、有氧运动，而且注意心理状态，该哭时哭，该笑时笑。相信我们能越过 73 岁，闯过 84 岁，90、100 岁一定会健在。

安身之本,必资于食,不知食宜,不足以存生。

——《圣济总录》(宋)

养生之道,莫先于食。

——《嘉业堂丛书》(清)

 # 上篇 合理膳食

## 第1章 认知人体必需营养

### 一、人体生命之源——营养素

人类必须不断从外界摄取食物,经过体内的消化、吸收和代谢,以维持生命活动,这一过程就称为"营养";食物经过消化、吸收、代谢后,能够维持生命的物质称为"营养素"。

迄今为止,人类所认识的营养素有 40 多种,可分为七大类,即碳水化合物、脂类、蛋白质、维生素、无机盐、膳食纤维和水。营养素的功能如下:

1. 满足机体生长发育和组织修复的需要。

2. 供给热能。

3. 维持和调节正常生理功能。

**(一)蛋白质**

1. 生理功能　促进机体生长发育;参与许多重要物质的转运;供给热能。

2. 蛋白质营养价值评价　蛋白质的含量高低;蛋白质氨基酸的组成;机体的吸收与利用程度。

(1)食物中蛋白质含量:评价的基础。大豆 30%～40%;鲜肉类 10%～20%;粮谷类<10%。

（2）蛋白质消化率：蛋白质可被消化酶分解的程度。动物蛋白质的消化率高于植物蛋白质。因为植物蛋白质被纤维所包围,不易与消化酶接触。

大豆蛋白根据加工方法不同,消化率不同。

（3）蛋白质生物学价值：指蛋白质经消化吸收后,进入机体可以储存和利用的部分。表明利用程度,决定于食物蛋白质中必需氨基酸的含量与比值。

动物蛋白质生物学价值比植物蛋白质高。

食物中生物学价值最高的是鸡蛋蛋白,从高到低的顺序:鸡蛋＞牛奶＞鱼＞其他。

必需氨基酸：人体内不能合成或合成数量不足,必须每日由膳食供给的氨基酸。人体必需氨基酸:缬氨酸、亮氨酸、异亮氨酸、苏氨酸、苯丙氨酸、色氨酸、蛋氨酸、赖氨酸、组氨酸(儿童必需)。

限制性氨基酸：若食物蛋白质中某一氨基酸含量过少,会影响其他氨基酸的利用和蛋白质的合成,则这种氨基酸称为限制性氨基酸。

蛋白质的互补作用：将富含某种必需氨基酸的食物与缺乏该种必需氨基酸的食物互相搭配混合食用,从而提高蛋白质的生物学价值。

3. 蛋白质的来源　动物性食品:畜禽类、鱼类、蛋类、奶类;植物性食品:豆类、谷类。

4. 供给量　与生理状况及劳动强度有关,其产热值为一日总热量的 $10\%\sim12\%$。动物性食物及豆类食物供给的蛋白质占总摄入蛋白质的 $30\%\sim40\%$。

**(二)脂类**

1. 脂类的分类

（1）中性脂肪：由甘油和脂肪酸组成。脂肪酸分饱和脂肪酸、单不饱和脂肪酸、多不饱和脂肪酸。

（2）类脂：磷脂、固醇、类固醇、脂蛋白等。

2. 脂肪的主要功能　供能与储能;增加食物的美味;增加饱腹感,延缓胃排空;有利于脂溶性维生素和胡萝卜素的吸收。

3. 必需脂肪酸的生理功能　必需脂肪酸(EFA)是指在人体内不能合成,必须由食物供给的多不饱和脂肪酸。主要有亚油酸、α-亚麻酸等。

（1）合成前列腺素的原料。

（2）合成磷脂与胆固醇酯化的必需材料。

（3）参与生物膜结构的合成,是膜磷脂具有流动性特性的物质基础。

4. 营养价值评价　必需脂肪酸的含量;消化率;脂溶性维生素的含量。

5. 主要食物来源　植物油脂(种子类、坚果类);动物脂肪、肉类、蛋黄、动物内脏(类脂)。

6. 脂类供给量　按其能量占总热能的百分比计算,成人20%～30%。饱和脂肪酸:单不饱和脂肪酸:多不饱和脂肪酸为1:1:1的比例最为合适。

**(三)碳水化合物**

1. 生理功能　提供热量:大脑、血细胞、睾丸、皮肤等组织以葡萄糖为能源;供给充分,可节省蛋白质;为其他有机物代谢提供条件;参与构成重要的生命物质——RNA、DNA。

2. 膳食纤维的生理功能　通便防癌;降低血清胆固醇;降低餐后血糖,辅助治疗糖尿病;能吸附某些化学物质。

3. 食物来源　谷类(供给淀粉);根茎类食物;蔬菜水果(供给膳食纤维)。

4. 供给量　按其热量占总热量的百分比计算,一般应占60%～70%。

**(四)维生素**

维生素是维持机体正常生理功能及细胞内特异代谢反应所必需的一类微量低分子有机化合物。有4个方面的共同特点:天然存在于食物中;既不构成机体组织,也不提供能量,但在调节物质代谢过程中起着十分重要的作用;大多数维生素不能在体内合成,必须经常由食物供给;体内维生素缺乏可产生某些特异的或非特异的营养缺乏病。

营养学上通常按维生素的溶解性将其分为脂溶性与水溶性两大类,每类都有各自的特点。脂溶性维生素包括维生素A、维生素D、维生素E,水溶性维生素包括维生素C和B族维生素。

维生素缺乏症是常见的营养缺乏病,与其他营养素一样,缺乏原因包括摄入量不足、吸收利用率降低及需要量相对增高等。临床常见多种维生素混合缺乏的症状和体征。

维生素缺乏会引起机体多器官系统功能的损害;但维生素摄入过多,同样会对机体产生不利影响,特别是服用维生素制剂及强化食品时应予以注意。

1. 维生素A　包括维生素A及A原。维生素A原指在体内可转变成维生素A的类胡萝卜素。

(1)生理功能:维持正常的暗适应功能;维持上皮的正常生长与分化;促进生长发育;抑癌作用。此外,维生素A还可改善体内铁的营养状况,对维持机体正常的免疫功能也有重要的作用。

(2)缺乏症

眼部:维生素A缺乏时视紫红质的再生过程受阻,暗适应时间延长,严重时可产生夜盲症。眼部由于眼结膜、角膜上皮组织变性,泪腺分泌减少而导致眼干燥症

(干眼病),出现结膜混浊、变厚、变硬及角膜软化、溃疡、穿孔,患者常感眼睛干燥、畏光、流泪、疼痛等,重者可致失明。

皮肤及黏膜:维生素 A 缺乏还可引起皮肤干燥,毛囊周围角化过度,发生毛囊角质丘疹。

其他:维生素 A 缺乏可致儿童生长、发育迟缓,新生儿体重较轻等。

(3)主要来源:较好的食物来源为动物肝脏、全奶、奶油、禽蛋等动物性食物;维生素 A 原主要存在于植物性食物中,其良好来源是深绿色或红黄色蔬菜和水果,如胡萝卜、菠菜、红心红薯、苜蓿、豌豆苗、辣椒、芒果、柿子、杏等。

2. 维生素 D  维生素 D 是具有胆钙化醇生物活性的一类物质。

(1)生理功能:维持细胞内外钙浓度,调节钙、磷代谢;和甲状旁腺激素共同作用,维持血钙水平的稳定。

(2)缺乏症:如膳食中缺乏维生素 D 或日光照射不足即可引起维生素 D 缺乏症,主要表现为婴幼儿的佝偻病和成年人、老年人的骨质软化症。

(3)主要来源:维生素 D 的主要来源为海水鱼、肝脏、蛋黄、奶油、奶酪等动物性食品及鱼肝油制剂。酵母菌或麦角中的麦角固醇、人体皮肤内的 7-脱氢胆固醇经紫外光照射可分别转化为维生素 $D_2$ 和维生素 $D_3$。因此,人体可通过 2 个途径获得维生素 D,即从食物摄入和经阳光照射由皮肤内下脱氢胆固醇转变而来。

3. 维生素 E

(1)生理功能:参与构成体内抗氧化系统,保护生物膜免受自由基损害;可促进蛋白质更新合成,并具有抗衰老作用。

(2)缺乏症:维生素 E 在自然界中分布甚广,缺乏症在人类较为少见。长期缺乏者血浆中维生素 E 浓度可降低,红细胞膜受损,红细胞寿命缩短,可出现溶血性贫血。

(3)主要来源:主要食物来源为植物油及谷类,麦胚、坚果、豆类等中维生素 E 含量也较为丰富。

4. 维生素 $B_1$  又名硫胺素。

(1)生理功能:在物质与能量代谢过程中发挥重要功能;维持神经肌肉特别是心肌的正常功能及消化系统功能。

(2)缺乏症:长期食用精白米、面或机体吸收、利用障碍等均会引起维生素 $B_1$ 的缺乏。其缺乏症(脚气病)是以神经系统和心血管系统受损为主。发病早期可见头痛、疲倦、烦躁、失眠、食欲减退、消化不良等。根据临床表现分为 4 型:

干型脚气病:以多发性神经炎症状为主。

湿型脚气病:以心血管系统障碍为主。

混合型脚气病：严重缺乏者可同时出现神经系统和心血管系统症状。

婴儿脚气病：多见于出生数月的婴儿，主要因为乳汁中缺乏硫胺素所致。

（3）主要来源：硫胺素的良好食物来源为未精制的谷类食物、瘦肉和动物的内脏（心、肝、肾）、豆类、坚果等。谷类是我国人民的主食，也是硫胺素的主要来源。要适当控制谷类的碾磨精度，防止硫胺素的损失。

5. 维生素 $B_2$    又名核黄素。

（1）生理功能：参与体内氧化还原反应与能量生成；参与维生素 $B_6$、烟酸和某些药物的代谢过程；对铁的吸收、转运与储存均有良好影响；与体内的抗氧化防御系统也有密切关系。

（2）缺乏症：核黄素缺乏主要表现为眼、口腔、皮肤的炎症反应，如睑缘炎、角膜毛细血管增生、畏光、口角炎、唇炎、舌炎、口腔黏膜溃疡、湿疹性阴囊炎、阴唇炎、脂溢性皮炎等。因维生素 $B_2$ 缺乏引起的疾病以口腔与生殖器官病变为主，故有"口腔生殖系综合征"之称。核黄素缺乏常伴有其他 B 族维生素缺乏的表现；长期缺乏还可继发缺铁性贫血等。

（3）主要来源：核黄素良好的食物来源主要为动物性食物，如蛋类、乳类、肉类、动物内脏等，此外豆类、绿叶蔬菜（菠菜、韭菜、油菜等）也含有一定数量的维生素 $B_2$。研磨过精的谷类中核黄素损失较多。

6. 维生素 $B_6$

（1）生理功能：参与氨基酸的代谢，也与脂质、核酸代谢及糖原异生、某些神经介质的合成等有关。

（2）缺乏症：严重的维生素 $B_6$ 缺乏症已较罕见，临床常伴有其他 B 族维生素的同时缺乏。人体缺乏维生素 $B_6$ 常见口腔炎症、脂溢性皮炎及易激惹、抑郁等神经精神症状，还可出现免疫功能受损等。

（3）主要食物来源：肉类、肝脏、豆类、蛋类等，某些坚果如葵花籽、核桃，蔬菜、水果中也含有一定数量的维生素 $B_6$。

7. 烟酸    又名尼克酸。

（1）生理功能：参与呼吸链组成，在生物氧化还原反应中起电子载体或递氢体作用；参与 DNA 复制、修复和细胞分化过程；促进胰岛素反应。

（2）缺乏症：烟酸缺乏引起的营养缺乏症称为癞皮病，因此烟酸又名抗癞皮病因子。癞皮病常见于以玉米或高粱为主食的人群，主要损害皮肤、口舌、胃肠道黏膜及神经系统等。典型症状为皮炎、腹泻及痴呆。烟酸缺乏常与其他 B 族维生素如硫胺素、核黄素缺乏同时存在。过量摄入可引起皮肤发红、眼部感觉异常、高尿酸血症等。

(3)主要来源:烟酸广泛存在于动植物食物中,其良好食物来源为动物内脏、瘦肉、全谷、豆类、绿叶蔬菜等。烟酸除直接来源于食物外,还可在体内由色氨酸转化而来。

8.维生素C　又称抗坏血酸。

(1)生理功能:促进胶原蛋白的合成;抗氧化作用;协助铁由运铁蛋白传送至铁蛋白;参与肉碱、儿茶酚胺、肽激素的合成及酪氨酸的代谢等;可使叶酸转变为四氢叶酸并能降低血胆固醇含量及提高机体的免疫功能。

(2)缺乏症:维生素C缺乏时,将影响胶原合成,造成创伤愈合延缓,毛细血管壁脆弱,引起不同程度出血,导致坏血病的发生。

(3)主要来源:新鲜蔬菜与水果,如辣椒、菠菜、番茄、韭菜、菜花、柑橘、柠檬、柚子、山楂、草莓、青枣等;某些野生植物如苋菜、刺梨、沙棘、猕猴桃、酸枣的维生素C含量十分丰富。

**(五)无机盐**

人体内的各种元素,除碳、氢、氧和氮主要以有机化合物的形式出现外,其余的统称为无机盐,又称矿物质。已发现有20种左右的元素是构成人体组织所必需的。

宏量元素:其中在机体中含量大于体重的0.01%者,如钙、磷、钠、钾、氯、镁与硫7种。

微量元素:在机体中含量小于体重的0.01%者,主要分为三类:

人体必需微量元素,包括碘、锌、硒、钼、铜、铬、钴及铁共8种。

人体可能必需的微量元素,包括锰、硅、硼、矾及镍共5种。

具有潜在的毒性,但在低剂量时可能具有人体必需功能的元素,包括氟、铅、镉、汞、砷、铝、锂及锡共8种。

1.钙

(1)影响钙吸收的因素:钙一般吸收率为20%～60%。钙的吸收受很多因素的影响,其中以各种膳食成分的影响为主。维生素D可促进钙的吸收;乳糖对钙的吸收也有促进作用;某些氨基酸,如赖氨酸、精氨酸、色氨酸可明显增加钙的吸收;植酸与草酸可与钙结合成难于吸收的盐类(如植酸钙、草酸钙)而阻碍钙的吸收,一般谷类中植酸含量较高,某些蔬菜如菠菜、苋菜、竹笋中则含草酸较多;膳食纤维干扰钙的吸收;膳食中脂肪含量过高或患某些脂肪消化不良疾病时,钙的吸收常下降,其原因可能是未被吸收的脂肪酸与钙形成钙皂而影响钙的吸收。

此外,钙的吸收还与机体状况有关。通常随着年龄的增长,钙的吸收率会逐渐下降;男性钙吸性率可高于女性;婴幼儿、孕妇、乳母由于需要量增高,钙的吸收率相对较高;当人体缺钙时其吸收率亦相对增高。

(2)生理功能:构成骨骼和牙齿;维持神经与肌肉的活动,包括神经肌肉的兴奋、神经冲动的传导、心脏的正常搏动等;促进体内某些酶的活性;参与血凝过程、激素分泌过程等。

(3)缺乏症:体内钙缺乏主要表现为骨骼的病变。临床则表现为儿童佝偻病和成年人骨质疏松症。

(4)主要食物来源:钙的食物来源应考虑两个方面,即钙含量及吸收利用率。奶及其制品是钙的良好来源,不但含钙量丰富且吸收率也高。此外,小虾皮、海带、豆及其制品、各种瓜子和某些坚果类、蔬菜含钙量也较为丰富。

2. 铁

(1)影响铁吸收的因素:铁在食物中的存在形式对吸收率有较大的影响。按其吸收的机制一般把膳食中的铁也分为两类,即血红素铁和非血红素铁。对血红素铁或非血红素铁吸收均有影响的是体内铁的需要量与贮存量。当贮存量低、需要量增高时铁的吸收率增高,而贮存量多时铁的吸收率会降低。

植物性食物中含非血红素铁较多,其吸收率相对较低,而动物性食物铁的吸收率高;但蛋类中的铁因受卵黄高磷蛋白的干扰,吸收率仅为3%,牛奶中铁含量也较低,且吸收率不高。

(2)生理功能:以血红蛋白的形式参加氧的运输和以细胞色素系统的形式参与组织呼吸,推动生理氧化还原过程。

(3)缺乏症:可导致缺铁性贫血。

(4)主要食物来源:膳食中铁的良好来源为动物肝脏、全血、畜禽肉类和鱼类。此外,大豆、黑木耳、芝麻酱等含铁量也较为丰富。

3. 碘

(1)生理功能:碘在体内主要参与甲状腺素合成,故其生理功能通过甲状腺素的作用显示。甲状腺素的主要功用为调节代谢及促进生长发育。

(2)碘缺乏:甲状腺素合成分泌不足,引起垂体促甲状腺激素代偿性合成分泌增加,刺激甲状腺增生、肥大,形成甲状腺肿。

如摄入含碘量较高的饮食或治疗甲状腺肿等疾病过程中使用过量的碘剂,可导致碘过量发生高碘甲状腺肿,通过限制高碘食物、饮水及药物的摄入即可防治。

(3)主要食物来源:含碘量较高的食物主要为海产品,如海带、紫菜、海参、干贝、淡菜、海蜇、鲜海鱼等。

4. 锌

(1)生理功能:酶的组成成分或激活剂;促进生长发育与组织再生;促进食欲及

维持正常的味觉功能。

（2）锌缺乏：儿童锌缺乏的主要症状和体征为生长迟缓、垂体调节功能障碍、食欲缺乏、味觉迟钝甚至丧失、皮肤创伤不易愈合、易感染等，此外有性成熟延迟、第二性征发育障碍、性功能减退等。

锌过量可表现为恶心、呕吐、上腹部疼痛、腹泻等胃肠道症状，还可引起铜的继发性缺乏，免疫器官功能受损等。

（3）主要食物来源：贝壳类海产品、畜禽肉类、动物肝脏、蛋类等；干果类、奶酪、燕麦等也含有一定量的锌，蔬菜、水果中含锌较少。

5. 硒

（1）生理功能：在体内具有抗氧化的功能；对保护心血管、维护心肌的健康是极其重要的；促进生长、改善视觉功能、解毒、提高机体免疫能力。

（2）缺乏症：硒缺乏是克山病的主要发病因素。克山病是一种以多发性灶状坏死为主要病变的心肌病，初发于黑龙江省克山地区，易感人群为 2～6 岁儿童和育龄妇女，主要表现为心脏扩大、心力衰竭或心源性休克、心律失常等。

此外，低硒还是大骨节病发生的因素之一，用亚硒酸钠与维生素 E 治疗儿童早期大骨节病疗效较为显著；但硒摄入过多也可导致中毒，表现为头发易折及脱落、肢端麻木、抽搐，甚至偏瘫，严重时可致死。

（3）主要食物来源：食物中硒含量受当地水土中硒含量的影响很大，其较好的食物来源为动物肝、肾及肉类、海产品等。

**（六）水**

水是人类维持最基本生命活动所必需的物质，为人体中含量最多的成分。每日进出体内的水量维持在 2500 毫升左右。水的生理功能为构成人体组织的主要成分；可直接参与物质代谢；调节体温；润滑组织。

水的需要量主要受机体健康状况、年龄、体力活动情况、外界温度、膳食等因素的影响，变化较大。我国目前尚无制定水 DRIs 依据。美国 RDA（1989 年）：成人每消耗 1 千卡能量，水需要量为 1 毫升；考虑到发生水中毒危险性极小，水供给量可增至 1.5 毫升/千卡，以适应活动、出汗及溶质负荷等的变化之需要。

## 二、人体健康必备——合理营养

全面而平衡的营养是指每日膳食中各种营养素种类齐全、数量充足、相互间比例恰当。

1. 合理营养的基本要求

（1）必须供给人体需要的各种营养素和热能。

(2)保持各种营养素间的比例平衡。

(3)食物的储存、加工、烹调合理。

(4)食物应对人体无毒害。

(5)膳食制度合理。

2. 我国居民营养现况

(1)缺铁,缺钙,缺维生素 A、维生素 $B_2$。

(2)营养失调性疾病:心血管疾病、脑血管疾病、恶性肿瘤。

(3)超重、肥胖。

3.《中国居民膳食指南》

(1)食物多样,谷类为主。

(2)多吃蔬菜、水果和薯类。

(3)常吃奶类、豆类或其制品。

(4)经常吃适量的鱼、禽、蛋、瘦肉,少吃肥肉和荤油。

(5)食量与体力活动要平衡,保持适宜体重。

(6)吃清淡少盐的膳食。

(7)饮酒应限量。

(8)吃清洁卫生、不变质的食物。

4. 中国居民平衡膳食宝塔  为了便于居民在日常生活中实践《中国居民膳食指南》,专家委员会进一步提出了食物定量指导方案,并以宝塔图形直观地告诉居民食物分类的概念及每天各类食物的合理摄入范围,即消费者每日应吃食物的种类及相应的数量,为合理调配平衡膳食进行具体指导。膳食宝塔共分 5 层,包含每天应摄入的主要食物种类,利用各层位置和面积的不同反映了各类食物在膳食中的地位和应占的比重。新膳食宝塔增加了水和身体活动形象,强调足量饮水和增加身体活动的重要性。在温和气候条件下生活的轻体力活动成年人每日至少饮水1200 毫升(约 6 杯);在高温或强体力劳动条件下应适当增加。建议成年人每天累计的身体活动量相当于步行 6000 步以上,如果身体条件允许,最好进行 30 分钟中等强度的运动。

## 中国居民平衡膳食宝塔

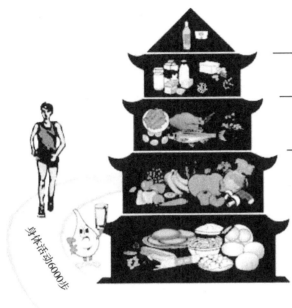

油25～30克
盐6克

奶类及奶制品300克
大豆类及坚果30～50克

畜禽肉类50～70克
鱼虾类50～100克
蛋类25～50克

蔬菜类300～500克
水果类200～400克

谷类、薯类及杂豆250～400克
水1200毫升

身体活动6000步

五谷为养,五果为助,五畜为益,五菜为充,气味合而服之,以补精益气,饮食者,人之命脉也。

——《黄帝内经》

服饵不备五味四气而偏食之,久则脏腑偏倾,而生其病矣。

——《素问玄机病原式》(金)

# 第2章　合理膳食原则

## 一、因时因地而宜

1. 因时而异　饮食应当顺应季节的变化。

(1)春季:宜选择甘平的食物和药物以健脾和胃,保证机体对营养的吸收。除了补养脾气以外,还要注意增加一些具有疏理肝气的食物和药物,如大枣、胡萝卜、菠菜、马兰头、荠菜、芹菜、荸荠、菊花脑、枸杞子、菊花、党参、黄芪等。中成药可以选用香砂六君丸、补中益气丸、人参健脾丸等。

(2)夏季:应选用清淡的食物和具有清心解暑的药物,还要注意化湿健脾。所用的食物和药物不仅具有解暑的作用,同时还具有开胃增食、健脾助运的作用。这些食物包括玉米、薏苡仁、绿豆、西瓜、黄瓜、丝瓜、冬瓜、茄子等。药物包括西洋参、莲子、地骨皮、金银花、茯苓等。补益的中成药可以选用参苓白术散、金银花露、薯蓣丸等。

(3)秋季:要选用滋阴润燥、补养肺气的食物和药物。根据燥者润之,滋阴润肺的补养原则,选用具有甘润作用的食物和药物进行补益。选用的食物和药物包括梨、甘蔗、木耳、香蕉、蜂蜜、百合、天冬、麦冬、沙参、银耳等。中成药可选用大补阴丸、六味地黄丸、麦味地黄丸等。

(4)冬季:宜选用具有温阳补肾作用的食物和药物。可选用糯米、核桃仁、狗肉、桂圆、虾仁、黑豆、人参、鹿茸等进行补益。同时可选用金匮肾气丸、人参鹿茸丸等。

2. 因地而宜　地域的不同,进补方式也不同,这是补益因地制宜的原则。重点讨论城市与农村人群在进补方面有以下注意事项。

(1)城市人群:城市人口密度大,文化水平较高,生活设施完善,物资丰富,医疗条件较好,对人体健康也是十分有利的。但城市人群缺少锻炼、大气污染、竞争激烈、食品丰富,使心脑血管疾病、肥胖、高血压、糖尿病等发病率明显上升;城市的喧嚣伤人心神,耗人心阴。补品供应丰富,滥补、蛮补的现象比较严重。

城市人群的进补首先要注重神补,食补要注意荤素搭配,合理营养,及时补充机体所需的营养成分,以防过多进食某些食物而造成疾病的发生。

(2)农村人群:卫生条件还比较差,但自然环境较好;体力劳动为主,因而形体较结实,心血管疾病、肥胖、高血压、高脂血症等发病相对要少;精神压力较小,现代社会里常见的一些精神性疾病较少。农村中饮食结构以素食、清淡饮食为主。食补方面,最重要的是使机体能够得到均衡的营养。

我国地域辽阔,各地自然环境、气候特点、生活习惯不尽相同,因此在进补上也应有所区别。

3. 辨证施补　在进补时要辨别出虚证的性质(气、血、阴、阳)和发病的部位、疾病的趋势,最后制定相应的进补方法,这就是辨证施补。

(1)阴虚证:是指机体阴液不足的症候。主要表现:形体消瘦,面色憔悴,目眩耳鸣,口燥咽干,舌质嫩红、少苔或无苔,脉细。伴有五心烦热,潮热盗汗,颧红,舌质红线,脉细数者,为阴虚内热证,也称为"虚热证"。温热病后期,阴液耗伤,还可见心烦不眠,或昏沉欲睡,手足蠕动,时有抽搐。

(2)阳虚证:主要表现为面色苍白,疲乏无力,少气懒言,畏寒肢冷,蜷卧自汗,口淡乏味,小便清长,大便稀溏,舌质淡、胖嫩,苔白润,脉迟无力等。

(3)气虚证:是指正气不足、脏腑功能低下的症候。主要表现为神疲乏力,声低懒言,气怯气短,头晕自汗,纳呆少食,舌淡胖嫩,脉虚无力。严重时可见神昏、汗出、肢冷、脉搏微弱。

(4)血虚证:主要表现为面白无华或萎黄,唇色、爪甲淡白,头晕眼花,心悸失眠,手足发麻,妇女月经失调,舌淡,脉细弱。

## 二、因 人 而 异

人在不同年龄各有其特点,有职业、职务、体质、性别不同,在进补时应区别各种情况,有针对性实施,也称为"因人制宜"。

1. 不同年龄阶段之特点

(1)幼儿期:幼儿期包括婴幼儿和幼童期。对营养物质的需求较多,其食补和药补应当以健脾、助运为主,以促进脾胃对营养物质的吸收,可以选用粳米、扁豆、大枣、莲子、山药、黄精、熟地、白术、黄芪、茯苓等。中成药可以选用八珍糕、玉屏风散等。现今社会生活水平提高,要注意营养过剩,甚至滥补,造成孩子脾胃受损。

(2)青少年期:青少年处于幼童期与成人期之间的过渡时期,身体迅速生长。一般不需要特殊进补,只要供给其生长发育必需的营养即可;适当增加一些健脾补脑充髓的食物,如大枣、核桃仁等,女孩也可以适当、适时增加一些补血的食物,如猪肝、菠菜、大豆等。

有些青少年思想不稳定,可采用补益心脾、益肾的方法进行补益。

(3)中年期:中年人肩负着社会家庭重任,是体能消耗最多的时期,需要及时补充必要的营养。进补原则是保证足够和全面的营养,可食大豆、大枣、核桃仁、芝麻、莲子、松子、人参、枸杞子、熟地、党参、何首乌等进行补益,其总的原则是以肺、脾、肾为主,兼顾五脏的补养。

(4)老年期:老年期各种功能逐渐衰退,形体趋惯。进补要做到五脏同补。同时又要根据肾气不足、脾胃功能虚弱的情况,侧重补养脾肾,以增强脏腑功能,延缓衰老,延年益寿,提高晚年生活质量。可多食核桃仁、黑芝麻、大豆、桂圆、莲子、栗子、木耳、香菇、大枣、山药、百合、玉米等。

2.20～35 岁饮食  第一要务:呵护生育功能。

(1)含维生素 A 的食品适量:维生素 A 有助于提高免疫力,保护视力,预防癌症。一个成年男子每天需要摄入 700 微克维生素 A,过量对身体也有害。含维生素 A 较多的食物有动物肝脏、乳制品、鱼类、西红柿、胡萝卜、杏、香瓜等。

(2)含维生素 C 的食物充足:维生素 C 不但可以提高免疫力,还可预防心脏病、中风,保护牙齿,同时对男性不育的治疗有辅助作用。坚持服用维生素 C 还可起到延缓衰老的作用。维生素 C 含量最高的食物有花菜、青辣椒、橙子、葡萄汁、西红柿。据研究,每人每天维生素 C 的最佳摄入量应为 100～200 毫克,最低不少于 60微克,即半杯新鲜的橙汁便可以满足每人每天维生素 C 的最低量。吸烟的人更应该多摄入富含维生素 C 的食物。

(3)含锌食物不能缺:锌是人体酶的活性成分,能促进性激素的生成,可以保持男人的性能力。锌缺乏可引起精子数量减少及性功能减退。建议每天摄入锌 11 毫克左右,过量会影响其他矿物质的吸收。含锌较多的食物有瘦肉、鲤鱼、牡蛎、粗粮、大豆、蛋、海产品等。

(4)含镁的食物不可少:镁有助于调节人的心脏活动、降低血压、提高男士的生育能力。建议早餐应吃牛奶、燕麦粥和一个香蕉。含镁较多的食物有大豆、马铃薯、核桃仁、燕麦粥、通心粉、绿叶菜和海产品。

(5)补充水分要足够:人体任何一个细胞都不能缺乏水分,如要保持健美的肌肉,就必须饮用足够量的水,因为肌肉中的水要比脂肪中的水多3倍。中等身材的男士每人每天须饮用8杯水,运动量大则需求量更大。

(6)戒烟限酒要自觉:众所周知,吸烟有害健康,青年人应拒绝吸烟。而酒要限量,每天饮用红葡萄酒20~30毫升或白酒25毫升、啤酒100毫升,对身体有好处,过量则影响健康。在这个年龄段就控制饮酒对将来很有好处。

3.35~45岁饮食　40岁左右时,机体衰退现象逐渐明显,表现出"亚健康状态"。为了抵抗机体衰退,除了适当减压和体育锻炼外,更需要合理营养。

(1)补充维生素B₆:维生素B₆有助于提高人体免疫力,可预防皮肤癌、肾结石等。它还能分解高半胱氨酸,此酸是脑中风的危险因素之一。男士一天需要2毫克维生素B₆。含维生素B₆较多的食物有香蕉、鸡肉、肝脏、马铃薯、梨等。

(2)维生素E丰富:维生素E有延缓衰老和避免性功能衰退的作用,同时能预防动脉粥样硬化、冠心病等。谷胚、蛋黄、坚果、植物油、鸡肉、花生、芝麻中都含有维生素E。中年人不要害怕吃蛋黄,每天一个鸡蛋利多弊少。

(3)高钙食物:钙是人体的重要元素,它不但是骨骼和牙齿的主要成分,还具有安定情绪的作用,脾气暴躁者应该多吃牛奶、酸奶、奶酪等乳制品及鱼干、骨头汤等含钙食物。

(4)蛋白质要适当:追求肌肉发达,多吃高蛋白食品在当今男性中十分流行。实际上,除了从事健美运动的男士,多数人不需要补充太多蛋白质。特别是疲劳时不宜将鸡、鱼、肉、蛋等大吃一顿,因为此时人体内的酸性物质积聚,而肉类食物属于酸性,会加重疲劳感;相反,新鲜蔬菜、水产制品等碱性食物能使身体迅速恢复。

(5)品种多样化:不吃或少吃甜食,营养搭配合理,多食富含膳食纤维、维生素、矿物质的食物。鸡、鱼、兔肉易于吸收,奶制品与豆类含钙高,新鲜蔬菜、水果可提供大量维生素、膳食纤维和微量元素,如西红柿、胡萝卜、芦笋、木耳等。同时注意饮食清淡少盐。

(6)低脂肪:脂肪量过多会引起肥胖,导致动脉粥样硬化及某些癌症,如结肠癌、前列腺癌等。但脂肪量也不宜过低,否则会影响脂溶性维生素的吸收。每日食用油摄入量以25克为宜,以植物脂肪为主。

为预防男士更年期血脂升高、动脉硬化,建议多食些降脂食品,如香菇、海带、海藻、沙棘等。

(7)补脑益智食品:研究发现,含有卵磷脂、脑磷脂、谷氨酸等物质的食品能提高大脑的活动能力,延缓大脑的老化和衰退,因此,可常食大豆、蜂蜜等。坚果中含不饱和脂肪酸较多,可多吃花生、芝麻、核桃、松子等食品。

(8)强精固肾类食物:海藻含藻胶酸、甘露醇、钾、碘及多种微量元素,与淡菜、牡蛎等生长于海藻间的贝类海鲜食品,均具有补虚益精、温肾散寒的功效。此外,还有很多强精益肾的食物可帮助防治性功能障碍,如韭菜、莲子、枸杞子等。

4. 老年人饮食　人老了,消化功能衰退,胃口会变得不好,但又要保证充分的营养,那么怎样饮食呢?注意如下原则:一要少,二要暖,三要早,四要缓,五要软,六要淡。有营养专家将老年人饮食原则概括为几个"一点":数量少一点,质量好一点,蔬菜多一点,菜要淡一点,喝水多一点,品种杂一点,饭菜香一点,做菜烂一点,微量元素补一点,吃得慢一点,早餐好一点,晚餐早一点。依据这些原则,适宜老年人吃的食物如下。

(1)带馅食物:优点是营养素齐全,符合人体需要。既是主食,又兼副食,既有荤菜,又有素菜,一种馅中可以加入七八种原料,实现了多种食物原料搭配的膳食平衡要求,含有多种维生素和微量元素。

(2)酸奶:老年人活动减少,易便秘,而酸奶是一种防便秘的轻泻剂。酸奶还可以帮助体内胆固醇代谢,有降低胆固醇的功效。酸奶能促使胃酸分泌,加强消化功能。它不仅保存了鲜奶原有的营养价值,而且提高了蛋白质、脂肪及钙、磷、铁等物质的消化吸收率。

(3)鱼肉:肉质细嫩,易消化吸收。同时鱼肉中脂肪含量低,对防治心脑血管疾病更为妥当,常吃鱼还有健脑作用。

(4)虾皮:素有"钙库"的美称,富含蛋白质、钙、钾、碘、镁、磷等微量元素及维生素、氨茶碱等成分,其中镁对心脏活动具有重要的调节作用,能很好地保护心血管系统,减少血液中的胆固醇含量,对于预防动脉硬化、高血压及心肌梗死有一定的作用。

虾皮还具有补肾壮阳、理气开胃之功效。老年人在做菜时放一些虾皮,可预防自身因缺钙所致的骨质疏松症,对提高食欲和增强体质都很有好处。

(5)紫菜汤:紫菜历来被人们视为珍贵海味之一,食用和药用价值都很高,故有"长寿菜"的美称。紫菜含有丰富的维生素和矿物质,特别是维生素 $B_{12}$、维生素 $B_1$、维生素 A、维生素 C、维生素 E 等。所含的蛋白质是大米的 6 倍,还含有胆碱、胡萝卜素、硫胺素等多种营养成分。

紫菜还含有大量可以降低有害胆固醇的牛磺酸,有利于保护肝脏。紫菜主要是食物纤维,可以保持肠道健康,预防大肠癌;含有较丰富的胆碱,可防止记忆衰退。

(6)红薯:老年人胃肠蠕动缓慢,容易发生便秘,因此,应多吃滋阴润燥、补脾健胃的食品,如红薯、芝麻等。

红薯的营养很丰富,含有糖、蛋白质、脂肪、粗纤维、胡萝卜素、维生素 $B_1$、维生

素 $B_2$、维生素 C 和钙、磷、铁等。由于红薯含食物纤维较多,所以有通便、降低血脂的作用。可将红薯、芝麻做成饼蒸熟后食用。

(7)粗粮:杂粮的营养素全面、均衡,维生素 $B_1$ 的含量较高,它能增进食欲,促进消化,维护神经系统正常功能。杂粮含有非常丰富的微量元素,如钾、钙、铁、镁、锌、硒等,含有丰富的维生素 E、叶酸、生物类黄酮等元素。适当吃些粗粮,有助于维持老年人良好的食欲和消化液的正常分泌,其所含的食物纤维可刺激肠道使其蠕动增加,可防止因食物纤维不足而引起的大便干燥、便秘等。

(8)猪血:有解毒清肠、补血美容的功效。猪血的营养十分丰富,素有"液态肉"之称。含蛋白质高于牛肉、瘦猪肉,而且容易消化吸收。猪血蛋白质所含的氨基酸比例与人体中氨基酸的比例接近,非常容易被机体利用,因此,猪血的蛋白质在动物食物中最容易被消化、吸收。

猪血富含维生素 $B_2$、维生素 C、蛋白质、铁、磷、钙、烟酸等营养成分。猪血中的血浆蛋白被人体内的胃酸分解后,产生一种解毒、清肠分解物,能够与侵入人体的有害金属微粒发生化合反应,排出体外。猪血富含铁,对贫血而面色苍白者有改善作用,是排毒养颜的理想食物。另外,猪血中所含人体必需的无机盐,如钙、磷、钾、钠等,并且微量元素铁、锌、铜、锰也较多。

医学研究证明,猪血所含的锌、铜等微量元素,具有提高免疫功能及抗衰老的作用,老年人常吃猪血,能延缓机体衰老,耳聪目明。猪血中还含有一定量的卵磷脂,是老年人及冠心病、高脂血症、脑血管病患者的理想食品,对防治老年痴呆、记忆力减退、健忘、多梦、失眠等症也颇为有益。猪血质软似豆腐,很适宜老年人食用。

## 三、饮食补益禁忌

1. **忌无病乱补**　无病乱补,既增加开支,又损害自身。如服用鱼肝油过量可引起中毒,长期服用葡萄糖会引起发胖、血中胆固醇增多,易诱发心血管疾病。所以进补一定要根据自己的身体状况,"缺什么,补什么"才能事半功倍。

2. **忌以药代食**　药补不如食补,重药物轻食物是不科学的。殊不知许多食物也是有治疗作用的药物。如多吃荠菜可治疗高血压;多吃萝卜可健胃消食,顺气宽胸,化痰止咳;多吃山药能补脾胃。日常食用的胡桃、花生、红枣、扁豆、藕等也都是进补的佳品。

3. **忌越贵越补**　"物以稀为贵",高贵的传统食品如燕窝、鱼翅之类,其实并无奇特的食疗作用,而十分平常的甘薯和洋葱之类的食品,却有值得重视的食疗价值。另外,凡食疗均有一定对象和适应证,故应根据需要来确定药膳,切勿凭贵贱来分高低,尤其老年群体更应以实用和价格低廉为滋补原则。

4. **忌多多益善** 任何补药服用过量都有害。认为"多吃补药,有病治病,无病强身"是不科学的。如过量服用参茸类补品,可引起腹胀,不思饮食;过服维生素 C,可致恶心、呕吐和腹泻。

5. **忌虚实不分** 中医的治疗原则是虚者补之,不是虚证患者不宜用补药,虚证又有阴虚、阳虚、气虚、血虚之分,对症服药才能补益身体,否则适得其反,伤害身体。保健养生虽不像治病那样严格区别,但起码应将用膳对象分为偏寒偏热两大类。偏寒者畏寒喜热,手足不温,口淡涎多,大便溏,小便清长,舌质淡脉沉细。偏热者,则手足心热,口干、口苦、口臭,大便干结,小便短赤,舌质红,脉数。若不辨寒热妄投药膳,容易"火上浇油"。

6. **忌凡补必肉** 动物性食物无疑是补品中的良剂,它不仅有较高的营养价值,且味美可口。但肉类不易消化吸收,若久吃多吃,对胃肠功能已减退的老年人来说,常常不堪重负。而肉类在消化过程中产生的某些"副产品",如过多的脂类、糖类等物质,又往往是心脑血管疾病、癌症等老年常见病、多发病的病因。饮食清淡也不是不补,尤其是蔬菜类更不容忽视。现代营养学认为,新鲜的水果和蔬菜含有多种维生素和微量元素,是人体必不可少的营养物质。

7. **忌重"进"轻"出"** 随着人民生活水平的提高,不少家庭天天有荤腥,餐餐大油腻,这些食物代谢后产生的酸性有毒物质,需及时排出,而生活节奏的加快,又使不少人排便无规律甚至便秘。故养生专家近年来提出一种关注"负营养"的保健新观念,即重视人体废物的排出,减少"肠毒"的滞留与吸收,提倡在进补的同时,亦应重视排便的及时和通畅。

8. **忌恒"补"不变** 有些人喜欢按自己口味,专服某一种补品,继而又从多年不变发展成"偏食""嗜食",这对健康是不利的。因为药物和食物既有保健治疗作用,亦有一定的副作用,久服多服会影响体内的营养平衡。尤其是老年人,不但各脏器功能均有不同程度的减退,需要全面、系统地加以调理,而且不同的季节,对保健药物的需求亦有区别。

## 四、健康饮食原则

树立养生的正确观念,养成良好的生活习惯,不要盲从,不要偏激,合理饮食!

### (一)健康饮食原则

1. **五谷为养** 《黄帝内经》中讲到"人以水谷为本,故人绝水谷则死,脉无胃气亦死!",就是说人生存是依靠饮食水谷为根本。主食是气血的主要原料。"五谷为养,五果为助,五畜为益,五菜为充。"

要多吃一些五谷杂粮、豆类,少吃那些精加工的东西。用小米、江米、大米、黑米、麦仁、玉米仁单独或搭配着,加入些豆类、莲子、薏米、芡实、百合或是花生、核桃、杏仁等坚果熬粥,或是用打糊机打成米糊来食用,更有利于消化吸收。不要贪多,适量搭配,面粉是全麦粉最好。

素食者可以多吃一些面食,因为稻子在水中生长为寒性,而小麦在土地上生长为温性且补脾力大,所以面食给身体提供的气血能量比同量的米要大。

2. 顺应四时　有了足够的主食后就可以搭配着吃一些应季的、新鲜的且最好是本地生长的蔬菜和水果。每个季节生长的植物一定是顺应这个季节的气候、温度、五行属性等各方面的需要的,食用之后才能够真正地受益。而反季节、产地距离生活的地方非常远的蔬菜水果,都会使人吃过之后不太适应。因为人体的五行要顺从天地四季的五行,而且地域性的饮食也是为了适合当地人对五行的需求所产生的。

如果五行生克不平衡,相冲相克,那么就会体现在脏腑器官上,产生疾病。

3. 均衡营养　把果实、根、茎、叶的蔬菜种类都吃全了,不要一味地多吃各种肉类、海鲜。鱼生火、肉生痰。经常大鱼大肉的人,体内的邪气会难以疏泄,产生内热,身上就会长疮疖、湿疹、溃疡、痔疮。

肉食吃多了还会增强性欲而消耗肾精。肾精为先天之本,肾精一旦衰微人就急剧衰老直至死亡,所以肾精尤其需要固摄。

**(二)健康饮食方法**

1. 饭饱八分　吃得过饱会加大胃肠负担,而且吃下去的东西也不能全部吸收。所以八分饱是最好的状态,过量的食物只会给脾胃带来负担,给身体带来垃圾。

2. 主食足量　在一顿饭中,主食的总量要占二分之一,也就是一半主食,一半菜肴。这样吃下去的五谷杂粮、豆类才能给身体提供足够的制造气血的原料,也能让体内的阴阳平衡。早餐和午餐的主食要量大一些,晚餐就以粥、糊为主。

3. 细嚼慢咽　饭到了胃里要依靠胃腐熟成糊状才能让身体吸收。所以,要尽量将入口的饭菜充分咀嚼成为细细的糊状,以减轻胃的负担,充分吸收。

慢慢咀嚼可以控制食量。狼吞虎咽往往会过量,因为胃还来不及把吃饱了的感觉传递给大脑,常会吃得过饱,而致发胖。细嚼慢咽可以避免肥胖。

4. 少冷辛辣　大量冷饮会使胃血管剧烈收缩,胃部需要的气血就会急剧增加,心和脾就必须调动大量的血来帮助它,使脾胃大量积存痰湿。

辛辣直接刺激胃肠黏膜,而且燥热之性很难疏泄出来,留在体内,入肝胆、肺肠、脾胃,成为燥热瘀滞,然后就会上火,肝胆郁热、胃阴亏虚、肺热肺燥,最后导致胃肠溃疡、肠炎、消化道出血、痔疮、胆囊炎症结石、咽喉发炎胀肿等。

其实辣椒、花椒是四川、湖南、湖北、云贵等地的人天天要吃的,因为那些地方暑湿很重,需要辣椒和花椒来驱逐暑湿寒气。北方、中原地带气候干燥,没有湿寒可除,所以大量吃了以后就会长溃疡、脓疮、湿疹、结石、痔疮。

5. **素食清淡** 指不要大鱼大肉,不要辛辣油腻厚味,五味调和,油盐适量。

6. **饮食规律** 肥胖不是因为吃主食,而是脾虚体内痰湿过盛,难以运化。所以不吃饭减肥是错上加错。好好吃饭,细嚼慢咽,不睡懒觉,多走路,早晚摩腹,多练习深呼吸,吃一些健脾利湿的食品。

7. **谨防便秘** 便秘可以分为气秘和血秘。气秘是因为肺肾气虚造成的,肺与大肠相表里,肾司二便,所以两脏气虚推动无力就会形成便秘,这样的大便并不干硬,但是排出困难,排便后还会觉得气短、心慌、疲倦。血秘是因为血虚肠燥,津液匮乏造成排便困难,这种大便干硬,很多老人或是产后、病后血虚的人会有这样的情况。这两种便秘必须通过调气养血才能有效预防。

8. **饭桌莫生气** 人一生气就会造成肝气上冲、肝胆瘀滞,然后导致胃气受制。西医做过一个实验,证明人生气和焦虑的时候会大量分泌胃酸腐蚀胃黏膜。

9. **饭后静养** 饭后气血要尽量供应给胃来消化食物,这个时候看书看报上网,就要调动气血到大脑和眼睛,就会减弱胃部的供血,而胃又必须有足够的气血供应,于是心脏就要加力泵更多的血给这几个器官,连锁反应就是让心脏、胃、大脑、眼睛都很累,而胃和心脏都受到了损害,所以最好饭后静坐一会儿,让气血充分地去胃部工作。

10. **杜绝夜宵** 晚饭尽量早吃,而且不要吃得过饱,要清淡一些。因为吃饭晚了,又吃得非常饱,胃还没有充分地消化食物就要睡觉了。睡觉的时候血液循环都会减慢,胃里还有大量没有消化完的食物就会让胃得不到足够的气血来工作,而且胃也不能充分休息,因为胆汁要参与消化,这样还会连累肝胆,长期这样就会形成胃病和肝胆疾病。所以晚饭要早点吃,更不要吃夜宵。

**(三)健康饮食标准**

以下是健康饮食的20个金标准,这20条法则中若能达到12条,就算达标,若在5条以下,需及时纠正。

1. **吃饭时挺直腰背** 人们吃饭时身体处于放松状态,很容易含胸驼背,这会使食管和胃部受压,影响消化。此外,在矮桌前吃饭、坐在沙发上及蹲着吃饭,都会造成腹部受压,影响消化道的血液循环,久而久之可引发胃病,影响心肺功能。正确的进餐姿势是挺直腰背,让胃部不受任何压迫。

2. **特别饿时喝点粥** 人在极度饥饿时食欲特别强,看到什么都想吃。其实,此刻胃肠消化功能已经受损,如果大吃大喝很容易造成食滞。特别饿时,应少量进一些半流食,如粥、面或米线,然后再慢慢恢复正常饮食。尤其注意,特别饿时别进食牛奶、豆浆、酸奶和白薯,否则可能引起消化问题。

3. **两餐间隔4～6小时**　两餐间隔太长或太短都会对人体造成影响,太长会引起高度饥饿感,影响劳动和工作效率。间隔时间太短,消化器官得不到适当的休息,影响食欲和消化。一般混合食物在胃里停留的时间是4～5小时,因此,两餐间隔4～6小时比较合适。

4. **先吃爱吃的食物**　桌上的菜,肯定有偏爱的和不喜欢的,此时应先吃自己喜爱的食物,这会让人在情绪上获得满足。愉快的心情能使人较快地产生饱胀感,避免吃得太多。

5. **饭后别马上用脑**　饭后,体内的血液会集中流向消化器官,大脑相对缺血。此时用脑会引起精神紧张、记忆力下降等问题,还可能增加心脑血管疾病的发生概率。因此,一定要在饭后休息半小时以上再进入工作状态。听听音乐、散散步都是不错的选择。

6. **吃饭时不谈扫兴的事**　俗话说"食不言,寝不语"。吃饭时说话会使咀嚼食物的次数减少、唾液分泌减少,从而影响消化功能。美国一项最新研究指出,就餐时谈论复杂或令人扫兴的问题,会影响人的食欲和消化,可以谈论一些简单愉快的话题。

7. **早饭吃热的**　清晨,人体的神经及血管都还处于收缩状态,此时如果吃冰冷的食品,可能使消化系统发生痉挛。中医认为,早餐应该吃热食,保护胃气。建议早餐选择热稀饭、热麦片、热豆浆等,再配上包子、面包等主食。

8. **饭后半小时再喝茶**　饭后不宜立即饮茶,否则会冲淡胃液,影响食物消化。同时,茶中的单宁酸和食物中的蛋白质混合后会产生不易消化的凝固物质,给胃增加负担。饭后半小时再喝茶,能促进消化吸收,起到杀菌消毒和护齿的作用。

9. **晚上别喝冷饮**　晚上7点后,人体体液代谢下降,此时吃凉的食物,尤其是冷饮,不易消除疲劳还会影响睡眠。

10. **饭后甜点要少吃**　正餐已获得了足够的糖分,如果再吃甜点,人体会吸收多余的葡萄糖、淀粉。吃过油腻的东西后尤其不要吃甜点。

11. **多吃深色蔬菜**　深色蔬菜是指深绿色、红色、紫红色的蔬菜。中国营养学会推荐,每天应该吃1斤蔬菜,其中深色蔬菜应占到一半以上,其维生素C含量比浅色的高1倍。举例来说,深紫色茄子与浅绿色茄子,紫色洋葱与白色洋葱,紫甘蓝与卷心菜,紫薯与红薯、白薯,前者的营养价值都显著高于后者。

12. **动、植物油混着吃**　光吃植物油会促使体内过氧化物增加,加快衰老,还会影响人体对维生素的吸收,增加乳腺癌、结肠癌的发病率。而动物油含有对心血管有益的多烯酸、脂蛋白等。专家提醒,用 1 份动物油、2 份植物油制成混合油,可以取长补短。

13. 吃饭环境要安静 英国曼彻斯特大学研究显示,随着噪声增大,受试者感受食物甜味和咸味的敏感度降低。研究还表明,嘈杂的就餐环境会使人的味觉变迟钝。专家建议不要选择环境嘈杂的餐馆,有轻柔音乐做背景可以让人吃得更香。

14. 别一个人吃饭 单独进餐容易产生不良情绪,而且饮食单调,会造成营养失衡。和同事、家人一起吃饭,心情舒畅,胃液的分泌也相对旺盛,可使食物尽快地消化和吸收。此外多人一起吃饭,食品种类也多,每种吃一点容易达到营养平衡。

15. 骨头汤加点醋 人体对钙的吸收利用受到多种因素的制约。含钙丰富的食品有牛奶、鸡蛋、骨汤、鱼虾、黄豆等。胃肠道的酸度不足会影响钙的吸收。因此,烹调食物时适当放些醋,可使食物中的钙转化成容易被吸收的醋酸钙。

16. 每天吃一次纤维食品 人体摄取了多余的脂肪和蛋白质,与大肠杆菌作用,会变成有害的腐败物。纤维质可把它们包围并排泄掉。因此,每天最好吃一点粗纤维食物,如燕麦、糙米、薏米、红薯、玉米等。

17. 多嚼硬的食物 根据年龄不同,可适当补充一些硬的食物,如水果、甘蔗、生黄瓜等。这是因为较硬的食物要费劲去嚼,当咀嚼的次数增多或频率加快时,大脑的血流量明显增多,活化了大脑皮质,起到防止大脑老化和预防老年痴呆症的作用。

18. 细嚼慢咽 细嚼慢咽有助于消化,专家建议,每吃一口饭就放下筷子,集中注意力在嘴巴的咀嚼上,每一口都要细细地咀嚼 30 次以上。

19. 少吃盐 新版美国饮食指南建议,每人每日所摄入的食盐量应减少至 2300 毫克(约 1 茶匙)以内。而那些年龄超过 51 岁及患有高血压和糖尿病等慢性疾病的人,每日摄入食盐量应减少至 1500 毫克以内。

20. 调味品别滥用 美国食品药品监督管理局(FDA)的研究显示,桂皮、小茴香等天然调味品中都或多或少含有黄曲霉素,它可引起肝癌。多吃桂皮、小茴香等不仅会口干、咽喉痛、精神不振,还容易导致胃酸分泌过多和胃胀气,因此在烹制食物时不要过度使用。

> 审因施食，辨证用膳。
>
> ——中国古典平衡膳食观
>
> 人能执天道生杀之理，法四时运用而行，自然疾病不生，长年可保。
>
> ——《养老奉亲书》（宋）

# 第3章 饮食营养误区

## 一、家庭饮食存在问题

世界卫生组织对191个国家的健康生命调查报告显示：尽管我国居民的平均寿命已达71.8岁，但健康寿命只有62.3岁，排在第81位，与排在第一的日本相比整整差了一轮！这意味很多人的最后十年在病魔缠身中度过。饮食不健康是主要原因之一。我国的营养盲远多于文盲，保守估计，有超过60%的家庭膳食搭配不科学、营养不合理，存在诸多问题。

1. **三餐搭配不合理** 很多家庭，早餐吃得单调，品种少，甚至随便在街头买点应付，还有些年轻人和学生不吃早餐；中餐大都买快餐，或是简单应付；晚餐往往非常丰盛；还有不少人有吃夜宵的习惯。长此以往，健康一定远离这些人。

2. **不吃粗粮** 由于喜欢精白米面的细腻口感，很多南方城市居民不愿意吃粗杂粮。有些人为了控制体重，几乎很少吃主食。其实谷类食物才是人体能量的主要来源。

3. **果蔬、豆奶制品少** 我国居民平均每天只吃半斤蔬菜，并以浅色蔬菜为主，水果平均每天只吃1两左右，离每天1斤蔬菜和半斤水果的推荐量还差得远。奶、豆制品的摄入量更是少得可怜，大城市居民每天喝奶不到100毫升，吃豆制品不到20克。

4. **油盐摄入高** 很多家庭做菜都重口味，喜欢用油炸、煎的方式烹调食物。食用油消费平均每天45克以上，吃盐超过10克，远远高于中国营养学会推荐的每天25～30克和6克。摄入过量的油、盐会增加患心脏病和高血压的风险。

5. **偏爱熟食** 熟食含盐量比较高，不适合长期食用，更不适合孩子吃。因为熟肉多加了亚硝酸盐,特别是小规模作坊,很难准确控制亚硝酸盐的添加量。很多人喜欢煲汤喝,却将食材弃去,实际上汤中的营养成分是很少的,营养的精华还是在渣里。

6.零食、饮料多 很多人喜欢吃油炸、甜、咸等香味浓郁的零食。休闲聚会时、电脑电视前,常常无意识地吃零食过量;喜欢含糖、含酒精饮料和碳酸饮料,习惯于在宴席上大量饮酒。

## 二、国人营养现状

2004年10月12日,中华人民共和国卫生部、科学技术部、统计局联合发布了"中国居民营养与健康状况调查",指出:最近十年我国城乡居民的膳食、营养状况有了明显改善,营养不良和营养缺乏患病率继续下降,同时表明我国居民营养与健康问题不容忽视。

### (一)城市居民膳食结构不尽合理

畜肉类及油脂消费过多,谷类食物消费偏低。2002年城市居民每人每日油脂消费量由1992年的37克增加到44克,脂肪供能比达到35%,超过世界卫生组织推荐的30%的上限。城市居民谷类食物供能比仅为47%,明显低于55%～65%的合理范围。此外,奶类、豆类制品摄入过低仍是全国普遍存在的问题。

### (二)一些营养缺乏病依然存在

儿童营养不良在农村地区仍然比较严重,5岁以下儿童生长迟缓率和低体重率分别为17.3%和9.3%,贫困农村分别高达29.3%和14.4%。生长迟缓率以1岁组最高,农村平均为20.9%,贫困农村则高达34.6%,说明农村地区婴儿辅食添加不合理的问题十分突出。

铁、维生素A等微量营养素缺乏是我国城乡居民普遍存在的问题。我国居民贫血患病率平均为15.2%;2岁以内婴幼儿、60岁以上老人、育龄妇女贫血患病率分别为24.2%、21.5%和20.6%。3～12岁儿童维生素A缺乏率为9.3%,其中城市为3.0%,农村为11.2%;维生素A边缘缺乏率为45.1%,其中城市为29.0%,农村为49.6%。全国城乡钙摄入量仅为391毫克,相当于推荐摄入量的41%。

### (三)慢性非传染性疾病患病率上升迅速

1.高血压患病率有较大幅度升高 我国18岁及以上居民高血压患病率为18.8%,估计全国患病人数1.6亿多。与1991年相比,患病率上升31%,患病人数增加7000多万人。农村患病率上升迅速,城乡差距已不明显。大城市、中小城市、一至四类农村高血压患病率依次为20.4%、18.8%、21.0%、19.0%、20.2%和12.6%。

我国人群高血压知晓率为 30.2%,治疗率为 24.7%,控制率为 6.1%;与 1991 年的 26.6%、12.2% 和 2.9% 相比有所提高,但仍处于较差水平。

2. 糖尿病患病率增加　我国 18 岁及以上居民糖尿病患病率为 2.6%,空腹血糖受损率为 1.9%。估计全国糖尿病现患病人数 2000 多万,另有近 2000 万人空腹血糖受损。城市患病率明显高于农村,一类农村明显高于四类农村。与 1996 年糖尿病抽样调查资料相比,大城市 20 岁以上糖尿病患病率由 4.6% 上升到 6.4%、中小城市由 3.4% 上升到 3.9%。

3. 超重和肥胖患病率呈明显上升趋势　我国成人超重率为 22.8%,肥胖率为 7.1%,估计人数分别为 2.0 亿和 6000 多万。大城市成人超重率与肥胖现患率分别高达 30.0% 和 12.3%,儿童肥胖率已达 8.1%,应引起高度重视。与 1992 年全国营养调查资料相比,成人超重率上升 39%,肥胖率上升 97%,预计今后肥胖患病率将会有较大幅度增长。

4. 血脂异常值得关注　我国成人血脂异常患病率为 18.6%,估计全国血脂异常现患人数 1.6 亿。不同类型的血脂异常现患率分别为高胆固醇血症 2.9%,高甘油三酯血症 11.9%,低高密度脂蛋白血症 7.4%。另有 3.9% 的人血胆固醇边缘升高。值得注意的是,血脂异常患病率中老年人相近,城乡差别不大。

5. 膳食营养和体力活动与相关慢性病关系密切　本次调查结果表明,膳食高能量、高脂肪和少体力活动与超重、肥胖、糖尿病和血脂异常的发生密切相关;高盐饮食与高血压的患病风险密切相关;饮酒与高血压和血脂异常的患病危险密切相关。特别应该指出的是脂肪摄入最多、体力活动最少的人,患上述各种慢性病的机会最多。

## 三、早餐典型错误

不吃早餐有害健康,已经为越来越多的人所认识。但对早餐应该怎么吃,对很多人来说,仍然知之甚少。下面是早餐的典型错误。

1. 清早起床就吃早餐　不少习惯早起的人,在清晨五六点钟起床后就马上进食早餐,认为这样能及时补充身体所需,也利于身体吸收。但事实上,早餐吃得太早,不但对健康无益,还可能误伤肠胃。人在夜间的睡眠过程中,身体大部分器官都得到了休息,但消化器官因为需要消化吸收晚餐食物,通常到凌晨才真正进入休息状态,如果早餐吃得过早,就会影响胃肠道休息,长此以往将有损胃肠功能。

起床后宜先喝水,补充睡眠时消耗的水分,活动 20～30 分钟后,再吃早餐比较合适。

2. 早餐吃得过于营养　很多人因为意识到早餐的重要性,因此在早餐食物的选择上尽量丰富,大量摄入高蛋白、高热量、高脂肪的食品,比如奶酪、汉堡、油炸鸡翅、煎炸食品等。但过于营养的早餐只会加重肠胃负担,对身体有害无益。在清晨,人的脾困顿呆滞,饮食营养过量会超过胃肠的消化能力,食物不宜被消化吸收,久而久之,会使消化功能下降,导致胃肠疾病,并引起肥胖。

早餐应把握营养均衡的原则,选择易消化吸收、高纤维、低脂低糖的食物为主,如粥、牛奶、豆浆、面条、馄饨等,不宜进食油腻、煎炸、干硬及刺激性大的食物,也不宜吃得过饱。

3."纯牛奶"混淆"早餐奶" 不少人把"纯牛奶"和"早餐奶"混为一谈,但二者其实是有区别的。纯牛奶和早餐奶虽然都有牛奶成分,但配料和营养成分却不同。纯牛奶就只是鲜牛奶,而早餐奶的配料包括牛奶、水、麦精、花生、蛋粉、燕麦、稳定剂、铁强化剂、锌强化剂等。个人在进食时应注意区别选择,并调整相应的食物搭配,才更有利健康。

相比而言,早餐奶的营养均衡,更适于早餐饮用;纯牛奶的碳水化合物比例相对较低,进食时最好能搭配一些淀粉、坚果类食品。

4."牛奶加鸡蛋"作主食 "牛奶加鸡蛋"是不少人早餐的主要内容,但这样的早餐搭配并不科学。早晨,人体急需靠含有丰富碳水化合物的早餐来重新补充能量,而牛奶和鸡蛋本身虽然富含高蛋白,但它们提供的优质蛋白主要是供给身体结构的,不能给身体提供足够的能量,人在进食后很快会感到饥饿,对肠胃有一定的影响,并会间接影响工作效率和学习效率,对儿童的影响尤其大。

早餐时主食一定不能缺,有牛奶、鸡蛋的同时应搭配稀粥、面包、馒头等主食补充能量,这类谷类食物可以使人体得到足够的碳水化合物,并有利于蛋白质的吸收。

5."油条加豆浆"作早餐 油条在高温油炸过程中,营养素被破坏,并产生致癌物质,对人体健康不利。此外油条跟其他煎炸食品一样都存在油脂偏高、热量高的问题,早上进食不易消化。再加上豆浆也属于中脂性食品,这种早餐组合的油脂量明显超标,不宜长期食用。

早餐最好少吃油条,一星期不宜超过2次。进食当天的午、晚餐应该尽量清淡,不要再吃炸、煎、炒的食物,并注意多补充蔬菜。

*凡有喜嗜之物，不可纵口，当念病从口入，惕然自省。*

——《养生四要》(明)

# 第4章　远离饮食相关疾病

构成人体的基本单位是细胞,细胞的物质来源于摄取的食物中的营养素,营养失衡,则发生疾病。常见的与饮食营养相关疾病如下。

## 一、远离肥胖

肥胖是由于能量摄入过多,超过能量消耗而使多余的能量以脂肪的形式在体内积聚,表现为脂肪细胞增多,细胞体积加大,体重超过标准体重 20% 以上。按照有无明显内分泌代谢病的病因,肥胖可分为三类:单纯性肥胖、继发性肥胖和遗传性肥胖。无明显内分泌代谢病的病因者称为单纯性肥胖。

**(一)肥胖的判断**

现在常用以下指标检测超重和肥胖:

(1)体质指数(BMI):体重(kg)/身高(m)$^2$。男≥24,女≥26,为超重,大于 30 为肥胖。目前,世界上大多数国家都采用 WHO 推荐的标准作为超重和肥胖的标准。这一标准适合欧美人种(亚洲地区人的体型与欧美人有差异)。2000 年亚太地区会议提出了新的亚洲标准,2001 年中国提出了适合中国人的正常 BMI 的建议。此项指标方法简便可行,只需测量身高、体重,不需要特殊设备和技术,比较实用,排除身高因素(只是对于肌肉发达的运动员和体力劳动者不适用)。

(2)腰臀比(WHR):肥胖除脂肪在体内贮存量多外,还有一种是体脂分布在内脏和腹壁,表现为大腹便便,被称为向心性肥胖或腹部肥胖。腰围男超过 94cm,女超过 86cm,可作为肥胖的标准;腰臀比男超过 0.9,女超过 0.8 可视为中心性肥胖。腰围、臀围测量简便易行,在空腹状态下测量肚脐平面周径为腰围,臀部最隆起部位平面周径为臀围,腰臀比为两值之比。

(3)体重标准

成人:[身高(cm)−100]×0.9=标准体重。

婴儿:1～6 个月出生体重(g)+月龄×600＝标准体重;幼儿:7～12 个月出生体重(g)×月龄×500＝标准体重;1 岁以上:年龄×2+8=标准体重(若儿童身高超

过标准参照成人计算)。

实测体重超过标准体重,小于20%者称为超重。实测体重超过标准体重20%以上,并有脂肪百分率(F%)超过30%者可诊断为肥胖病;超过标准体重30%~50%,F%为35%~45%者可诊断为中度肥胖病;超过标准体重50%以上,F%超过45%者可诊断为重度肥胖病。

### (二)肥胖的原因

中医认为,肥胖有内因和外因两方面:内因为禀赋脾虚,外因为过食肥甘,少劳多卧,致脾虚气弱,痰湿内生;或年长肾亏,阴阳失调,痰瘀内积,均可使浊邪内生,壅积体内,而致肥胖。现代医学认为发生肥胖的主要原因如下。

(1)饮食不均衡:高脂肪、高糖及精细加工的食物吃得太多,而蔬菜、水果、粗粮等吃得太少;有些孩子不吃早餐,而午饭和晚饭吃得过量。

(2)缺乏运动:特别是在城市,由于生活空间的限制,孩子户外活动少,看电视多。孩子上学、上幼儿园也是车接车送。这样时间久了,能量消耗少,自然会发胖。

(3)心理因素:研究发现,4~9岁儿童肥胖的发生与压抑、焦虑等心理问题所引起的低预期性、低持久性和注意力不集中、缺乏毅力、易受环境干扰等不良的气质特征有关。另外,家庭环境气氛是否和谐、父母的精神压力及焦虑等均会影响儿童,对儿童心理造成危害。孩子往往会用贪吃和暴饮暴食来排解这些心理问题和压力。这些不良的心理行为因素不仅关联着肥胖的发生,也直接影响着肥胖治疗的效果。

(4)家庭环境:父母和其他家人的不良饮食习惯和生活方式会直接影响到孩子。

(5)经济状况:通常将肥胖称为"富贵病",但近年来的研究发现肥胖儿童在中低收入家庭的发生率明显高于高收入家庭,可能与家庭教育水平低、营养知识缺乏有关。

### (三)饮食对肥胖发生的影响

1. 饮食结构不良

(1)食用过多脂肪:食物脂肪所提供的过多热量转化成体脂而储存在体内。

(2)食用过多的糖类,尤其是低聚糖类:一方面是单糖、双糖等低聚糖类在体内容易消化吸收,产生热量,多余的热量转化为脂肪;另一方面是此类糖能够增强脂肪生成酶的活性,刺激胰岛素分泌,大量糖被吸收。因此,食用过量的糖类,尤其低聚糖可以造成脂肪过剩,从而多余的热量在体内转化为脂肪储存。

(3)缺乏B族维生素饮食:近年来,日本专家发现造成肥胖症的饮食营养,也可能是缺乏B族维生素,因为体内脂肪转化为能量的过程中需要多种营养素,尤其是

B族维生素。

(4)饮水不足:体内如果水分不足,就无法对脂肪进行充分的代谢,从而储存体内。肥胖者体内水分比正常者少15％～20％,因为脂肪组织含水少,而肌肉组织含水多,肥胖者即使不减肥也需要及时补充水分。

2. 饮食习惯不良

(1)偏食:偏食对肥胖症的产生具有明显的影响。据调查,儿童肥胖症发病因素中偏食习惯的儿童占肥胖儿童的31.8％,有的儿童偏食肉类,有的儿童偏食巧克力等糖类,长此下去引起体内营养素失调而代谢不平衡,不仅影响生长发育,还会造成肥胖症。

(2)少餐多食:可以加强体内的饥饿感,容易造成多食的欲望。

**(四)肥胖的危害**

(1)不良体态。

(2)行动不便。

(3)怕热,引发中暑及热虚脱。

(4)影响正常肺功能。

(5)耐力差,易创伤。

(6)影响学习效率,易自卑。

(7)诱发高血压、糖尿病等:肥胖对人体健康的危害是多方面的。肥胖患者本人因心肺功能不全,心脏负担过重,常有心慌、气喘、易疲劳及内分泌代谢紊乱甚至精神抑郁等多种疾病。肥胖还是多种慢性疾病的共同危险因素,肥胖者患心血管疾病、急性心肌梗死是体重正常人的2.3～3.3倍;发生胆石症的危险是非肥胖者的3～4倍。70％～80％的40岁以上糖尿者患者合并有肥胖症,这些都导致肥胖者死亡率升高。

**(五)肥胖的预防**

肥胖的原因是能量摄入与消耗的不平衡,因此预防措施是控制进食量及经常进行体力活动。肥胖的饮食营养原则如下:

(1)低热能饮食:膳食给予低热能食物,以造成能量的负平衡,使体内储存的多余脂肪逐渐消耗。对摄入的热能控制要循序渐进,逐步降低,如成年轻度肥胖者,按每月减轻体重0.5～1.0公斤为宜,中度肥胖者每周减轻体重0.5～1.0公斤。相当于每天减少500千卡的热能摄入。

(2)营养平衡,保证摄入充足的蛋白质:蛋白质来自于肉、蛋、乳及豆制品,应占总热量的15％～20％,不提倡采用素食疗法,否则损害健康。

(3)适当限制脂肪摄入:脂肪应占总热能的20％～25％,严格控制烹调油的用量,每日用烹调油 10～20 克,同时还要控制油脂肥厚的食物,如烤鸭、炸鸡、红烧肉、扣肉、熘肝尖、爆腰花等。烹调时应注意烹调方法,以蒸、煮、炖、拌、汆、卤等方法,避免油煎、油炸和爆炒等方法,煎炸食物含脂肪较多。

(4)摄入适量的碳水化合物:碳水化合物应限制在占总热能的 40%～55%,不可极度地控制,防止酮症的出现。碳水化合物以谷类食物为主要来源,每日应摄入 150～250 克。在谷类食物中,最好选择粗粮和杂粮,因为它们含有丰富的膳食纤维,食用后具有饱腹感,可以延缓食物的消化、吸收的速率,有利于控制体重,减轻肥胖。严格限制单糖食物如蔗糖、麦芽糖、果糖、蜜饯及甜点心等食物。也要限制辛辣及刺激性食物及调味品,如辣椒、芥末、咖啡等,这类食物可以刺激胃酸分泌增加,容易使人增加饥饿感,提高食欲,使进食量增加,导致减肥失败。食盐可引起口渴和刺激食欲,增加体重,每日食盐量控制在 5～6 克。

(5)尽量不消减食物的体积和数量:在减少糖多、油大、热值高的食品的同时增加蔬菜、豆类、豆制品等。多食茎类蔬菜,如芹菜、油菜、小白菜;多食瓜类蔬菜如冬瓜、西葫芦等。

(6)充足的无机盐和维生素:膳食中必须有足够量的绿叶蔬菜和水果,它们含膳食纤维多,水分充足,属低热能食物,有充饥作用,还可补充多种维生素、无机盐,防止维生素和无机盐缺乏。可采用拌豆芽,拌菠菜,拌萝卜丝,拌芹菜,小白菜,冬笋等。

(7)改变不良饮食习惯:养成良好的饮食习惯是防止肥胖的有效措施之一,平时最好不要吃零食、甜食和含糖饮料。吃饭时要细嚼慢咽,使食物与唾液充分混合,有助于消化吸收,可延长用餐时间,即使吃得少也可达到饱腹作用。一日三餐要定时定量,早餐要吃好,午饭要吃饱,晚餐要吃少。不可不吃早餐,中午对付,晚上会餐。

(8)适当参加体育运动:减肥要着眼于预防,特别是有肥胖家族史的人更应重视早防早治。

本着以上膳食治疗原则,注意体育锻炼,如游泳、爬山、跑步、骑自行车、打乒乓球等运动,均有助于减肥,但一定要持之以恒。

## 二、远离恶性肿瘤

恶性肿瘤是由多种原因引起的多系统、多器官、多细胞罹患的一类疾病,已成为严重危害人类生命和健康的常见病、多发病,是人类三大死因之一。据估计,全世界死亡人口中因恶性肿瘤死亡的占 1/10,而且恶性肿瘤对人类的危害日益严重。

**(一)发病因素**

1. 环境因素　广义的环境指人类和一切生物生存的空间,包括自然环境与社会环境,自然环境又可分原生环境和次生环境。目前,认为环境因素中化学致癌物在人类的肿瘤病因中占首位。Higginson 认为人类肿瘤 80%～90% 是因环境因素所致。环境中的致癌因素可分为物理因素、化学因素和生物因素。

(1)物理因素:许多实验表明环境中的物理致癌因素很多,如电离辐射、紫外线、慢性灼伤、外伤刺激等在一定的条件下均有诱发恶性肿瘤的可能。

在物理致癌因素中,电离辐射最为重要。放射性物质氡及其子体可诱发肺癌、皮肤癌与白血病等。日本广岛和长崎原子弹爆炸后 3 年幸存者中,白血病发病率明显升高,且距爆炸中心愈近白血病的发病率也愈高。孕期接受 X 线照射,其孩子白血病死亡率比其他儿童高 1.42 倍。迄今为止,电离辐射不论 α、β、γ 和 X 射线,还是中子,引起人类的恶性肿瘤除上述白血病、肺癌、皮肤癌外,还有多发性骨髓癌、恶性淋巴瘤、骨癌、甲状腺癌、乳腺癌、胃癌、胰腺癌、肝癌、喉癌、脑瘤、神经母细胞癌、肾胚细胞瘤和鼻窦癌等。只要辐射能到达敏感细胞,几乎所有器官均能引起恶性肿瘤。

(2)化学因素:由于环境被含有致癌物质的"三废"污染,致使大气、水源、土壤中含有多种致癌物。英国 Boylod 估计化学病因与人类 80%～85% 的肿瘤有关。Heidelburger 估计除皮肤癌外,人类的肿瘤 70%～90% 为环境及食物中毒的化学物质所引起。环境污染的致癌物有多环芳烃、砷、镍、铬、镉、焦油、铍、石棉、农药、$SO_2$、杀虫剂、化肥等。

多环芳烃(PAH)中以苯并芘[B(a)P]致癌活性最强,污染也最普遍,可引起皮肤癌(包括阴囊癌)、肺癌,是目前确认的致癌物。镉认为可致前列腺癌、睾丸癌;砷可致皮肤癌;石棉可致肺癌等。

许多致癌性物质存在于生产环境中,引起劳动者发生肿瘤的存在于生产环境中的各种因素称为职业性致癌因素。关于这方面内容参见有关章节。

(3)生物因素:关于生物因素致癌的问题早已被认识,例如 EB 病毒与鼻咽癌的关系,乙型肝炎病毒(HBV)与原发性肝癌的关系,在动物实验中,均获得肯定的成果,但关于病毒的传染根据尚未获得。

2. 生活方式与行为因素

(1)吸烟:吸烟与肺癌问题已研究 40 多年,已确认了二者有关系,并已被视为全球性防病策略。WHO 1986 年的一个报告指出:世界每年有 100 万人过早死亡,其中 60 万肺癌新病例由吸烟引起。

吸烟可增加 20 多种疾病的发病率,同时也增加 10 多种恶性肿瘤的发病率。吸烟与肺癌的关系最为密切,吸烟者肺癌的发生率是不吸烟者的 4 倍。

如果在吸烟的同时又接触石棉、砷、铬、镉等有明显的协同作用,肺癌发病率将会更高。大量饮酒与吸烟所增加的口腔癌、喉癌和食管癌的发病率超过了简单的相加作用。职业性暴露与吸烟的联合作用呈相乘关系,吸烟的石棉工人肺癌发病率是其他吸烟者的 4～5 倍,是无其他任何暴露者的 50 倍以上。

(2)饮酒:很多研究显示,饮酒与口腔癌、咽癌、喉癌、食管癌、胃癌、直肠癌有联系。饮酒还可导致肝硬化,继而与肝癌有联系。酒中可含有致癌性亚硝胺、多环芳烃等。酒也可作为其他致癌原的溶剂,使致癌原作用于人体。

(3)饮食:近年来,许多研究证明,饮食习惯、某种营养素摄入不足或过多及营养素间不平衡、食物被污染等均与肿瘤发生有关。

3. 遗传因素　人体常见肿瘤中有一部分表现出有遗传倾向。在我国食管癌、肝癌高发地区发现了一定数量的高发家族。视网膜母细胞瘤、先天性神经纤维瘤等被认为有遗传倾向。

正常细胞的恶变大体上都要涉及遗传物质在结构或调控方面的改变,并且在绝大多数情况下,从上一代遗传下去的并非肿瘤本身,而是机体对致癌物质的易感性。

4. 精神心理因素　精神刺激和心理紧张因素在部分癌症患者的发病中起了不可忽视的促进作用。精神、心理长期处于紧张状态,可使机体免疫功能发生改变,其他有害因素容易乘虚而入,成为恶性肿瘤的诱因。

5. 药物因素　关于药物和各种诊断、治疗措施引发癌症的问题逐渐被重视,因此在新药的研制开发中,致癌试验是毒理学试验中必不可少的项目。目前认为人工性激素与癌发生有关;不恰当地使用雌激素可诱发阴道癌或宫颈癌;长期使用雄激素可增加肝脏肿瘤的危险;过多接触或接受$^{131}$I、$^{32}$P 等放射性同位素药物可引起白血病;烷化性药物如环磷酰胺虽可治癌,同时也可诱发白血病、乳腺癌;氯霉素可导致再生障碍性贫血,其是白血病的前期病变。

6. 机体自身因素　除外环境因素外,机体的自身因素与肿瘤的发生有密切关系。肿瘤随着年龄而增长,认为除接受致癌因素作用的时间延长外,可能与年龄的增长,机体免疫监测系统功能降低有关。美国黑人和白人黑色素瘤死亡率的显著差别说明种族因素对肿瘤有影响,日本妇女乳腺癌发病低认为与体内雌三醇水平较高有关。

孕期接受 X 线,婴儿白血病高发;母体孕期服用己烯雌酚,女儿青春期易患阴道癌等事例,说明肿瘤发生与先天因素有关。据观察,先天畸形部位是肿瘤的易发之处。

关于肿瘤的病因,现在形成了一种新的观点——综合论,认为肿瘤的发生涉及多种因子,各种因子的作用可以相继或同时,持续或间隙,反复或单次,各因素所起作用程度不同,可以是主要因素或辅助因素,其作用可为单纯相加,也可能是彼此促进或互相协同,既可作用于表面细胞,也可影响深层组织,作用持久存在,也可能短暂消失等。

**(二)饮食对肿瘤发生的影响**

35％左右的肿瘤与饮食有关。某些营养素的缺乏、过多或不平衡与肿瘤的发生有着重要的关系。

**1. 饮食习惯**　良好的饮食习惯可预防肿瘤的发生,如喜食葱属类蔬菜可预防胃癌。喜食蔬菜水果、杂粮,喝绿茶可预防上皮癌。不良的饮食习惯和嗜好可以导致肿瘤的发生,如喜食腌渍、熏烤、过咸的食物和过量饮酒与消化管肿瘤的发病率呈正相关。

蔬菜、水果、茶叶和杂粮等植物性食物除含维生素、无机盐和膳食纤维外,还含有多种具有生物活性的物质,如类萜烯类化合物存在于柑橘中,黄酮类化合物存在于水果、蔬菜、茶叶、咖啡中,酚类存在于新鲜蔬菜和水果中。研究表明,类萜烯类化合物的抗癌作用在癌症形成的起始阶段和促进阶段都有效,它既是癌症的阻断剂,也是抑制剂。已证实多种黄酮类化合物具有抗癌作用,如芦丁、桑黄素能抑制苯并芘对小鼠皮肤的致癌作用,芹黄素、山萘酚、槲斗素对黄曲霉毒素 $\beta_1$ 与 DNA 加成物的形成有抑制作用。黄酮类化合物的抗突变、抗癌机制一方面是化学预防作用,另一方面是抑制肿瘤细胞 DNA 合成,达到抑制肿瘤细胞生成的作用。

流行病学调查发现,人类的食管癌、肝癌及鼻咽癌具有明显的地区分布,且与饮食习惯及食物中亚硝基化合物的含量有关。

经调查研究发现,缺少维生素 A、维生素 C、维生素 E 和微量元素,如钼、锌、硒等,进食腌制和霉变食物易发食管癌。

发霉食品中除亚硝胺外还有霉菌毒素,这些毒素本身可以引起癌症,还与亚硝胺有协同致癌作用。喝酒加吸烟使食管癌的发生率显著上升。

食品在熏烤过程中会产生大量的多环芳烃化合物,其中含有苯并芘等强致癌物质,它可渗透至整个食品。熏烤过程中,蛋白质在高温下,尤其在烤焦时会分解产生致癌的成分;霉变食物受霉菌污染严重;酗酒可损伤胃黏膜,引起慢性胃炎,酒精可促进致癌物质的吸收,损害和减弱肝的解毒功能。乙型肝炎病毒的感染,易发生肝癌;污染的水中含有致癌、促癌物质,例如蓝绿藻毒素、腐殖酸等。

吃高脂肪膳食、膳食纤维不足的人群,结肠、直肠癌高发;此外,很多资料证明,高脂肪与高热量的饮食与乳腺癌发生呈正相关,肺癌患者体内常缺乏维生素 A 和硒。有报告认为高脂肪饮食可能与子宫内膜癌、卵巢癌、前列腺癌和胆囊癌的发生有关。喉癌、口腔癌与吸烟、酗酒有关,甲状腺癌与饮食中缺碘有关,鼻咽癌与饮食中亚硝基化合物(如亚硝胺)污染有关。

**2. 食物污染**　粮油贮存不当而被黄曲霉菌和寄生曲霉菌产生的代谢产物黄曲

霉毒素污染,黄曲霉毒素对动物有强烈的致癌性,可诱发肝癌、肾癌、结肠癌、乳腺癌及卵巢癌等。据亚非国家和我国肝癌流行病学调查研究发现,凡食物中黄曲霉毒素污染严重及其摄入量高的地区,肝癌发病率也高。

N-亚硝基化合物对食品的污染以鱼类食品为最高,其次是肉类制品和发酵食品等。动物实验证明 N-亚硝基化合物是致癌性强的一类化合物。

多环芳烃类对食物的污染,除熏烤食物直接污染外,还有环境中苯并芘经大气飘尘、沥青路面晾晒粮食,不良包装材料等污染食物。苯并芘对各种动物的致癌性是肯定的,有实验证明,其可诱发胃、食管、肠肿瘤等,并可经胎盘使其后代发生肿瘤。

致癌食品添加剂中奶油黄可致肝癌,过量使用糖精钠可致膀胱癌,发色剂亚硝酸钠是致癌物亚硝胺的前体。

**(三)恶性肿瘤的预防**

恶性肿瘤的致病因素是综合性的,因此关于恶性肿瘤的防治应采取综合性措施,其中重点是进行病因预防,特别是关于生活方式和行为因素、环境因素、药物因素等,只要全社会重视,对其进行有效控制,从而预防肿瘤发生是完全可以实现的。对此,WHO 的结论是"要用社会和行为措施才能实现"。

1. 第一级预防

(1)保护和改善环境,防止和消除环境污染:绝大部分肿瘤的病因来自环境,因此保护环境的意义不言而喻,要加强卫生立法,制定工矿企业"三废"排放标准,加强各项卫生监督与管理,防止三废污染大气与水源。

(2)消除职业致癌因素,保护劳动生产环境:加强生产环境对可能的致癌物的检测与控制,改进工艺及生产方式,加强个人劳动生产保护,使用远距离或自动化操作,禁止使用某些已确认的有致癌作用的物质,用低毒物代替高毒物等。

(3)改善不良生活习惯,树立良好生活行为:如戒烟、忌酒,减少脂肪及胆固醇摄入量,少吃烟熏及腌制的食品,多吃粗纤维、全谷类食品及富含维生素食品和新鲜蔬菜。提倡晚婚少生与性生理卫生,防止宫颈癌的发生。

(4)合理用药,减少医源性致癌因素:对已确定对人类有致癌危险的药物或一些医疗措施,严格控制使用。孕妇接受射线应十分慎重,已知能引起妇女阴道腺癌的己烯雌酚已停止生产。

(5)劝阻近亲结婚,防止遗传性致癌因素。

(6)增强体育锻炼,注重个人卫生,树立正确的人生观、价值观,保持乐观的情绪,消除紧张的心理状况。

2. 二级预防　抓好"三早"是预防肿瘤的重要一关。健全肿瘤防治网是做到

"三早"的基本条件。有些肿瘤可以通过普查达到早期发现、早期诊断和早期治疗，如宫颈癌。还有些癌症可发动群众自己检查，但要指导群众如何进行，例如乳腺癌自查。应加强宣传防癌知识，可通过多种形式进行健康教育，普及肿瘤防治知识，掌握肿瘤早期的十大症状。

(1)身体任何部位发现有肿块，尤其是逐渐增大的肿块。

(2)身体任何部位发生溃疡，特别是经久不愈的。

(3)中年以上妇女出现阴道不规则流血或分泌物增多。

(4)进食时胸骨后闷胀、灼痛异物感或进行性吞咽困难。

(5)久治不愈的干咳或痰中带血。

(6)长期消化不良，进行性食欲减退、消瘦等而原因不明者。

(7)大便习惯改变或有便血。

(8)鼻塞、鼻衄，尤其是单侧性者。

(9)黑痣突然增大或有破溃出血者。

(10)无痛性血尿。

上述十大症状作为防癌的信号，如果有了这些表现，经过一段时间观察、治疗效果不好或加重者，应到医院做进一步检查。医务人员遇到这方面的患者，应提高警惕，并认真进行鉴别，及早做出诊断。

3. 预防肿瘤的十条建议

(1)戒烟、限酒。

(2)避免过度太阳暴晒。

(3)鼓励从事体力活动，坚持体育锻炼，避免肥胖。

(4)心胸开阔，保持心情愉快。

(5)坚持以谷类、豆类、甘薯为膳食主体，粗细纤维食物搭配。

(6)避免过多进食动物脂肪。

(7)多食新鲜蔬菜、水果，特别是深色叶类蔬菜及胡萝卜和番茄。

(8)不吃发霉食品。

(9)少吃盐及腌制食品，不吃熏、烤、炸、烧和过烫的食物。

(10)保护环境卫生，减少室内外空气污染。

4. 饮食预防癌症　饮食结构要合理，食物品种要丰富，保持身体抵抗力。

(1)增加新鲜素食：新鲜素食中所含的致癌物质较少，而且含有大量的维生素C，能够抑制致癌物质的形成。

(2)低脂肪食物：超出生理需要的高脂肪食物是诱发癌症的原因之一，要尽量避免食用。

(3)少食腌菜:腌菜中所含的致癌物质高,维生素C却很少,对于人体不仅没有保护作用,还会让致癌物质更多地出现在人体中。

(4)少熏制食物:熏制食物同样会产生致癌物质,还可以使食物中原本安全的物质变成致癌物。

(5)少烧烤、煎炸的食物:这类食物会在制作的过程中产生致癌物质,毒性甚至超过黄曲霉素。

(6)禁变质食物:发霉变质的食物中含有许多毒素,这些毒素具有强烈的致癌性,比较突出的是黄曲霉素。因此,变质食物一定要丢掉,不能够入口。

(7)多富含维生素食物:如维生素A、维生素$B_2$、维生素C、维生素E等,这些维生素都具有防癌的作用。含有这些维生素的食物主要有动物肝脏、蛋黄、鱼肝油、奶汁、胡萝卜、玉米、绿叶蔬菜、酵母、植物油等。

(8)多含碘食物:碘对于预防癌症效果显著,海产品中所含的碘较丰富,多吃些海产品对于预防癌症有很好的效果。

(9)不吃过冷、过热食物:过冷、过热食物会对食道管和胃造成刺激。

(10)少用刺激性的调味品:刺激性的调味品都有致癌的可能性,要尽量少用。

(11)不过度节食:防止造成营养不良,降低身体的抵抗力。

(12)多吃蔬菜:空腹时更利于蔬菜中的养分迅速到达血液,有助于营养物质的吸收。因此在饭前吃些蔬菜对于预防癌症更有效。应多吃绿、红、橙色蔬菜。颜色越绿的蔬菜,抗氧化剂含量就越高,防癌作用就越好。色彩艳丽的蔬菜具有很强的防癌作用,比如红心萝卜、青萝卜、胡萝卜、黄瓜等。

目前认为,西红柿、梨、柑橘、大豆、鸡肉、低脂奶具有很强的抗癌性。

## 三、远离心脑血管疾病

心脑血管疾病是危害人类健康的严重疾病,是造成死亡的主要原因之一。其病因复杂,但多与营养因素关系密切,如高血压和低血压,动脉粥样硬化和冠心病等,因此合理的膳食已成为防治这些疾病的重要措施之一。

心脑血管疾病中脑卒中、冠心病是导致死亡的主要疾病,而高血压是这两种疾病发生的基础。

**(一)发病原因**

1. **遗传因素**  高血压、冠心病、脑卒中的发病与遗传因素有密切关系,据调查这类疾病的发生有明显的家庭聚集性。父母一人有高血压者,子女28%血压高;父母双方均患高血压,子女40%患有高血压;有冠心病、脑卒中家族史者,这两种疾病发生率显著高于无家族史者。

2. 疾病因素　机体患其他疾病可促进心脑血管病的发生。糖尿病患者有较高的比例伴发冠心病,与糖尿病患者由于脂类代谢紊乱,导致动脉粥样硬化有关。糖尿病患者发生脑卒中是非糖尿病患者的 2～4 倍,较多见的是脑血栓形成。

肥胖对人体各个系统均有可能产生有害的影响,但以心血管受损最为常见。肥胖者伴发心脑血管疾病的比例各地报道结果不同,但均显著高于正常体重人群。

高血压和冠心病是心身疾病之一,它的发生与精神心理因素有关。长期暴露于有害心理环境下,可导致持续性高血压。焦虑、愤怒或悲伤等情绪反应,增加心血管病的易感性。剧烈精神创伤、过度兴奋是脑卒中、心力衰竭的诱因。高血压患者中 A 型性格者显著多于非 A 型性格者。

A 型性格(性情急躁、进取心和竞争性强,对工作专心,不善于放松休息,能强制自己为成就而奋斗)是冠心病的危险因素之一,不仅与冠心病的发病有关,并影响其复发频度、冠状动脉硬化程度及心肌梗死的病死率。

3. 地理环境因素　寒冷对心脑血管疾病有一定影响。如日本脑血管意外发生最多的是农民,主要发生于冬季,且厕所在室外的居民中。高血压冬季多发,我国的地区分布也说明这一问题。

钙、镁、钾、氯、硒、铬、锰、锌、钒等可能有利于脂质和糖的代谢,而铅、镉、钴等可能促进动脉粥样硬化。有研究显示,加拿大纽芬兰省某城市中饮用软水的人群中心脑血管疾病死亡率高于饮用硬水人群,分析原因为软水中有碳酸钙成分。

4. 生活方式与行为

(1)吸烟、饮酒:人群研究说明,血压水平与酒精的消耗呈正相关。饮酒使血压上升可能为肾上腺皮质激素及儿茶酚胺水平上升所致。大多数人戒酒后血压降到正常,重新饮酒后又回升。大量饮酒可使高血压和脑卒中发生率增加。酒精引起的血液凝固时间缩短,可促进血栓形成。烟中的尼古丁与一氧化碳产生协同作用,使机体氧需要量进一步增加,血压升高,加重高血压的发展和心脑血管并发症的发生。

吸烟为冠心病的危险因素,吸烟者的冠心病发病率比不吸烟者高 2 倍以上,发生心肌梗死的危险高 3～4 倍。由吸烟引起冠心病的危险在戒烟一年后可减少90%。随着吸烟量增加,冠心病的危险性也增加,并且发病年龄也提早。

(2)饮食习惯:高盐、高脂、高胆固醇、高热量饮食。

(3)体力锻炼:适当的体力活动与血压呈负相关。锻炼引起血浆胰岛素水平下降,并可降低血浆中肾上腺素和去甲肾上腺素浓度,使外周阻力下降,从而使血压下降。

5. 环境因素　现代化城市和生产环境,如精神紧张、忧虑、时间紧迫感、噪声等均为血压升高的因素,使冠心病发病率增加。冠心病男性多发认为可能与男性的社会活动多有关。

另外有报道,服用避孕药的妇女高血压与心肌梗死发病率增加。

心脑血管疾病是发病原因较为复杂的疾病,往往是多种因素共同作用的结果。

**(二)饮食对心脑血管疾病的影响**

1. 钠和钾的影响　人体内缺钾或吃太多的盐,都会使钾随尿液流失而产生钾不足的现象,并产生高血压。另外,摄入盐过多的时候,钠就多,钠多血液中的水分就多,水一多血压就会升高。食盐摄入量与血压水平之间有着正相关关系。钠盐摄入量过多的地区,血压随年龄增加而上升。每天摄入 3 克以下食盐地区的居民,几乎不显出血压随年龄而上升的趋势。

钾是许多饮食因素中抵消钠升压作用的主要元素。钙在体内含量过低,可使血压升高。充足的钙和维生素 D 会增加盐自尿中排出。多补充胆碱、泛酸、维生素 $B_2$ 和维生素 C,每餐吃 1 克或 2 克氯化钾,也可以减少或预防盐过高引起的高血压。

2. 高脂、高胆固醇饮食　血脂尤其血浆胆固醇是构成动脉粥样硬化的主要成分。饮食中动物脂肪过多,饱和脂肪酸过多,易发生胆固醇血症。血中胆固醇过高,可提高低密度脂蛋白对高密度脂蛋白的比例。而低密度脂蛋白有利于胆固醇沉积在血管壁,引起动脉粥样硬化,高密度脂蛋白则具有对抗作用。

鱼脂肪酸中的 Omega-3 含多种不饱和脂肪酸,可干扰血小板功能和预防动脉粥样硬化斑块的形成,有助于预防冠心病。

3. 高热量饮食　肥胖除与遗传因素有关外,与膳食中总热量高有密切关系。许多资料表明,肥胖与高血压、脑卒中有联系。我国和日本高血压患者脑卒中发生率较高,除盐以外,可能与饮食中蛋白质含量低有关。

垃圾食品里面充沛的热量没有被身体迅速代谢的时候,这些热量就会迅速地转变成血脂、胆固醇,大量的血脂、胆固醇吸附在血管壁上,血管管径由大变小,失去弹性而失去了调节血压的功能。当血管变窄,血流量减少时,身体没有办法得到足够的氧气供应,二氧化碳的堆积也会增加,它会刺激脑下垂体分泌激素来加速心率,由此导致血压升高。正常的血管会配合心脏来调控血压,在血压太高时会扩张把血压降下来,但血管壁里面塞满了血脂、胆固醇,血管没有办法扩张。

**(三)心脑血管疾病的防治**

高血压本身是最常见、最重要的心血管病,又是其他心脑血管病的危险因素。降低人群血压水平,对预防心脑血管疾病具有重要意义。因此,对心脑血管疾病的防治主要是抓好高血压的防治。

1. 第一级预防　即控制或减少致病的危险因素,可分群体策略和高危人群策略。降低发病率及消灭疾病,是主要的预防方针。不能忽视儿童、青少年高血压的问题,防治工作要抓早。

为了控制高血压,对全体居民应采取控制高血压发生危险因素的措施,如控制体重、限制盐摄入量、控制饮酒、戒烟、改善饮食结构、消除不良社会心理因素,加强体育锻炼、开展健康教育等。

2. 第二级预防　早期发现高血压早期治疗,注意脑卒中的预防,是二级预防的重要任务。避免复发和防止病情发展。对高血压患者进行分级管理。提高复查率和坚持服药是二级预防的关键。

二级预防的基本措施是定期体检,早期发现患者,对那些体重超重和紧张作业人群应作为高危人群加以注意。

3. 第三级预防　积极治疗,预防并发症,进行心理康复、功能康复等,并进行定期随访。

总之,要采取综合防治,并以高危人群为重点。

**(四)饮食防治原则**

1. 控制能量的摄入　提倡吃复合糖类如玉米淀粉,少吃葡萄糖、果糖及蔗糖,其属于单糖,易引起血脂升高。

2. 限制脂肪的摄入　烹调时选用植物油,可多吃海鱼,海鱼含有不饱和脂肪酸能使胆固醇氧化,从而降低血浆胆固醇,还可延长血小板的凝聚,抑制血栓形成,防止中风;还含有较多的亚油酸,对增加微血管的弹性,防止血管破裂等高血压并发症有一定的作用。

3. 适量摄入蛋白质　高血压患者每日摄入蛋白质的量以每公斤体重1克为宜,每周吃2～3次鱼类蛋白质,可改善血管弹性和通透性,增加尿钠排出从而降低血压。如高血压合并肾功能不全时应限制蛋白质的摄入。

4. 多吃钾钙丰富的食品　如土豆、茄子、海带、莴笋、牛奶、酸牛奶、虾皮等含钙高的食品。少吃肉汤类,因为肉汤中含氮浸出物高,能够促进体内尿酸增加,加重心、肝、肾的负担。

5. 限制盐的摄入量　每日应逐渐减至6克以下,包括烹调用盐及其他食物中所含钠折合成食盐的总量。

6. 多吃新鲜蔬菜水果　每天吃新鲜蔬菜不少于8两,水果不少于2～4两。

7. 适当增加海产品摄入　如海带、紫菜、海鱼等。鱼肉富含甲硫氨酸、赖氨酸、脯氨酸及牛黄氨酸等,有改善血管弹性、顺应性及促进钠盐排泄的作用。另外,多数鱼类含有不饱和脂肪酸,对预防心脑血管疾病具有一定效果。牡蛎、鲜贝、虾皮、海虾等,也可增加冠状动脉血流量,减少心肌的损伤。此外,鱼油富含多不饱和脂肪酸,有保护血管内皮细胞、减少脂质沉积的功能。海带性凉,含有较多的碘、铁、钙、蛋白质、淀粉、矿物质,有补血润肺、降血压的作用。碘可以减少胆固醇在动脉壁上沉积,有防止动脉硬化的功效。含碘食物包括海带、紫菜、海蜇、虾皮、海米等。

8. 多吃富含精氨酸的食物　富含精氨酸的食物如海参、泥鳅、鳝鱼及芝麻、山药、银杏、豆腐皮、葵花子等,有助于调节血管张力,抑制血小板聚集,减少血管损伤。

9. 多吃天然抗凝食物　若膳食中缺乏叶酸,会使血中半胱氨酸水平升高,易损伤血管内皮细胞、促进粥样硬化斑块形成。中老年人尤其是心血管患者,应注意多摄食富含叶酸的食物,如红苋菜、菠菜、龙须菜、芦笋、豆类、酵母及苹果、柑橘等。黑木耳能够抑制血小板聚集、防止血栓的形成。大蒜、洋葱、青葱、茼蒿、香菇、龙须菜及草莓、菠萝、橘子、红葡萄等也有一定的抗凝作用。

10. 建立良好的饮食习惯　限制高胆固醇食物如动物脂肪、动物内脏、软体类、贝壳类的过多摄入,补充优质蛋白,多吃茄子、洋葱、山楂、番茄、豆制品、玉米、核桃和牛奶等。饮食结构应合理调配比例为:蛋白质 15％,脂肪 20％,碳水化合物(糖类)65％。

## 四、远离糖尿病

糖尿病是一种以高血糖为共同特征的常见的内分泌代谢疾病,是由胰岛素绝对或相对不足引起的。主要临床症状为多尿、多饮、多食、消瘦(三多一少)。糖尿病的发病原因与饮食有着密切的关系。

### (一)发病原因

1. 遗传　糖尿病具有明显遗传易感性(尤其是临床上最常见的 2 型糖尿病)。家系研究发现,有糖尿病阳性家族史的人群,其糖尿病患病率显著高于家族史阴性人群。父母都有糖尿病者,其子女患糖尿病的几率是普通人的 15～20 倍。而且现在我国儿童糖尿病患者已占全部糖尿病患者人数的 5％,并且每年以 10％ 的速度上升。

2. 病毒感染　幼年型糖尿病与风疹病毒、腮腺炎病毒、柯萨奇病毒等感染有关。

3. 某些药物影响碳水化合物代谢

4. 饮食结构　高碳水化合物、高脂肪、精制蔗糖及缺乏纤维素等食品均有利于糖尿病的发生。目前,一致认为糖尿病是富贵病,是"吃"出来的疾病。在20世纪60年代至70年代,我国人民的主粮按计划分配,鸡鱼肉蛋凭证供应,当时糖尿病的发生率极低。改革开放以后,人民的生活水平不断提高,主粮和副食品都很丰富,不合理的饮食结构导致人们营养过剩,内分泌功能失调,严重诱发了糖尿病。

**5. 肥胖**　重要诱因。

**6. 体力劳动少**　脑力劳动者高发,城市发病率高于农村,农民、矿工及重体力劳动者发病率较低。糖尿病是"闲"出来的疾病。运动量不足不仅降低机体的抗病能力,还会减慢细胞内葡萄糖的转运,降低肌肉葡萄糖的氧化和利用率,以及机体对胰岛素的敏感度。因此,闲逸也是诱发糖尿病的重要因素之一。

近年来,国内外学者研究发现,不良的精神刺激可以严重扰乱机体的内分泌功能,由此,情绪和精神因素也是糖尿病的重要诱因。如今,现代社会生活节奏加快,竞争激烈,若当事人缺乏足够的心理承受能力,则很容易因内分泌功能失调而导致糖尿病的发生。

糖尿病是原因较为复杂的疾病,一般认为具有遗传易感性的人加上肥胖、饮食过于精制、体力活动少等而发生2型糖尿病;而病毒感染则易发1型糖尿病。

**(二)饮食对糖尿病的影响**

**1. 能量过剩**　能量过剩引起的肥胖是糖尿病的主要诱发因素之一。肥胖者多有内分泌紊乱,如血清胰岛素水平升高,脂肪、肌肉及肝细胞内胰岛素受体数目减少,亲和力下降,从而导致胰岛素抵抗,最终引起碳水化合物代谢障碍而发生糖尿病。

一般随着体重的下降,葡萄糖耐量可以得到改善,并可使胰岛素抵抗减轻。

糖尿病发生的重要原因是饮食没有规律,既没有定时也没有定量。

**2. 碳水化合物**　当一次进食大量碳水化合物时,血清葡萄糖浓度迅速上升,胰岛素分泌增加,促进葡萄糖的氧化分解,从而维持血糖浓度的相对平衡。多余的葡萄糖以糖原的形式储存或转化为脂肪。当血糖水平长期处于较高状态而需要更多胰岛素,或伴有肥胖等导致机体对胰岛素不敏感时,机体则需要分泌大量的胰岛素以维持血糖的正常水平,由此加重了胰腺的负担,使胰腺因过度刺激而出现病理变化和功能障碍,导致胰岛素分泌的绝对或相对不足,最终出现糖尿病。除摄取量外,碳水化合物的分子量、种类也可以影响糖尿病发病。通常认为,单糖类和双糖类较多糖类(分子量相对较大)更易通过肠道上皮细胞进入血液,餐后血糖值的升高也较为迅速,对胰腺的刺激较大。不同结构的多糖类碳水化合物引起的血糖反应也不相同,以淀粉为例,直链淀粉引起的血糖反应较支链淀粉作用慢。

3. 脂肪　膳食中多余的脂肪均以甘油三酯的形式储存于脂肪细胞中,可以引起肥胖进而出现糖尿病。膳食脂肪水解产生的脂肪酸主要在骨骼肌内被利用,它与葡萄糖的利用存在一定程度的竞争作用。如果游离脂肪酸的浓度较高,肌肉摄取脂肪酸进行氧化供能的作用则增强,从而使葡萄糖的利用减少,出现胰岛素抵抗,这是糖尿病发病的主要原因。肥胖者体内脂肪酸生成量较非肥胖者多,血浆游离脂肪酸水平也较高,故发生糖尿病的概率也较高,且多在年轻时发病。

4. 蛋白质　目前,还无证据表明膳食蛋白质含量与糖尿病发病有直接关系,但蛋白质代谢与碳水化合物和脂肪代谢密切相关。当碳水化合物和脂肪代谢出现紊乱时,蛋白质的代谢也必然处于不平衡状态,同样可以引起胰岛素分泌量的变化,促进糖尿病发生。

5. 矿物质和维生素　目前,没有关于矿物质和维生素对糖尿病的确切相关报道。

**(三)糖尿病预防**

1. 合理的饮食习惯　不要喝碳酸饮料,少吃脂肪较高的食品,多吃素菜,从而防止肥胖;限制糖、水果、蜂蜜、巧克力等甜食;少食含胆固醇高的食物,如动物肝脏、全脂牛奶、蛋黄等;少食刺激性食物,限制动物脂肪摄入,食盐的量也应控制在适当范围内,每天不超过 6 克。不可暴饮暴食,生活有规律,多吃蔬菜,尽可能不在短时间内吃含葡萄糖、蔗糖量大的食品;多食纤维素含量多的食物,如玉米、黄豆、燕麦、荞麦等粗粮,适当进食水果,补充必需的氨基酸及维生素,以维持身体所需。

2. 体育锻炼　参加适当的活动,如体操、打拳、打球等活动;老年人以散步为宜,忌参加剧烈性运动,肥胖者应控制体重。

3. 戒烟戒酒

4. 不滥用抗生素　因为有些病毒感染和过量抗生素会诱发糖尿病。避免或少用对糖代谢不利的药物。

5. 保持心情舒畅,情绪稳定　多参加集体娱乐活动,生活有规律,不熬夜,保证充足的睡眠,避免疲劳过度致病。性生活有规律,防止感染性疾病。

6. 定期体检　中老年人要定期去医院检查,更好地防治糖尿病。

**(四)饮食原则**

"管住嘴,迈开腿",这已经是医学专家们对预防糖尿病的共识。膳食中应避免高碳水化合物、高脂肪等不平衡膳食,养成科学合理的饮食习惯。

1. 总量控制，吃饭七分饱　合理控制总能量摄入是糖尿病营养治疗的首要原则。体重是评价能量摄入量是否合适的基础指标，最好定期测量（每周 1 次），并根据体重的变化及时调整能量供给量。肥胖者应逐渐减少能量摄入，消瘦者则适当增加，以维持体重达到或略低于理想体重。

2. 合理搭配，品种多样　高膳食纤维、低脂、低糖、低盐；以植物性食品为主，严格限制脂肪、烟、酒及含糖饮料。

高膳食纤维食物如荞麦、燕麦、豆类、蔬菜、谷物类；补充蛋白质尽量选择瘦肉、鱼类、蛋、牛奶等；炒菜少放油，尽量不要加糖，盐每人每天控制在 6 克左右。

应适当限制脂肪的摄入量，尤其是饱和脂肪酸不宜过多，一般成人患者每日摄入脂肪量为 45～55 克。胆固醇摄入量每日低于 300 毫克，同时患高脂血症者每日低于 200 毫克。因此，糖尿病患者应避免进食富含胆固醇的食物，如动物脑和肝、肾、肠等动物内脏，还有如鱼子、虾籽、蛋黄等。

3. 饮食规律，少吃零食　一般将一天的饮食分成 5 份，早、中、晚各吃 1 份、2 份、2 份，定时定量。有条件者可少食多餐，在早饭和午饭之间、午饭和晚饭之间、睡前安排少量进食，既保证吸收，又减轻胰岛的负担。

4. 健康烹饪，拒绝煎炸　多用水煮、清蒸、凉拌、煨、炖的方法，尽量少用油煎、油炸、红烧、爆炒等耗油多的方法，不用糖醋、糖腌、盐腌、烟熏等方法。

# 五、提高免疫力

免疫力是人体自身的防御机制，是人体识别和消灭外来侵入的任何异物（病毒、细菌等），处理衰老、损伤、死亡、变性的自身细胞及识别和处理体内突变细胞和病毒感染的能力。现代免疫学认为，免疫力是人体识别和排除"异己"的生理反应。人体内执行这一功能的是免疫系统。

人的免疫力犹如一道天然屏障，而营养与免疫是紧密相连的。有些食物能够协助刺激免疫系统，增强免疫能力。如果缺乏这些重要营养素成分，将会严重影响身体的免疫功能。

## （一）营养与免疫力

1. 蛋白质与免疫功能　蛋白质是机体免疫防御体系的"建筑原材料"，人体的各免疫器官及血清中参与体液免疫的抗体、补体等重要活性物质（即可以抵御外来微生物及其他有害物质入侵的免疫分子）都主要由蛋白质参与构成。当人体出现蛋白质营养不良时，免疫器官（如胸腺、肝脏、脾脏等）的组织结构和功能均会受到不同程度的影响，特别是免疫器官和免疫细胞受损会更为严重。

肌酸是爆发性用力动作的能量来源。它可以再造 ATP（三磷腺苷），并使肌纤维保持水分,达到肌肉增加的目的。谷氨酰胺为免疫系统提供能量。亮氨酸可增加肌肉,减少脂肪,并为人体提供营养,与人体免疫力有关。

2. 维生素与免疫功能

(1)维生素 A:一些研究结果表明,维生素 A 从多方面影响机体免疫系统的功能,包括对皮肤/黏膜局部免疫力的增强、提高机体细胞免疫的反应性及促进机体对细菌、病毒、寄生虫等病原微生物产生特异性的抗体。

(2)维生素 C:是人体免疫系统所必需的物质,它可以提高具有吞噬功能的白细胞的活性;参与机体免疫活性物质(即抗体)的合成过程;可以促进体内产生干扰素(一种能够干扰病毒复制的活性物质),因而被认为有抗病毒的作用。

(3)维生素 E:是一种重要的抗氧化剂,同时也是有效的免疫调节剂,能够促进机体免疫器官的发育和免疫细胞的分化,提高机体细胞免疫和体液免疫的功能。维生素 E 也能维持白细胞的恒定,防止白细胞膜发生过氧化反应。

(4)维生素 $B_6$:核酸和蛋白质的合成及细胞的增殖都需要维生素 $B_6$,缺乏时,会引起免疫系统的退化。

(5)β-胡萝卜素:缺乏时,会严重减弱身体对病菌的抵抗力。

番茄红素有增强免疫系统潜力的作用。研究表明,免疫功能受损者补充胡萝卜素是有益的,老年人补充胡萝卜素可增强 NK 细胞(自然杀伤细胞)的活性。

迄今为止,已进行了很多关于类胡萝卜素对免疫系统刺激作用干预性研究,其结果均表明类胡萝卜素对免疫功能有调节作用,叶黄素更是其中的代表。类胡萝卜素具有很强的抗氧化作用,可以增加特异淋巴细胞亚群的数量,增强吞噬细胞的活性,刺激各种缓解因子的生成。动物实验证明,叶黄素对细胞免疫和体液免疫均有影响,主要分布于肝和脾。

3. 微量元素与免疫功能

(1)铁:铁作为人体必需的微量元素对机体免疫器官的发育、免疫细胞的形成及细胞免疫中免疫细胞的杀伤力均有影响。铁是较易缺乏的营养素,多见于儿童和孕妇、乳母等人群。婴幼儿的免疫系统发育尚不完善,很易感染疾病,预防铁缺乏对这一人群有着十分重要的意义。

(2)锌:锌是在免疫功能方面被关注和研究最多的元素,它的缺乏对免疫系统的影响十分迅速和明显,且涉及的范围比较广泛,包括免疫器官的功能、细胞免疫、体液免疫等多方面,所以应该注重对锌的摄取,维持机体免疫系统的正常发育和功能。

(3)铜:缺乏可能通过影响免疫活性细胞的铜依赖性酶而介导其免疫抑制作用。如超氧化物歧化酶催化超氧化自由基的歧化反应,防止毒性超氧化自由基堆积,从而减少自由基对生物膜的损伤。超氧化物歧化酶在吞噬细胞杀伤病原性微生物过程中也起重要作用。铜缺乏影响网状内皮系统对感染的免疫应答,吞噬细胞的抗菌活性减弱,机体对许多病原微生物易感性增强,胸腺素和白介素分泌物减少,淋巴细胞增殖及抗体合成受抑,NK 细胞活性降低。已证实铜能作用于淋巴 BR 细胞、巨噬细胞和中性粒细胞。缺铜性疾病导致 T 细胞功能障碍;缺铜小鼠胸腺萎缩,脾大。

(4)硒:硒具有明显的免疫增强作用,可选择性调节某些淋巴细胞亚群产生、诱导免疫活性细胞合成和分泌细胞因子。补硒能增强小鼠对移植物的排斥反应,促进 T 淋巴细胞对有丝分裂原或特异性抗原刺激的反应性。缺硒可抑制机体免疫应答反应,影响细胞毒性 T 淋巴细胞的活性。

**(二)提高免疫力的方法**

1. **睡眠好**　加拿大多伦多睡眠及生理节奏学中心睡眠失调研究所的研究表明,人进入睡眠状态后,各种有益于增强免疫功能的作用过程便随即开始。如果每日睡眠少于 7～8 小时,患病的概率就增加。因为长期睡眠不足会给机体造成损害,包括思考能力减退、警觉力和判断力下降、免疫功能低下。

2. **交朋友**　有研究显示,良好的社交和融洽的同事友情能降低感冒的发生概率,而且能够有助于激活自然杀伤细胞,这些细胞专门"捕捉"和"破坏"肿瘤细胞及已经被病毒侵入的细胞,因而有利于抗肿瘤、抗病毒感染和增强免疫调节。和朋友聊天,或倾诉心事可以令人心情愉快,使身体减少分泌一种会对免疫系统产生抑制作用的激素。

3. **多运动**　经常性的中等强度的运动能增强机体免疫系统的功能,因为体育运动能缓和情绪,减轻压力。中年人可在周末时出门郊游,有慢性病的老年人要避免心脏负担过重,可选择在早晨或饭后进行慢走,然后再渐渐过渡到快走。

4. **避烈日**　加拿大温哥华妇女儿童健康研究中心的报告说,太阳光中的紫外线 A 和紫外线 B 可能损害免疫功能,因为这两种射线会杀死 T 细胞,也会杀死皮肤上启动免疫功能的细胞。

5. **性生活**　有研究发现,每星期有一至两次性生活,体内免疫球蛋白 A 的量可能增加。免疫球蛋白 A 是一种抗病毒抗体,由 B 细胞产生。

6. **多喝水**　缺水会削弱抵抗力。水能使鼻腔和口腔内的黏膜保持湿润;多喝水还能让人感觉清新,充满活力。研究证明,白开水对人体的新陈代谢有着十分理想的生理活性作用。水很容易透过细胞膜而被身体吸收,使人体器官中的乳酸脱氢酶活力增强,从而有效地提高人体的抗病能力和免疫能力。特别是晨起的第一杯凉开水,尤为重要。

7. 常大笑　研究发现,开怀大笑也许有助于增强免疫力。因为大笑可使皮质醇减少,而皮质醇会抑制免疫功能。痛苦的情绪总是与生气和悲伤相伴,影响机体的健康。而一个带动腹肌的大笑却会增加自然杀伤细胞的活力。

8. 会放松　紧张会促使肾上腺皮质激素的分泌,导致免疫反馈失调。有些人在考试前、应征前常易患诸如感冒等疾病,这是因为紧张所诱发的焦虑限制了免疫细胞的作用。免疫系统也受情绪和感受的制约,消极、情绪化、紧张过敏的人往往免疫系统比较脆弱。

9. 听音乐　听音乐而且听自己喜欢的音乐,有利提升免疫力,关键是要沉浸在能安抚自己身心的旋律和节奏里。加州大学教育系的一项研究发现,若倾情投入地唱歌,唾液中免疫球蛋白A的数量也会显著增加。

10. 情绪乐观　一个人的免疫力与情绪有很大关系。研究发现,敌视、悲痛、失落、忧愁等消极情绪都能导致人体免疫力下降,而开朗活泼的性格、愉快的情绪则会提升人体免疫力。因为精神愉快与悲伤苦恼可产生两种不同的生化过程,悲伤忧愁会使机体激素分泌发生变化,引起生理功能紊乱,减弱机体的免疫力。

11. 营养补充　蛋白质是机体免疫防御功能的物质基础,日常应适当多吃些含蛋白质丰富的食物,如瘦肉、奶类、鱼虾类和豆类食物。维生素C能抑制膳食中有致癌作用的亚硝胺的合成,以及促进抗体形成,增强机体的抵抗能力。草莓、西红柿、黄瓜等含有大量维生素C。维生素A对呼吸道及胃肠道黏膜有保护作用,多吃胡萝卜可增强免疫力。

动物肝脏富含多种有助于促进免疫功能的物质,例如叶酸、硒、锌、镁、铁、铜及维生素$B_6$、维生素$B_{12}$等。麦麸中含有可增强免疫功能的镁、锌、硒,可在食品中掺入麦麸。海鲜中也含有铁、锌、镁、硒、铜等有助促进免疫功能的矿物质。

**(三)免疫力低下的饮食调理**

日常饮食调理是提高人体免疫力的最理想方法。

1. 多喝酸奶　坚持均衡饮食,如果出现酗酒、精神紧张或饮食不平衡等情况,会使抗病能力削弱。要纠正这种失衡,必须依靠养生细菌,酸奶中就含有这类细菌。

2. 补充维生素　维生素C是免疫机制的必需物质。许多人冬季依靠维生素C预防感冒。维生素A可保证皮肤和黏膜的完好无损。维生素E可提高身体抵抗细菌和病毒侵袭的能力。此外,注意补充B族维生素。

3. 多吃海鲜　海鲜中含有丰富的铁、锌、镁、硒、铜等,经常食用能促进免疫功能。海鲜中含有精氨酸,有助于增强免疫力。

4. 经常喝茶 科学家发现,茶叶中含有一种叫茶氨酸的化学物质,能调动人体的免疫细胞去抵御细菌、真菌和病毒,因此,常喝茶可以使人体抵御感染的能力提高 5 倍以上。

5. 饮点红酒 大部分酒精饮料会对人体的免疫系统起到抑制作用,但红酒恰恰相反,它含有的一些抗氧化物质对增强免疫功能很有好处,而且还有利于保护心脏。

6. 吃些肝脏 动物肝脏含有叶酸、硒、锌、镁、铁、铜,以及维生素 $B_6$、维生素 $B_{12}$ 等,这些物质有助于促进免疫功能。

7. 少吃甜食 吃过多的甜食和糖类会削弱免疫机制对病毒和细菌的反应。糖可促进皮质醇分泌,而皮质醇则是抑制免疫机制的激素。

8. 不要吸烟 吸烟会向身体输送一些有害的物质,破坏维生素 C,而维生素 C 是身体最重要的一种抗氧化剂。

9. 常食卷心菜 这类蔬菜富含维生素 C 等抗氧化剂,能提高身体的免疫力,同时还有助于预防癌症。

10. 食用优质油脂 保证身体对必需脂肪酸的需要。人体自身不能制造必需脂肪酸,因此应在饮食中为身体提供富含必需脂肪酸的优质油脂。脂肪酸能保护细胞,帮助细胞同外界进行物质交换。植物油和鱼油是优质油脂。每天食用 10 克优质油脂就能保证身体对必需脂肪酸的需要。

11. 补锌、铁 补锌一方面可以促进白细胞的繁殖,另一方面可以抑制病毒的生长和侵入。海产品中富含锌,以贝壳类居首位。铁可以增强免疫力,但铁质摄取过量对身体无益,应适当补充。

# 第5章 饮出健康

## 一、学会喝水

### (一)几种水不能喝

1．"老化水"　原本只听说过隔夜茶不能喝,现在隔夜水也不能喝吗?"老化水"指的是贮存时间长的水。这种水俗称"死水",其中的有害物质,会随着水的贮存时间的延长而增加。但这种说法并不科学。当然,摆放时间久的水,可能受到环境、空气乃至容器的污染,影响会大一些,相对来说,没有新煮开的水干净。片面地理解为"过夜水"不能喝,有点"过"了。

2．"千滚水"　久饮千滚水,会干扰人的胃肠功能,造成机体缺氧。"千滚",能产生亚硝酸盐等致癌物质。反复烧开后,会在水箱内形成水垢,与水箱的金属内胆发生化学反应,容易在水中产生有害物质。另外,千滚水的分子团变大,不仅无法吸收,而且容易影响人体的代谢功能。

3．"蒸锅水"　经过多次反复使用的蒸锅水,其中原有的重金属和亚硝酸盐会浓缩,含量增高。重金属过多危害人体,而亚硝酸盐能使血液中正常携氧的低铁血红蛋白氧化成高铁血红蛋白,失去携氧能力。此外,亚硝酸盐进入胃中可能生成亚硝胺,亚硝胺是一种致癌物质。

4．不开的水　日常饮用的自来水,都是经过氯化消毒灭菌处理过的。而经过氯处理过的水中,可分离出有害物质,当水没有煮沸的时候,这些有害物质不能消除。有一份医学报告指出,饮用未煮沸的水,患膀胱癌、直肠癌的可能性增加 21％～38％。但当水温达到 100℃时,这些有害物质会随蒸气蒸发而大大减少,如继续沸腾 3 分钟,则饮用安全。因此,在喝水的时候一定要烧开再喝。

5．重新煮开的水　对于这种说法,目前并没有实验论证确定重新煮开的水对人体有害。但是如果重复多次煮开,变"千滚水"的性质就不好了。而且从卫生角度来说,还是喝新鲜的开水对人体最好。

很多单位用桶装的纯净水,然而,纯净水不能长期喝。因为纯净水在加工制作过程中,把有害物质过滤的同时,也去除了钾、钙、镁、铁、锌等人体所需的矿物元素,这种水没有任何营养。

**(二)别等口渴再喝水**

很多人只有口渴的时候才想到要喝水,口渴,提示体内缺水已颇为严重,这时再补充为时已晚。据调查研究,有经常饮水习惯的人,患便秘、尿路结石者明显少于不常饮水的人。而且,常喝水还对心肌梗死和中风等严重疾病有预防作用。最好养成定时饮水的习惯,建议每天至少喝四次水:早晨起床后喝一杯水,可冲淡变稠的血液,有利于润滑肠道,排出体内毒素;上午 10 点钟和下午 4 点钟左右各喝一次水,以补充上午和下午活动消耗的水分;晚上就寝前 1 小时喝一次水,以补充夜间睡眠消耗的水分。

**(三)补水注意**

大量出汗后如不及时补液,可导致机体电解质和酸碱平衡紊乱,引起脱水甚至中暑。出汗后应该补水。

1. *补水方式* 一般来说,如果出汗量不大,补充常见的饮料,如矿泉水、白开水、茶水、果汁、绿豆汤、牛奶、运动饮料等均可。如果出汗量大,则最好补充含有一定量电解质的运动饮料、盐水、菜汤等。出汗量大时不要单独狂饮白开水,以免引起低钠血症。

2. *补水剂量* 原则是失多少,补多少。那么,怎么知道丢失的水量呢? 一般根据出汗后体重的减少,大致可得知丢失的体液量,普通人也可以根据口渴的程度补充。补充体液都应该少量多次,即每次补充 100~200 毫升,不要暴饮。

3. *补水时间* 运动的前、中、后都应补液。人们常习惯于运动中或运动后补液,而往往忽视运动前补液。如果想保持最佳体能状态,就应该始终保持体液的平衡,不能出现脱水。所以要根据具体情况,在运动前、运动中和运动后补液。

4. *不同体质补水* 对于肥胖者,运动的目的之一是减体重,消耗体内多余的能量储备。因此不要补充含能量物质的饮品。如果出汗多,可补充含有电解质的无糖饮料。

高血压患者进行锻炼应避免大强度运动,防止血压的大幅度波动;如果出汗量较大,应补充钠离子浓度较低的饮料,以防止钠离子摄入过多对血压的负面影响。

糖尿病患者应进行有规律、时间较长的低强度运动,帮助控制血糖;如果出汗量较大,可补充低糖或无糖的饮料,避免血糖快速升高。

**(四)早上起床喝五种水有害健康**

1. *冰水* 很多人喜欢早上起来喝一杯冰水,特别是夏天的时候,其实这是很不科学的。喝冰水容易引起胃黏膜血管收缩,影响消化,刺激胃肠,使胃肠的蠕动加快,甚至引起肠痉挛,导致腹疼、腹泻。正常人喝冰水,尤其是带甜味的饮料,在空腹的情况下饮用后,容易引发胃病。

除此之外,冰水首先刺激喉咙,充血状态的血管就会骤然收缩,血液减少,潜藏于此的细菌就会乘虚而入,就可能导致嗓子痛、嗓子哑,或者发生感冒和咳嗽,对身体健康产生不良影响。

早上,过度喝冰水还会影响生殖系统的发育和生理功能。特别是一些少女,不管是否是月经期都喝冰水,喝冰水或冰冷的饮料会造成月经紊乱、痛经。

男生过度饮冰水也会影响精子发育。此外,冰水还会对咽喉、声带、呼吸系统等造成危害。

2. 饮料 早上起来的第一杯水最好不要喝市售的果汁、可乐、汽水、咖啡、牛奶等饮料。汽水和可乐等碳酸饮料中大都含有柠檬酸,在代谢过程中会加速钙的排泄,降低血液中钙的含量,长期饮用会导致缺钙。有些饮料有利于排尿作用,清晨饮用非但不能有效补充机体缺少的水分,还会增加身体对水分的要求,反而造成体内缺水。果汁、牛奶、咖啡不能提供清晨机体最需要的水分,还会使机体在缺水的状态下就让胃肠进行消化和吸收工作,不利于身体的健康。

3. 盐水 有人认为喝淡盐水有益于身体健康,于是晨起喝淡盐水。喝淡盐水有利于健康不假,这对于夏天出汗后补充水分是必要的,可对于晨起补充水分来说非但无益,还是一个危害健康的错误做法。

生理学的研究认为,人在整夜睡眠中未饮一滴水,然而呼吸、排汗、泌尿却在进行中,这些生理活动要消耗损失许多水分。早晨起床时,血液已成浓缩状态,此时如饮一定量的白开水可很快使血液得到稀释,纠正夜间的高渗性脱水;而喝盐开水反而会加重高渗性脱水,令人倍加口干。何况,早晨是人体血压升高的第一个高峰,喝盐开水会使血压更高,危害健康。

4. 久置的开水 开水久置以后,其中含氮的有机物会不断被分解成亚硝酸盐。尤其是存放过久的开水,难免有细菌污染,此时含氮有机物分解加速,亚硝酸盐的生成也就更多。饮用这样的水后亚硝酸盐与血红蛋白结合,会影响血液的运氧功能。

所以,在暖瓶里多日的开水、多次煮沸的残留水、放在炉灶上沸腾很久的水,其成分都已经发生变化而不能饮用了。应该喝一次烧开、不超过 24 小时的水。

此外,瓶装、桶装的各种纯净水、矿泉水也不宜存放过久。大瓶的或桶装的纯净水、矿泉水超过 3 天就不应该喝了。

5. 自来水 有人习惯早晨起来打开水龙头,接一杯自来水来喝,这是不对的。

停用一夜的水龙头及水管中的自来水是静止的,这些水与金属管壁及水龙头金属腔室会产生水化反应,形成金属污染水,并且自来水中残留的微生物也会繁殖起来,这种水含有大量对人体有害的物质,还可能藏着威胁人类健康的一种急性呼吸道传染病菌——军团菌。因此,清晨拧开水龙头,最初流出的自来水是不可饮用的死水,所以有这种习惯的人请马上纠正。

**(五)不能用热水送服的药物**

服药方法不对会影响药效,因此,服用方法除了要遵照医嘱外,还应注意,服药时用水的温度高低对一些药物的效果也有影响。有些药物不能用热水送服。

1. 消化酶制剂　如常用的胃蛋白酶合剂、复方淀粉酶口服溶液、胰蛋白酶、多酶片、酵母片(食母生)等,此类药中主要含蛋白酶、淀粉酶、脂肪酶。酶是一种活性蛋白质,遇热后易凝固变性,失去应有的催化作用,使消化功能大大降低。

2. 止咳糖浆　即将止咳药溶解在糖浆中。一方面,糖浆覆盖在发炎的咽部黏膜表面,形成一层保护性薄膜,能减轻黏膜的炎症反应,阻断刺激而缓解咳嗽;另一方面,止咳药吸收后直接发挥镇咳作用。若用热水冲服,会稀释糖浆而降低黏稠度,使黏附在黏膜上的糖浆减少,不能形成保护性薄膜,从而使止咳糖浆药效大打折扣。

3. 维生素 C　是水溶性制剂,很不稳定,遇热后易丧失活性。

4. 活菌制剂　常见的有复合乳酸菌胶囊、复方嗜酸乳杆菌片、双歧三联活菌胶囊、口服双歧杆菌活菌制剂等。这些药物中所含的活菌对温度比较敏感,热水可直接将其杀灭,从而失去治疗作用。

5. 胶囊型药物　如常见的伤风胶囊、诺氟沙星胶囊、头孢氨苄胶囊、鱼肝油丸、维生素 E 胶囊、藿香正气胶囊等。胶囊是由明胶制成的,易溶于胃酸,对人体无害。而装入胶囊的药物大都对胃黏膜和食管有刺激,或者易被消化液分解破坏,有的则是缓释胶囊,完整吞服后才能使药物剂量均衡释放,发挥最佳药效。热水送服会使胶囊快速溶化,胶囊皮极易粘在喉咙或食管里,从而减弱或失去胶囊剂应有的作用。

上述药物服用时,应该以温开水或凉开水为宜,尽量避免使用温度过高的水。

## 二、知 晓 茶 饮

**(一)茶的功效**

茶叶中富含茶酚、儿茶素、维生素 E、黄酮类等物质,经常喝茶有益健康。

1. 软化血管　茶水可使血管中血清胆固醇和纤维蛋白含量降低,从而降低血脂,软化血管。

2. 消炎　茶水有收敛、消炎等作用,能预防肠道传染病。

3. 解毒　茶水可分解烟草中的某些毒素,尤其能抑制尼古丁对人体的影响。

4. 抗病毒　茶水有抗菌、抗病毒、消毒等作用。对清洗小伤口、止血、止痛等作用相当明显。

5. 防龋齿　茶水漱口可防止龋齿,有利于口腔卫生。

6. 治疱疹　煮沸的茶水冷却后,涂在嘴唇疱疹处,嘴唇疱疹可逐渐消失。

7. 抗癌　茶有抑制癌细胞的生长和扩散作用,长期饮茶能降低食管癌、胃癌、肠癌等消化道肿瘤的发病率。

8. 明目　茶能明目之说,屡见于历代本草一类医集中。明代李时珍在《本草纲目》中写道:"茶苦味寒……最能降火,火为百病之源,火降则上清矣。"明代钱春年、顾元庆在《茶普》中对茶的功能做了较全面的论述,肯定茶能"明目益思"。

茶叶中有很多营养成分,特别是维生素 $B_1$、维生素 $B_2$、维生素 C 及维生素 A 等,都是维持眼生理功能不可缺少的物质。维生素 A 是维持眼内视网膜功能的主要成分之一,如缺乏,视网膜的生理功能就会受到障碍而出现夜盲;维生素 $B_1$ 是维持视神经生理功能的营养物质,一旦缺乏,可发生视神经炎而致视物模糊,眼睛干涩;维生素 $B_2$ 起着对人体细胞的氧化还原作用,又是保护眼部上皮组织的物质,缺乏可引起角膜混浊、眼干、视力减退;维生素 C 是眼内晶状体的营养素,摄取不足是导致白内障的因素之一。因此,经常饮茶对维持眼的视力、保持眼的健康有很好的作用。

9. 提神醒脑　茶叶的咖啡因能兴奋中枢神经系统,帮助人们振奋精神、增进思维、消除疲劳、提高工作效率。

10. 消滞、减肥　人体在新陈代谢过程中所产生的有毒物质,有很大一部分是从小便排出的,饮茶能利尿,毒素得以充分排出体外,从而使血液和脏腑的精气相对地纯净。

茶叶除内服外,还可外用治疗眼病。如绿茶 25 克水煎,澄清,用以洗眼,对睑缘炎(俗称烂眼边)和急性传染性结膜炎(俗称红眼病)等有一定的效果。

**(二)茶的"适应证"**

喝茶有治病防病的功效,但是不同的茶有不同的"适应证",每个人都应该对症选择适合自己饮用的品种。

1. 口干舌燥求乌龙　乌龙茶属半发酵茶,介于绿、红茶之间,色泽青褐,因此又得名"青茶"。在味道上,乌龙茶既有绿茶的清香和天然花香,又有红茶醇厚的滋味,不寒不热,温热适中,因此有润肤、润喉、生津、清除体内积热的作用,可以让机体适应自然环境的变化。冬季室内空气干燥,人们容易口干舌燥、嘴唇干裂,一杯乌龙茶可以缓解干燥。此外,乌龙茶对蛋白质及脂肪有较好的分解作用,能防止肝脏脂肪堆积。

2. 抑郁不妨品花茶　花茶包括茉莉花茶、玉兰花茶、桂花茶、玫瑰花茶等,是以绿茶为茶坯加入不同香花熏制而成。一般来说,花茶可以养肝利胆、强健四肢、疏通经脉。以茉莉花茶为例,可以清热解暑、健脾安神,对治疗痢疾和防止胃痛有良好效果。而金银花茶则可以清热解毒、提神解渴,并对咽喉肿痛等有较为理想的疗效,对预防流感效果亦佳。尤其是女性在更年期及经期前后容易心情抑郁、性情烦躁,不妨用喝花茶的方法来消解郁闷。

3. 上火帮忙找绿茶　冬天气候干燥,加上人们喜欢吃油腻、辛辣的食物,上火是常见的问题,其带来便秘、口舌生疮等症状,这个时候就可以求助于绿茶。绿茶是未发酵茶,性寒,可清热去火、生津止渴、消食化痰,对轻度胃溃疡还有加速愈合的作用,并且能降血脂、预防血管硬化。因此容易上火的、平常爱抽烟喝酒的,还有体形较胖的人都比较适合饮用绿茶,而肠胃虚寒的人则不宜饮用绿茶。

4. 预防流感喝红茶　冬天喝茶以红茶为上品。红茶甘温,可养人体阳气;红茶中含有丰富的蛋白质和糖,可生热暖腹,增强人体的抗寒能力,还可助消化、去油腻。

5. 美容护肤鲜花茶　常喝鲜花茶,可调节神经,促进新陈代谢,提高机体免疫力,其中许多鲜花可有效地淡化脸上的斑点,抑制脸上的暗疮,延缓皮肤衰老。不同的花茶功效也不同,比如玫瑰花茶具有减肥、降血压等功效;芦荟有清火去痘的作用;紫罗兰能保护支气管,适合吸烟过多者饮用。

鲜花茶最好是用透明精致的玻璃壶和玻璃小杯,用沸水冲泡,现泡现饮。由于花茶所具有的特殊功效,不少即饮的茶饮料中也添加了花茶成分。

6. 明目护眼菊花茶　菊花对眼睛疲劳、视物模糊有很好的疗效。除了涂抹眼睛可消除水肿之外,平常每天泡一杯菊花茶喝,能使眼睛疲劳的症状消退,如果每天喝三到四杯菊花茶,对恢复视力也有一定的帮助。

菊花的种类很多,小且颜色泛黄的菊花是上选。冬天热饮,夏天冰饮,菊花茶都是很好的饮料。

### (三)饮茶注意

1. 糖尿病患者　实验表明,饮茶可以有效地降低血糖,且有止渴、增强体力的功效。糖尿病患者一般宜饮绿茶,饮茶量可稍增多一些,一日内可泡饮数次,使茶叶的有效成分在体内保持足够的浓度。饮茶的同时,可以吃些南瓜,有增效作用。

2. 心血管疾病患者　对于心动过速的患者及心、肾功能减退的患者,一般不宜喝浓茶,只能饮用些淡茶,一次饮用量也不宜过多,以免加重心脏和肾脏的负担。

对于心动过缓、动脉粥样硬化和高血压初期的患者,可以经常饮用绿茶,对促进血液循环、降低胆固醇、增加毛细血管弹性、增强血液抗凝性有一定好处。

3. **神经衰弱者** 神经衰弱患者往往害怕饮茶,认为饮茶后,刺激神经,可能更加睡不着觉。实际上,从辨证施治的观点来看,要使夜晚能睡得香,必须在白天设法使其达到精神振奋。因此,神经衰弱者在白天上、下午各饮一次茶,可以上午饮花茶,下午饮绿茶,达到振作精神的目的,到了夜晚不要再喝茶,争取早点休息。

4. **孕妇、儿童** 一般都不宜喝浓茶,因过浓的茶水中过量的咖啡因会使孕妇心动过速,对胎儿也会带来过分的刺激。因此孕妇宜饮淡茶,可以补充一些维生素和钾、锌等矿物质营养成分。儿童适量饮茶,可加强胃肠蠕动,帮助消化;饮茶有清热降火之功效,避免儿童大便干结造成肛裂。另外,儿童饮茶或用茶水漱口还可以预防龋齿。

### (四)药茶

药茶是在茶叶中添加食物或药物制作而成的具一定疗效的特殊饮料。广义的药茶还包括不含茶叶,由食物和药物经冲泡、煎煮、压榨及蒸馏等方法制作而成的代茶饮用品,如汤饮、鲜汁、露剂、乳剂等。

茶疗,是由组方中含有或不含有茶叶的中草药制备而成的,具有防病治病、养生保健功能的一种中药制剂。药茶可分为以下三类。

1. **单味茶** 属于中医药"七情合和"中的"单行",只一味成方,故又称"茶疗单方"。茶的品种很多,每种茶都有各自不同的茶疗功效。

2. **茶加药** 属于中医药中配伍其他药物而成的"复方",故又称"茶疗复方"。古方中,以川芎茶调散最负盛名,同类方还有菊花茶调散、川芎茶等。民间验方中,以午时茶最为重要,同类方有天中茶、万应甘和茶等。现代研制的茶加药,以针对减肥、降血脂、抗动脉硬化、降血压、防治心脑血管疾病等为主,故多与泽泻、荷叶、山楂、何首乌、菊花、桑寄生、决明子、夏枯草等同用。

3. **代茶** 实际上组方中并没有茶,只是采用饮茶形式而已,用其他中药"如造茶法"饮服,故又称之为"非茶之茶"。

代茶,视所用药物可用开水泡饮(宜于质地较轻松者)或略煎(宜于质地较坚厚者)。

另一类代茶,系应用一些天然物质加工泡制而成。如用玉米须煎汤代茶,具有利尿、利胆、降低血糖等作用。松针用以代茶可以调整心肌功能、降低血脂、增加人体钙质,并对风湿痛、牙痛有效。桑树的嫩芽经炒制后可以代茶,称为桑芽茶,对于感冒、发热、头痛、咳嗽有良效。桂花可代茶泡饮或加入羹类食品中,具有镇静止痛、通气健胃的作用等。

**（五）饮茶与睡眠**

很多人因为怕晚上睡不着觉，而不敢喝茶。其实，茶叶同时具有"提神"和"养神"两方面的作用，既可以使大脑更清醒灵活，也可以抑制脑神经过于兴奋，让人们容易入眠，关键是怎么喝。

茶碱溶解到水中，这时的茶具有明显的提神功效，使人兴奋。而再往后，茶叶中的茶多酚才逐渐溶解到水中，抵消了咖啡因的作用，就不容易再使人产生明显的生理兴奋。所以，晚上喝茶时，只要把冲泡约2分钟的头道茶水倒掉，再续上开水重新冲泡，提神的效果就不会那么明显了。

晚上最好喝红茶。因为绿茶属于不发酵茶，茶多酚含量较高，并保持了原始的性质，刺激性比较强；红茶是全发酵茶，茶多酚含量虽然少，但经过"熟化"过程，刺激性弱，较为平缓温和，适合晚间饮用。尤其对脾胃虚弱的人来说，喝红茶时加点奶，可以起到一定的温胃作用。

平时情绪容易激动或比较敏感、睡眠状况欠佳和身体较弱的人，晚上还是以少饮或不饮茶为宜。另外，晚上喝茶时要少放茶叶，喝茶的时间最好在晚饭之后，因为空腹饮茶会伤身体，尤其对于不常饮茶的人来说，会抑制胃液分泌，妨碍消化，严重的还会引起心悸、头痛等"茶醉"现象。

**（六）常用药茶**

1. **枸杞茶** 枸杞10克、花茶3克、冰糖10克。用250毫升开水冲泡后饮用，冲饮至味淡。滋肾润肺，补肝明目。用于肝肾阳亏、腰膝酸软、头晕目眩、虚劳咳嗽、消渴、遗精。

2. **枸杞生地茶** 枸杞5克、生地3克、绿茶3克、冰糖10克。用250毫升开水冲泡后饮用，冲饮至味淡。滋肝补肾，养阴清热。用于肝肾阴虚所致腰酸痛、口渴烦热、盗汗、潮热。

3. **枸杞龙眼茶** 枸杞5克、龙眼肉3克、绿茶3克、冰糖10克。用前二味药的煎煮液300毫升泡茶、糖饮用。滋肾补心，安神。用于阴血不足所致心悸、失眠、多梦。

4. **枸杞芍茶** 枸杞5克、白芍3克、绿茶3克、冰糖10克。用250毫升开水冲泡后饮用，冲饮至味淡。养血柔肝。用于肝肾精血不足之慢性肝炎、肝硬化衄血；阴虚阳亢之头晕目眩、心悸、不寐，更年期综合征。

5. **枸杞龙茶** 枸杞5克、龙胆草2克、绿茶3克、冰糖10克。用250毫升开水冲泡后饮用，冲饮至味淡。可补肝养血，清热除湿。

6. **枸杞五味茶** 枸杞5克、五味子3克、龙胆草3克、虎杖3克、绿茶5克、冰糖

10克。用前几味药的煎煮液 350 毫升泡茶饮用,冲饮至味淡。滋阴养肝,解毒除湿。

7. 生地茶　生地 10 克、绿茶 3 克。用生地的煎煮液 300 毫升泡茶饮用,冲饮至味淡。滋阴养血,降血糖,升血压,利尿,抗菌,保肝。用于阴虚发热、盗汗、口烦渴;月经不调,阴枯便秘,传染性肝炎;湿疹、荨麻疹、神经性皮炎等。

8. 地麦茶　生地 5 克、麦冬 3 克、天冬 3 克、绿茶 3 克。用 250 毫升开水冲泡后饮用,冲饮至味淡。清热生津。用于热病后伤津、口烦渴、汗出。

9. 归芪枣茶　当归 5 克、黄芪 5 克、大枣 3 枚、花茶 3 克。用前几味药的煎煮液 350 毫升泡茶饮用,冲饮至味淡。养血补气。用于气血虚弱,神倦、疲乏、咽干;病久不愈气血枯竭;免疫功能低下,气虚低热者。

10. 何风茶　何首乌 5 克、防风 3 克、薄荷 3 克、绿茶 3 克。用前二味药的煎煮液 300 毫升泡薄荷、绿茶饮用,冲饮至味淡。可补血,祛风,除湿,解毒。

11. 五味子茶　五味子 5 克、绿茶 3 克。用五味子的煎煮液 250 毫升泡茶饮用,冲饮至味淡。可敛肺滋肾,生津,收汗涩精。用于肺虚喘咳、口干、自汗盗汗,梦遗滑精、神经衰弱。

12. 何首乌茶　何首乌 5 克、红茶 3 克。用 200 毫升水煎煮何首乌至水沸后 5~10 分钟,冲泡红茶饮用。冲饮至味淡。也可直接冲饮。有补肝益肾,养血祛风,降血脂,抗菌功效。

13. 麦地茶　麦门冬 5 克、生地 3 克、绿茶 3 克。用 250 毫升开水冲泡或用前二味药的煎煮液泡茶饮用,可加冰糖。可养阴清热。用于热病烦渴、鼻出血、咽喉不利。

# 三、妙用药酒

药酒是将药物置于白酒中浸泡而成。可饮用或外用,具有疏经活血、温通发散之作用。

酒性温,味辛而苦甘,有温通血脉、宣散药力、温暖肠胃、祛散风寒、振奋阳气、消除疲劳等作用。适量饮酒,可以怡情助兴,但过饮则乱性,酗酒则耗损元气,甚至于殒命。

其实,酒精是一种最好的溶媒,许多用其他加工方法难以将其有效成分析出的药物,大多可借助酒精提取出来,充分发挥药效。一杯气味醇正、芳香浓郁的药酒,既没有古人所说的"良药苦口"的烦恼,也没有现代打针输液的麻烦,所以人们乐意接受。

**(一)药酒应用**

药酒既是兴奋剂,又是较高级的药物,具有散塞滞、开瘀结、消饮食、通经络、行血脉、温脾胃、养肌肤的功用。可以直接当"药",治疗关节酸痛、腿脚软弱、行动不利、肢寒体冷、肚腹冷痛等症。亦可在治病处方中,把某些药物用"酒渍",或"以酒为使",来引导诸药迅速奏效。这就使酒与药有机地结合起来,形成了完整的药酒方。

药酒不但能治疗疾病,而且治疗外科疾病也独具风格。如《使琉球录》中有用药酒治"海水伤裂"的记载:"凡人为海水咸物所伤,及风吹裂,痛不可忍,用蜜半斤,水酒三十斤,防风、当归、羌活、荆芥各二两,为末,煎汤浴之,一夕即愈。"

药酒还可以预防疾病,如屠苏酒,是用酒浸泡大黄、白术、桂枝、桔梗、防风、山椒、乌头、附子等药制成。相传是三国时华伦所创制。每当除夕之夜,男女老少均饮屠苏酒,目的是预防瘟疫流行。

利用药酒延年益寿也是一项创造。如寿星酒,功用是补益老人,壮体延年;回春酒,功用是久服阳事雄壮,须发乌黑,颜如童子,目视不花,身体轻健;延寿酒,功用是和气血,壮精神,益肾和胃,轻身延年等。

**(二)优点**

药酒有它的独到优点,概括起来,主要表现在以下几方面。

1. **适用范围广** 药酒,既可治病防病,又可养生保健、美容润肤,还可作病后调养和日常饮酒使用而延年益寿。

2. **便于服用** 饮用药酒,不同于中药其他剂型,可以缩小剂量,便于服用。有些药酒方中,虽然药味庞杂众多,但制成药酒后,其药物中有效成分均溶于酒中,剂量较之汤剂、丸剂明显缩小,服用起来也很方便。又因药酒多次购进或自己配制而成,可较长时间服用,不必经常购药、煎药,减少了不必要的重复麻烦,省时省力。

3. **吸效迅速** 饮用药酒后,吸收迅速,可及早发挥药效。因为人体对酒的吸收较快,药物之性(药力)通过酒的吸收而进入血液循环,周流全身,能较快地发挥治疗作用。临床观察,一般比汤剂的治疗作用快4～5倍,比丸剂作用更快。

4. **易于掌握剂量** 汤剂一次服用有多有少,浓度不一,而药酒是均匀的溶液,单位体积中的有效成分固定不变,按量(规定饮用量)服用,能有效掌握治疗剂量,一般可放心饮用。

5. **乐于接受** 服用药酒,既没有饮用酒的辛辣呛口,又没有汤剂之药味苦涩,较为平和适用。因为大多数药酒中掺有糖和蜜,作为方剂的一个组成部分,糖和蜜具有一定的矫味作用,因而服用起来甘甜悦口。习惯饮酒的人喜欢饮用,即使不习惯饮酒的人,因为避免了药物的苦涩,故也乐于接受。

6. **容易保存** 因为酒本身就具有一定的杀菌防腐作用,药酒只要配制适当,遮光密封保存,便可经久存放,不易发生腐败变质现象。

### (三)应用注意事项

既然药酒是药不是酒,服用时要注意以下几点。

**1. 科学选择,辨证饮用** 不同品种的药酒功效主治各不相同,所以要根据自己的机体情况来选择药酒,如选择有治疗作用的药酒还是滋补作用的药酒,以及选择哪一类滋补作用的药酒等。科学选用,就要认识药酒的功效。同时,应了解其毒副作用。时下,药酒品种繁多,良莠不齐,有的盲目夸大疗效,渲染为治百病的灵丹妙药,误导消费者。更有甚者,一些冒名之士,胡乱调配药酒介绍给消费者,造成的危害就更大了。因此,对药酒一定要一分为二来看,不可盲从乱饮。

要辨证饮用,通常药酒分为治疗性药酒和保健性药酒。治疗性药酒,必须有明确的适应证、使用范围、使用方法、使用剂量和禁忌证。保健性药酒也要注意体质的寒热虚实、年龄的大小、对酒的耐受力及饮酒的季节等。应当明确,不管哪一种药酒都要根据身体需要,讲究辨证,选择适宜,正确饮用。

**2. 因人而异,适量饮用** 适量饮用药酒,有一定的好处,但是饮用不当或过量摄入会损害健康。由于性别、年龄、生活习惯、体质强弱及时令气候等不同,饮用药酒的量就要因人而异。女性哺乳期不宜饮用药酒。在行经期,若月经正常,就不宜饮用活血作用较强的药酒。在年龄方面,年老体弱者,因新陈代谢较缓慢,在饮用药酒时应减量。儿童生长发育尚未成熟,脏器功能尚未健全,一般不宜饮用。

控制酒量,通常可根据自身对药酒的耐受能力而酌量饮服。一般每次饮用量为10~20毫升,最多不超过40毫升。

**3. 不宜人群** 育龄夫妇忌饮酒过多,过量饮酒进入麻醉期后则破坏性行为,并抑制性功能;急性酒精中毒会抑制性功能,而慢性酒精中毒也可影响性欲,并伴有内分泌紊乱。

受酒精损伤的精子与卵子结合,所发育成形的胎儿出生后智力迟钝,发育不良。孕妇饮酒对胎儿影响更大,即使微量的酒精也可直接透过胎盘屏障进入胎儿体内,影响胎儿发育,妊娠期饮酒可导致胎儿酒精综合征、小儿畸形等,严重者可导致流产或死胎。

某些患者,如高血压、冠心病、肝炎、肝硬化、消化性溃疡、肺结核、心功能或肾功能不全,以及对酒精过敏者和精神病患者不宜饮用。中风患者忌饮酒过多,骨折后忌大量饮酒。

**4. 服某些药物时不能饮用**

(1)中枢抑制药:大量饮酒并服用巴比妥类中枢神经抑制药会引起严重的中枢抑制,甚至可导致昏迷、意外。

(2)精神安定剂:氯丙嗪、异丙嗪、奋乃静、安定、氯氮和抗过敏药物氯苯那敏、赛庚啶、苯海拉明等如与酒同用,对中枢神经亦有协同抑制作用,轻则使人昏昏欲睡,重则使人血压降低,产生昏迷,甚至出现呼吸抑制而死亡。

(3)氧化酶抑制剂:在服用单胺氧化酶抑制剂时,人体内多种酶的活性会因此受到抑制。此时饮酒会因其分解酒精的酶系统受抑制而使血液中的乙醛浓度增加,导致乙醛中毒,出现恶心、呕吐、头痛、血压下降等反应。

(4)抗凝血药:酒精对凝血因子有抑制作用,会使末梢血管扩张,所以酒与抗凝血药不宜同时服用。

(5)磺胺类药:酒与磺胺类药物同用会增强酒精的神经毒性。而灰黄霉素与酒同用则易出现情绪异常及神经症状。

(6)降糖药:少量的酒即可使酶分泌增多,使降血糖药物胰岛素、格列本脲疗效降低,以致达不到治疗效果。如果大量饮酒会抑制肝中药酶的分泌,使降糖药的作用增强,导致严重的低血糖反应,甚至昏迷死亡。

(7)心血管药:心血管疾病患者服药时宜戒酒,如服用硝酸甘油的患者,饮酒会引起肠胃不适,血压下降,甚至会发生昏厥。

(8)降压类药:高血压患者如果既饮酒又服用降压药或呋塞米、利他尼酸、氯噻酮等利尿药,均会引起体位性低血压。服用帕吉林时则反应更为严重。

(9)甲氨蝶呤:酗酒会增加和诱发酒精性肝炎,如再服用甲氨蝶呤会干扰胆碱合成,加重肝损伤。

(10)阿司匹林:酒精和阿司匹林都能抑制胃黏膜分泌,增加上皮细胞脱落,并破坏胃黏膜对酸的屏障作用,阻断维生素 K 在肝脏中的作用,阻止凝血酶原在肝脏中的形成,引起出血性胃炎,促使胃出血加剧或导致胃穿孔等。

酒精的药酶诱导作用可使利福平分解加快,对肝脏的毒性增强。还可使苯妥英钠、氨基比林等药物的分解加快,从而降低了药物的作用。

酒与地高辛等洋地黄制剂同用,可因酒精降低血钾浓度,使机体对洋地黄药物的敏感性增强而导致中毒。

"水能载舟,亦能覆舟。"药酒与健康的关系,正如这一古训。适量饮用者受益,过量饮用者则受害。

5. 外用药酒不能内服　凡规定外用的药酒,则禁内服。

粗饭养人，粗活宜身。饥不暴食，渴不狂饮。

——谚语

君子有病，期先食以疗之，食疗不愈，然后用药。

——扁鹊（战国）

# 第6章 吃出健康

## 一、关注最健康食品

世界卫生组织对人们日常饮食中涉及的各种食品都进行了分析和研究，评选出了最佳蔬菜(13 种)、最佳水果(9 种)、最佳肉食(鹅、鸭、鸡)、最佳食油、最佳汤食(鸡汤)、最佳护脑食品(壳类零食)等六种最健康食品。

1. 最佳蔬菜　有 13 种，都是我们平时经常吃到的。

红薯:含有丰富的纤维、钾、铁和维生素 $B_6$,不仅能防止衰老、预防动脉硬化,还是抗癌能手,所以它被选为蔬菜之首。

人体需要弱碱,而我们平日吃的肉类几乎都是酸性食品,所以要增加碱性食物,蔬菜中卷心菜、芹菜、胡萝卜等就是碱性食品,应多吃一些。

除了上面提到的几种蔬菜,芦笋、花菜、茄子、甜菜、荠菜、苤蓝、金针菇、雪里蕻、大白菜也属最佳蔬菜。

2. 最佳水果　头号水果是木瓜,木瓜里的维生素 C 远远多于其他水果,而且木瓜还有助于消化难以吸收的肉类蛋白质,能防止胃溃疡发生。橘子、柑子含维生素 C 也较高。

草莓不但汁水充足,对人体健康还有极大好处,尤其爱美的女孩,多吃草莓可以使肤色变得红润,还能减轻腹泻。草莓还能巩固齿龈、清新口气、滋润咽喉。而且,草莓的叶片和根还可用来泡茶。

此外,猕猴桃、杧果、杏、柿子、西瓜这几种香甜多汁的水果也跻身最佳食品之列。

3. 最佳肉食　荤菜虽然脂肪含量比较大,但却是日常饮食中不可或缺的,所以要吃出点名堂来。进榜的最佳肉食为鹅肉、鸭肉和鸡肉。鹅肉和鸭肉的化学结构很接近橄榄油,对心脏有好处,尤其是老人。鸡肉是公认的"蛋白质的最佳来源",

老人、孩子更要及时补充。

4. 最佳食油　橄榄油,对心脏有好处。

5. 最佳汤食　鸡汤,特别是母鸡汤,还有防治感冒、支气管炎的作用,尤其是冬春季喝效果更好。

6. 最佳护脑食品　现在用脑过度的人非常多,吃什么最能养脑是这些人最关心的问题。

蔬菜中菠菜、韭菜、南瓜、葱、花菜、菜椒、豌豆、番茄、胡萝卜、小青菜、蒜苗、芹菜都有补脑作用。此外,核桃、花生、开心果、腰果、松子、杏仁、大豆等壳类零食对大脑也很有好处。

## 二、多吃防"三高"食物

### (一)降血脂食物

1. 葡萄　葡萄汁与葡萄酒都含有白黎芦醇,是降低胆固醇的天然物质。动物实验也证明,它能使胆固醇降低,抑制血小板聚集,所以葡萄是高脂血症者最好的食品之一。

2. 苹果　因富含果胶、纤维素和维生素C,有非常好的降脂作用。苹果可以降低血液中的低密度胆固醇,而使对心血管有益的高密度胆固醇水平升高。

3. 山楂　是许多消脂茶的主要成分,所含黄酮类具有扩张血管、降低血压和胆固醇的作用。

4. 大蒜　含有蒜素和硒等矿物质,能降低血液黏稠度,减少血液中胆固醇和防止血栓形成,有助于增加高密度胆固醇,对减肥有利。

5. 韭菜　除含有钙、磷、铁、糖、蛋白质、维生素A和维生素C外,还含有胡萝卜素和大量纤维素,能增强胃肠蠕动,有很好的通便作用,能帮助排出肠道中多余的脂肪。

6. 洋葱　含前列腺素A,此成分有扩血管、降血压的作用;还含有机硫化合物及少量含硫氨基酸,这类物质可降血脂、预防动脉硬化。

7. 冬瓜　含有蛋白质和丰富的维生素C,能去除身体内多余的脂肪和水分,起到减肥的作用。

8. 胡萝卜　含果胶酸钙,它能与胆汁酸结合从大便中排出。身体要产生胆汁酸势必会动用血液中的胆固醇,从而促使血液中胆固醇的水平降低。

9. 牡蛎　富含微量元素锌及牛磺酸,牛磺酸可以促进胆固醇的分解,有助于降低血脂水平。

10. 海带　富含牛磺酸、海藻酸,可降低血脂及胆汁中的胆固醇。

11. 紫菜　富含碘,对于清除血液中的胆固醇有良好的功效。

12. 香菇　能明显降低胆固醇、甘油三酯水平,且可使体内高密度胆固醇增加。

13. 木耳　富含铁、维生素和各种磷脂,有促进消化和降血脂作用。

14. 赤小豆　含亚油酸、皂苷、豆固醇等,可有效降低血清胆固醇。所含纤维素还可使糖分的吸收减少,既能减轻空腹感,又可消脂减肥。

15. 燕麦　含有极丰富的亚油酸和皂苷素,可防治动脉粥样硬化。

16. 玉米　含有丰富的钙、磷、硒、卵磷脂和维生素 E 等,均具有降低胆固醇的作用。

17. 牛奶　含有丰富的乳清酸和钙质,它既能抑制胆固醇沉积于动脉血管壁,又能抑制人体内胆固醇合成酶的活性,减少胆固醇的产生。

18. 酸奶　既含有牛奶中的营养成分,又含有助消化作用的乳酸菌,降脂减肥作用更胜一筹。

**(二)降血压食物**

1. 叶菜类　芹菜、茼蒿、苋菜、薤菜、韭菜、黄花菜、荠菜、菠菜等。

2. 根茎类　茭白、芦笋、萝卜、胡萝卜、荸荠、马蹄、洋葱等。

3. 花、种子、坚果类　菊花、罗布麻、芝麻、豌豆、蚕豆、绿豆、玉米、荞麦、西瓜子、向日葵子、莲子心等。

4. 水产类　海带、紫菜、海蜇、海参、青菜、海藻、牡蛎、鲍鱼、虾皮、银鱼等。

5. 动物类　牛奶(脱脂)、猪胆、牛黄、蜂蜜、食醋、豆制品等。

6. 菌类　黑木耳、白木耳、香菇等。

7. 水果　火龙果、香蕉、柚子、橘子、杧果、木瓜、猕猴桃、橙子、柿子、苹果、西瓜、鲜梅、柠檬、荸荠等。

8. 主食类　燕麦、麦片、玉米面等。

**(三)预防动脉硬化食物**

1. 生姜　有一种含油(油食品)树脂,具有降低血脂和胆固醇的作用。

2. 牛奶　有大量的钙(钙食品)质,能起到减少胆固醇吸收的作用。

3. 大豆　含有一种皂苷类物质,可以降低血液中胆固醇的含量,多食大豆及豆制品极有好处。

4. 大蒜　含有挥发性辣素,可消除积存在血管中的脂肪,有明显降脂作用。

5. 洋葱　含有二烯丙基二硫化物和含硫氨基酸(氨基酸食品),它在降低血脂、防治动脉粥样硬化和心肌梗死方面有作用。

6. 海鱼　其鱼油中有较多的不饱和脂肪酸,有降血脂功效。

7. 蜜橘　含有丰富的维生素 C(维生素食品),多吃可以提高肝脏解毒能力,加速胆固醇转化,降低血清胆固醇和血脂的含量。

8. 山楂　含三萜类和黄酮类成分,具有加强和调节心肌、增强心脏收缩功能及增加冠状动脉血流量的作用,还能降低血清胆固醇。心血管病患者多食有益。

9. 茶叶　含有咖啡因与茶多酚,有提神、强心、利尿、消腻和降脂之功。经常饮茶,可以防止人体内胆固醇升高。

10. 茄子　含有较多的维生素 P,以增强毛细血管的弹性,因此对防治高血压(血压食品)、动脉粥样硬化及脑出血有一定作用。

11. 燕麦　含有 B 族维生素、卵磷脂(卵磷脂食品)等,具有降低胆固醇和甘油三酯的作用,常食可防治动脉粥样硬化。

12. 甲鱼　有滋补养阴和降低胆固醇的作用,能降低高脂饮食后的血胆固醇含量。

13. 木耳　含有一种多糖物质,能降低血中胆固醇,亦有减肥(减肥食品)和抗癌的作用。可长年煎服和烹汤佐膳。

14. 红薯　可供给人体大量的胶原和黏多糖类,能保持动脉血管的弹性,预防动脉粥样硬化。

### (四)降血糖食物

1. 洋葱　不仅含有刺激胰岛素合成和分泌的物质,而且其所含的前列腺素 A 和含硫氨基酸,有扩张血管、调节血脂、防止动脉硬化的作用。因此,对糖尿病伴有血脂异常者最为适宜。

2. 南瓜　甘温无毒,有补中益气功效。南瓜含有能抑制葡萄糖吸收的果糖,能与人体内多余的胆固醇结合,有防止胆固醇过高、预防动脉粥样硬化的功效。现代医学研究表明,南瓜中还含有腺嘌呤、戊聚糖、甘露醇等许多对人体有益的物质,并有促进胰岛素分泌的作用。

3. 黄瓜　性味甘凉,甘甜爽脆,具有除热止渴的作用。现代药理研究表明,黄瓜含糖仅 1.6%,是糖尿病患者常用的代食品,并可从中获得维生素 C、胡萝卜素、纤维素和矿物质等。黄瓜中所含的丙醇二酸,能抑制人体内糖类物质转变为脂肪。肥胖型糖尿病合并高血压者,每天食黄瓜 100 克,大有益处。

4. 苦瓜　富含多种营养成分,尤其是维生素 C 的含量高居各种瓜类之首。药理研究发现,苦瓜中所含的苦瓜皂苷,有非常明显的降血糖作用,不仅有类似胰岛素样作用(故有"植物胰岛素"之称),而且还有刺激胰岛素释放的功能。苦瓜皂苷制剂口服对 2 型糖尿病有效。

5. 菠菜　具有润燥清热、下气调中、调血之功效。适用于胸膈满闷、脘腹痞塞型糖尿病。菠菜含草酸较多,与含钙丰富的食物共烹容易形成草酸钙,不利于人体吸收,对肠胃也有不利影响,烹调时应加以注意。它是辅助治疗糖尿病口渴喜饮的最佳蔬菜。

6. 小扁豆  含有丰富的可溶性纤维素,具有降糖、降甘油三酯和有害胆固醇的作用。用小扁豆30～50克煮食,每天1次,对糖尿病合并血脂异常者有良效。

7. 黄鳝  性味甘温,具有补五脏、填精血的作用。现代药理研究表明,黄鳝所含的黄腊素A和黄腊素B有降低血糖的作用。

8. 薏苡仁  性味甘淡微寒,是补肺健脾、利尿除湿的食药两用之品。现代药理研究显示,薏苡仁有降低血糖的作用,尤其适合肥胖型糖尿病伴有高血压者食用。

9. 芹菜  能除心下烦热,散节气,下瘀血,有降血糖、降血脂、降血压的作用。糖尿病合并高血压患者可以长期食用。

10. 藕  味甘,性寒。归心脾胃经。生用具有清热、解渴、凉血、止血、散瘀、醒酒之功效;熟用具有健脾、养胃、滋阴、补血、生肌、止泻之功效。适合多饮仍烦渴不止、饥饿形体消瘦型糖尿病患者食用,兼有吐血、衄血及热淋者尤为适宜。

11. 萝卜  味辛甘,性温。归肺胃经。具有消积滞、化痰热下气宽中、解毒之功效,适合食积胀满型糖尿病患者食用。

12. 韭菜  具有理中行气、散血解毒之功效,适合高血脂、冠心病、糖尿病患者食用。

13. 山药  能有效改善高血糖。山药中的黏滑成分是由黏蛋白形成的。黏蛋白能包裹肠内的其他食物,使糖分被缓慢地吸收。这一作用能抑制饭后血糖急剧上升,同时也可以避免胰岛素分泌过剩,使血糖得到较好调控。山药还含有胰岛素分泌必不可少的镁和锌等有效成分,以及维生素 $B_1$ 和维生素 $B_2$,促进了血液中葡萄糖的代谢。此外,山药还含有淀粉酶,这是消化糖类的酶,可使血液中不再积存糖分。

14. 芋头  最适合需要限制热量的人,芋头中含有黏蛋白、镁、锌、维生素 $B_1$ 等有效成分。它还含有半乳聚糖,能有效降低血压和胆固醇。此外,芋头的热量较低,对患糖尿病、肥胖等疾病且限制饮食者最为适合。

15. 肉桂  具有补元阳、暖脾胃的作用。美国科学家研究发现,肉桂可使血中胰岛素水平升高,对糖尿病患者有辅助治疗作用。但肉桂辛热,不适宜阴虚型糖尿病患者。

16. 银耳  性味甘平,具有滋阴润燥、生津养胃的作用,不仅营养丰富,而且有较高的药用价值。银耳热能较低,又含有丰富的食物纤维,糖尿病患者食之有延缓血糖上升的作用。近年来有研究报道,银耳中含有较多的银耳多糖,它对胰岛素降糖活性有影响。在动物实验中发现,银耳多糖可将胰岛素在动物体内的作用时间从 3～4 小时延长至 8～12 小时。

17. **黑木耳**　黑木耳含有大量的木耳多糖、维生素、蛋白质、胡萝卜素和钾、钠、钙、铁等矿物质。动物实验表明,木耳多糖可以降低糖尿病小鼠的血糖。

18. **麦麸**　除充饥、补充营养外,尚可养心安神。浮小麦可益气、除热、止汗;麦麸可调中、清热、止虚汗,可根据病情所需选用。用麦麸、面粉按 6∶4 的比例,拌和鸡蛋,做成糕饼,可作为糖尿病患者正餐或加餐食品。

19. **黄豆及豆制品**　对糖尿病患者来说是不可多得的降血糖食物。黄豆中含有大量的赖氨酸、蛋氨酸、色氨酸,是米面中极为缺乏的。而且在黄豆中还含有胡萝卜素、维生素 $B_1$、维生素 $B_2$。在豆类食品中还含有丰富的纤维素,不含胆固醇,有很好的降血脂功效。从蛋白质的吸收来说,可代替部分动物性食品,如肉类等。

20. **粗杂粮**　粗杂粮等食物对于高血糖的人更是必不可少,比如燕麦、麦片、玉米面等,非常有利于降血糖。其含有大量的无机盐、维生素等,此外,膳食纤维的含量也极为丰富。

**(五)抗辐射食物**

辐射在生活中无处不在,计算机、电磁炉、微波炉等给生活带来了无数便利,但因此而产生的辐射也让人们备受困扰。研究表明,电磁辐射对人体的危害与其导致机体过氧化有关。要防范电磁辐射,除了避免长时间接触电磁波外,在饮食上可多吃一些能抗辐射的食物。

1. **番茄红素**　食物代表:番茄、南瓜、胡萝卜等。

番茄红素在很多红色水果中都有,以番茄中的含量最高。番茄红素是迄今为止所发现的抗氧化能力最强的类胡萝卜素,它的抗氧化能力是维生素 E 的 100 倍,具有极强的清除自由基的能力,有抗辐射、预防心脑血管疾病、提高免疫力、延缓衰老等功效。

2. **维生素 E、维生素 C**　食物代表:各种豆类、芥菜、卷心菜、萝卜等十字花科蔬菜;鲜枣、橘子、猕猴桃等新鲜水果。各种豆类、十字花科蔬菜富含维生素 E,而鲜枣、橘子、猕猴桃等水果富含维生素 C。维生素 E 和维生素 C 具有抗氧化活性,可以减轻电磁辐射导致的过氧化反应。

3. **白绿色蔬果**　食物代表:大蒜、洋葱、芦笋等。

"全美最佳医生"大卫·赫伯博士强调,白绿色蔬果(包括大蒜、洋葱、芦笋等)含有丰富的蒜素类物质,这类物质具有提高机体免疫力和抗氧化等作用。大蒜里的含硒化合物具有很强的抗氧化作用。硒组成了人体内的抗氧化酶,能起到保护细胞膜免受氧化损伤。吃蒜后容易引起"烧心"、反酸现象,切忌空腹食用,可服用大蒜素片剂和胶囊等。

4. 胶原物质　食物代表:海带、紫菜、海参。

胶原物质都有一种黏附作用,它可以把体内的辐射性物质黏附出来排出体外,而且还具有修复受损肌肤的功能。海带是放射性物质的克星,可减轻同位素、射线对机体免疫功能的损害,因此,海带被称为人体的"清洁剂"。

**(六)最"刮油"食物**

"刮油"意指减少肠道脂肪的吸收,预防肥胖等疾病。

1. 黄瓜　清脆可口,具有清热、解渴、利尿作用。它所含的纤维素能促进肠道排出食物废渣,从而减少胆固醇的吸收。

黄瓜中还含有一种叫"丙醇二酸"的物质,可以抑制体内糖类转变成脂肪,有减肥和调整脂质代谢的功效。

2. 茄子　含有多种维生素,特别是紫茄中含有较多的维生素 P,能增强细胞黏着性,提高微血管弹性。研究表明,茄子能降低胆固醇,还能防止高脂血症引起的血管损害,可辅助治疗高血压、高脂血症、动脉硬化等。

3. 绿豆　夏季清暑佳品,具有降低血脂、保护心脏、防治冠心病的作用。动物实验证明,绿豆能有效降低血清胆固醇、甘油三酯和低密度脂蛋白,明显减轻冠状动脉粥样硬化病变。临床实践也证明,高脂血症患者每日适量食用绿豆有明显降胆固醇作用。

4. 香菇　具有消食、去脂、降压等功效。其中所含的纤维素能促进胃肠蠕动,防止便秘,减少肠道对胆固醇的吸收。香菇还含有香菇嘌呤等核酸物质,能促进胆固醇分解。常食香菇能降低总胆固醇及甘油三酯。

5. 番薯　营养学研究发现,适量食用番薯能预防心血管系统的脂质沉积,预防动脉粥样硬化,使皮下脂肪减少,避免出现肥胖。要注意的是,过多摄入番薯会使进食的总热量增加,反而不利于降低血脂。

6. 山楂　主要含有山楂酸、柠檬酸、脂肪分解酸、维生素 C、黄酮、碳水化合物等成分,具有扩张血管、改善微循环、降低血压、促进胆固醇排泄而降低血脂的作用。山楂乃酸性食物,故不宜空腹食用,亦不宜多食,最好在饭后食用。

7. 苹果　国外有项研究表明,一天吃一个苹果,可使冠心病死亡的危险性下降一半,这归功于苹果中所含的类黄酮。类黄酮是一种天然抗氧化剂,通过抑制低密度脂蛋白氧化而发挥抗动脉粥样硬化的作用。此外,苹果中的果胶也可以降低胆固醇水平,因此有利于预防动脉粥样硬化。

## 三、常用抗"癌"食物

### (一)抗癌食物

1. **茶叶** 有人将茶叶拌于饲料中,喂给有癌细胞的小白鼠,结果发现 3 周后癌细胞受到抑制,有所减少。另据报道,茶叶中的某种物质经血液循环可抑制全身各部位的癌细胞。

2. **麦麸** 麸皮不仅能辅疗糖尿病、血胆固醇和血脂过高、便秘、肥胖症、龋齿等病症,还可预防肠癌的发生。麦麸中含有丰富的纤维素,能稀释肠道内的多种致癌物质,加快食物通过肠道的速度,促使排便,减少致癌物和肠道接触的机会。

3. **玉米** 玉米可防治高血压、动脉硬化、泌尿结石等病症,并具抗癌作用。美国医学界指出,粗磨玉米面中含有大量氨基酸,对抑制癌症有显著效果。另外,玉米中的谷胱甘肽,在硒的参与下生成谷胱甘肽氧化酶,能使化学致癌物质失去活性。

4. **酸梅** 酸梅能增强白细胞的吞噬能力,提高机体的免疫功能,辅助治疗阴茎癌、宫颈癌。

5. **大豆** 大豆至少含有 5 种抗癌物质。其中之一与一种通常被用于治疗雌激素依赖型乳腺癌的药物作用相似,现已将它用于大规模的临床试验,以了解它对乳腺癌的预防作用。

6. **葱属蔬菜** 这类蔬菜包括大蒜、洋葱、大葱等。动物实验表明,这类蔬菜能预防结肠、胃、肺和肝等脏器的癌症。大蒜中的一些成分甚至能干扰癌细胞的扩散。另外,大蒜中所含的硫化物能激活人体的免疫功能,从而有助于战胜癌症。

7. **绿色蔬菜** 深绿色蔬菜具有防癌作用。如菠菜、莴苣等,它们含有丰富的抗氧化剂,包括叶酸、叶黄素等。科学家据此提出蔬菜的颜色越深,抗氧化剂含量越高,抗癌防癌作用越强。

8. **香菇** 蘑菇是一种有益健康并具有抗癌作用的食品,其中最突出的是香菇。因为香菇多糖能增强细胞免疫和体液免疫,有类似于补气的作用。据说,捷克波希米亚深山里的樵夫由于经常吃野香菇,而从不患感冒与癌症。

9. **猴头菇** 猴头菇已由中国药学界制成猴菇菌片,用于预防和治疗胃癌、食管癌等,有效率为 69.3%。

10. **苹果** 近年研究发现,苹果中含的维生素 C 在体内可阻碍致癌物质亚硝胺的生成,破坏癌细胞增生时产生的某种酶,甚至可使已生成的癌细胞转化为正常细胞。

11. **蜂乳** 据近年来国内外专家的研究报道,在蜂乳中,新发现一种特殊的蜂乳酸,它具有明显的防治癌症的功效。

12. **牛肉**  美国威斯康星大学微生物学家巴里扎指导的研究小组发现,牛肉中含有一种能抑制致癌物质活性的成分,该成分能起到防癌作用。目前,这个研究小组对新物质的化学结构及功能正在进行深入研究,可望从牛肉中提取出防癌抗癌的新药。

13. **海藻类**  现代医学研究证实,海带、紫菜及裙带菜等海藻类食品都具有一定的抗癌作用。研究发现,癌症患者的血液多呈酸性,而海带含钙量较高,能调节和平衡血液的酸碱度,起到防癌的作用;同时,它所含有的纤维纱不易被消化,吃后能增加大便量,促进肠内某些致癌物的排泄,有助人体防癌保健。

14. **海蜇**  科学家们从海蜇中提取出的水母素,具有特殊生理作用,在抗菌、抗病毒和抗癌方面都具有很强的药理效应。

15. **带鱼**  现代医学研究证实,带鱼银色粉末状的细鳞含有大量的蛋白质、无机盐和油脂,经酸处理后可制取盐酸鸟嘌呤,而盐酸鸟嘌呤是合成抗癌药品 6-硫鸟嘌呤的主要原料,是治疗急性白血病等癌症的有效药物。

美国癌症研究中心认为具有抗癌效果的一些食物:十字花科食物(芥蓝、油菜、花菜、高丽菜、莴苣、白菜、白萝卜等)、大蒜、黄豆、葱、姜、蒜、番瓜、红萝卜、芹菜、番茄、茄子、马铃薯、柑橘类水果(橘子、柳丁、葡萄柚、柠檬等)、全麦、燕麦、糙米等。大蒜是健康食品常胜军,过去的研究多将大蒜放在预防心血管病变方面,但是大蒜的另一个重要的功能则是预防癌症。

此外,目前认为杏仁、红酒亦有抗癌作用。

**(二)抗癌食品排行**

日本国立癌症预防研究所在 20 世纪 90 年代末公布了《抗癌蔬菜最新排行榜(20 种蔬菜)》(％指癌症发生抑制率)。

1. 熟红薯(98.7％)

2. 生红薯(94.4％)

3. 芦笋(93.7％)

4. 花菜(92.8％)

5. 卷心菜(91.4％)

6. 西兰花(90.8％)

7. 欧芹(83.7％)

8. 茄子皮(74％)

9. 甜椒(55.5％)

10. 胡萝卜(46.5％)

11. 金花菜(37.6%)

12. 荠菜(35.4%)

13. 苤蓝(34.7%)

14. 芥菜(32.9%)

15. 雪里蕻(29.8%)

16. 番茄(23.8%)

17. 大葱(16.3%)

18. 大蒜(15.1%)

19. 黄瓜(14.3%)

20. 大白菜(7.4%)

（三）吃出来的癌症

中国台湾多位医学专家共同发表文章呼吁,癌症已连续27年蝉联台湾十大死因之首,研究显示,在台湾发生率最高的前七大癌症与饮食习惯都有或多或少的关系。

1. 肠癌　红肉油炸或烧烤后,会产生异环胺类化合物,导致肠癌。并且红肉纤维含量低,易引起便秘,从而影响胆汁及胆酸的中和,刺激大肠上皮细胞,导致癌变。此外有研究显示,过多摄入动物性脂肪,也会促进致癌物质的产生。因此,久坐并且嗜吃烧烤的人属于肠癌高危人群。

2. 肝癌　肝癌主要与感染乙型和丙型肝炎有关。花生、玉米、谷物等食品贮存不当,就会产生黄曲霉素,最终导致肝癌。

3. 肺癌　肺癌虽然跟食物的关系不大,但炒菜用的油在高温之下,会产生多环芳香烃。如果厨房通风不佳,多环芳香烃除了会被人体吸入,还会附着在食物上,增加致癌风险。

4. 乳腺癌　肥胖会增加血液中的雌激素浓度,加速乳腺癌细胞增殖。尤其对绝经期妇女来说,脂肪细胞是雌激素生成的重要场所,所以要注意控制体重。研究发现,日本人移居美国后,乳腺癌发生率是居住在日本时的2倍,因此乳腺癌也与饮食西化有关。

5. 口腔癌　据统计,中国台湾口腔癌患者中约八成都有长期嚼槟榔的习惯,2003年国际癌症研究总署更是将槟榔列为第一类致癌物质。吃槟榔、抽烟、喝酒都会刺激口腔,造成细胞变性,导致口腔癌。

6. 胃癌　胃癌和肠癌是跟饮食习惯关系最密切的两种癌症。老一辈人患胃癌比例高,而年轻一代患肠癌比例高。原因是老人们多吃腌制食物,而年轻人饮食习惯更加西化。两代人饮食习惯都存在不足之处。另外,烟熏或腌制的肉类,如咸鱼、香肠、腊肉等,都易产生亚硝胺导致胃癌,应少吃。

7.前列腺癌 前列腺癌是男性常见癌症。研究发现,前列腺癌和食用高热量、高脂肪食物有关,摄取大量的蔬菜可以降低患病概率。

## 四、巧用消暑解火食物

### (一)消暑食品

夏日,应吃一些消暑解热食品,以改善食欲缺乏。

1.蔬菜 有些蔬菜有不错的消暑功效,如番茄、茄子、芹菜、芦笋、竹笋、莲藕等,可用凉拌、沙拉的方式来代替油炒,这样更爽口,容易下饭。另外可用醋来调味,也有开胃助消化的好处。

2.鲜榨杂果汁 若要生津止渴,可榨些新鲜杂果汁来喝,不但凉血解毒,也可补充维生素 C,顺便美白。猕猴桃、葡萄柚、苹果、葡萄等都是天然维生素 C 的良好来源,榨汁时,可将几种水果放在一起来榨,这样营养会更丰富。

3.瓜类 西瓜、甜瓜、苦瓜、冬瓜、黄瓜、丝瓜等是一些天然具有镇静、清凉、消炎作用的瓜类食物,有着生津止渴、清热泻火和排毒通便的妙用。所以在炎炎夏日,可以熬煮些冬瓜茶、苦瓜汤、丝瓜面线或黄瓜粥等,饭后再来上一杯西瓜汁,能驱散暑气。

4.汤粥 夏季气温高、易出汗,身体水分流失快,故应多食用富含水分的食物,例如汤、粥。晨起、沐浴前后应适量饮水,而体力大量消耗后应饮用盐水。每餐有粥或汤,并适当增加水果的摄入,消暑,且消脂瘦身、美容护肤。绿豆粥、扁豆粥、荷叶粥、薄荷粥等"解暑药粥"是夏季粥品的主角;草莓、杏子、荔枝、桃、李子、西瓜等水果可适量食用。

5.菌肉 夏季食欲减退,脾胃功能较为迟钝。此时食用清淡之品,有助于开胃增食,健脾助运,食用蕈类(香菇、蘑菇、平菇、银耳等)、薏米等,均有祛暑生津功效。

6.茶水 如菊花茶、枸杞茶、决明子茶、蜜茶等,可以缓解口干舌燥、便秘、烦躁易怒的不适症状。而酸梅汤、山楂、乌梅、甘草、洛神花等则有生津止渴的作用。

### (二)降火食物

"苦"味食品是"火"的天敌。苦味食物之所以苦是因为其中含有生物碱、尿素类等苦味物质,中医研究发现,这些苦味物质有解热祛暑、消除疲劳的作用。最佳的苦味食物首推苦瓜。此外,其他苦味食物也有不错的"去火"功效,如杏仁、苦菜、苦丁茶、芹菜、芥蓝等,同样能清热解暑。

1.最有效降火食物 绿茶、啤酒、咖啡、菊花茶、螃蟹、蜂蜜、绿豆糕、凉皮。

2.去火蔬菜 苦瓜、芥蓝、菠菜、油菜、芹菜、冬瓜、生白萝卜、黄瓜、藕、莴笋、茄子、丝瓜、茭白、慈姑、紫菜、金针菜(干品)、海带、竹笋、冬笋、菊花菜、土豆、绿豆芽。

3. 去火水果 苹果、葡萄、柠檬、乌梅、枇杷、橄榄、花红、李子、酸梅、海棠、菠萝、石榴、无花果、罗汉果、桑葚、杨桃、香瓜、生菱角、生荸荠。西瓜、梨、柑子、橙子、柿子、鲜百合、甘蔗、山楂、杜果、猕猴桃、金橘、山楂,这些是中性的,也可以降火。

4. 大豆及大豆制品 在滋阴、"去火"的同时还能补充因为高温而被大量消耗的蛋白质。

5. 动物性食品 鸭肉、兔肉、河蟹、田螺、马肉、鸭蛋,这些是中性的,还有猪肉、鹅肉、鲤鱼、青鱼、鲫鱼、鲢鱼、甲鱼、泥鳅、乌贼鱼、鸡血、鸡蛋、鸽蛋、鹌鹑肉、鹌鹑蛋、鲈鱼、鳜鱼、黄花鱼、带鱼、鱼翅。

6. 粮食类 绿豆,大米、籼米、玉米、红薯、赤小豆及其制品。

7. 奶及奶制品 夏饮牛奶不仅不会"上火",还能解热毒、去肝火。中医认为牛奶性微寒,可以通过滋阴、解热毒来发挥"去火"功效,而且牛奶中含有多达 70% 的水分,能补充夏季因大量出汗而损失的水分。需要注意的是,不要把牛奶冻成冰块食用,否则营养成分将被破坏。

8. 其他 花生、莲子、榛子、松子、百合、银杏、大枣、南瓜子、西瓜子酱、玫瑰花、琼脂、豆豉、食盐、白糖、蜂蜜、可可。

## 五、把握长寿食品

### (一)排毒食物

废物不能及时排出时,就会影响健康。

1. 绿叶蔬菜 绿叶菜多为碱性,可以中和饮食中糖、肉、蛋及代谢中产生的过多的酸性物质,使体液保持弱碱性,从而清除血中有毒物质。常食蔬菜可选萝卜叶、青菜、油菜叶、菠菜、芥蓝、大白菜、胡萝卜、菜花、甘蓝等。

2. 粗粮 常吃红薯、土豆、玉米、荞麦等粗粮有助于保持大便的通畅,使体内毒物不会久滞肠道。粗粮中含有许多细粮所欠缺的特殊的维生素和矿物质。这些营养素有助于调节肠胃内环境,易为人体吸收并提高免疫功能。

3. 葡萄酒 饮葡萄酒有益心脏健康。它含有丰富的柠檬酸,也属碱性饮料。有报道,饮葡萄酒可预防和纠正酸中毒,还有利尿排毒作用。近年用于治疗痛风也见功效。

4. 豆豉 研究发现,吃豆豉有助消化、增强脑力、提高肝脏解毒能力等效果,还能促进新陈代谢,清除血中毒素,起净化血液作用。此外,豆豉还含有大量能溶解血栓的尿激酶、B 族维生素和抗生素,可预防老年痴呆症。

5. 水果 可选食柠檬、橘子、柚、葡萄、甘蔗汁、青梅、苹果、番茄等。水果味道虽多呈酸味,但在体内代谢过程中能变成碱性,并能使血液保持碱性。特别是它们能将积累在细胞中的毒素"溶解",最终经排泄系统排出体外。

6. 绿茶  绿茶中有许多解毒因子,它们易与血液中有毒物质相结合,并加快其从体内排出。常饮绿茶还能防癌和降血脂。吸烟者多饮绿茶可减轻尼古丁的伤害。

7. 海带和紫菜  含大量胶质,能促使体内的放射性毒物随大便排出体外。肿瘤患者接受放、化疗时多吃海带是有益的。属碱性食品,有净化血液作用。常吃海带和紫菜能降低癌症发生率。

8. 黑木耳  黑木耳能抑制血小板凝聚,可降低胆固醇,对心脑血管疾病有益。黑木耳中的胶质,有助于将残留在人体消化系统内的杂质吸附并排出体外,清涤胃肠。

**(二)抗衰老物质**

1. 脂肪酸——"护心"  脂肪酸能阻止血液中的血小板聚集和黏附成团,让血液流动性增加,可以降低血压和甘油三酯及维持心脏规律的跳动。研究证明,脂肪酸能够降低心脏病的死亡率并且能有效治疗自身免疫性疾病,调节脑细胞的脂含量,延缓脑细胞衰老。食物中如沙丁鱼、金枪鱼、鲱鱼等被认为是脂肪酸的良好来源。

2. 硼——前列腺之宝  男性前列腺癌的发病率越来越高。研究发现,硼摄入量大的男性患前列腺癌的概率比摄入量小的低65%。说明摄入适量的硼可以有效预防前列腺癌的发生。每天服用3毫克硼最为合适,这个剂量刚刚可以产生抗癌作用,而且还可以改善记忆力和注意力。

3. 辅酶Q10——激发男性能量  辅酶Q10又名"泛醌",是一种存在于多种生物体内的脂溶性天然维生素类物质,可以帮助人体细胞获取能量,从而激发男性能量释放,充满活力。研究表明,辅酶Q10能增强人体免疫力和对抗癌症、帕金森病,并且可以让血液变稀,从而预防心脏疾病。

4. 钙——让男性骨骼硬起来  中国男性每天从食物中摄入的钙远远不能满足身体需要,而且中年男性的钙每天都在流失。摄入钙较多的男性骨骼较为强壮,而且比摄入量少的男性平均要苗条一些。柠檬酸钙比较适于吸收,多喝牛奶有利于补钙。

5. 锌——"性福"物质  神经传递物质的产生都离不开锌,锌对维持细胞的完整性、细胞增殖、基因调控、核酸代谢及免疫功能均有重要作用。男性精液中含有高浓度的锌,经常补锌对维持旺盛的性功能有很大帮助。含锌丰富的食品有海产品(牡蛎、贝壳类、海鱼类)、瘦肉、粗粮及豆科植物等。

6. 甲壳素——男性关节润滑油　30 岁以后,关节的柔韧性逐渐变差,这是因为身体中的甲壳素减少。报告指出,甲壳素可以减轻关节疼痛,并使关节的强度增加,还可以预防风湿性膝关节炎。甲壳素和软骨素一起服用效果会更好。饮食中虾蟹等食物可以增加甲壳素的摄入。

7. 硒——抗癌物质　没有任何一种单一的营养物质比硒的抗癌性更强,硒可以让癌细胞自行灭亡。饮食中硒的缺乏,会造成脂质过氧化物的增加,这种脂质过氧化物会存积于心脏、血管、肝脏及脑细胞中,引起诸多病变。人体膳食中每日需含 200 微克硒。

8. 维生素 E——延缓衰老　维生素 E 是目前最为有效的抗氧化物质之一,它还具有减少运动后肌肉损伤的作用。当男性 30～40 岁时,生成的抗氧化剂越来越少,对生存压力日重的男性来说,补充维生素 E 是预防衰老的有效办法。可以通过吃些干果和油类来提高维生素 E 的摄入量。

9. 叶酸——远离老年痴呆　男性老年痴呆发生率高,半胱氨酸增高可以增加老年痴呆症的发生,从而出现智力减退、记忆力丧失等早期症状。研究发现,叶酸可以有效地降低半胱氨酸水平,预防老年痴呆,还可预防动脉血栓形成。叶酸的食物来源包括柑橘、豆类、谷类等。

## (三)最佳饮食搭配

正确的搭配可以让我们获得更多营养。错误的搭配不仅会让食品失去营养,甚至会让身体受到危害。

1. 鱼配豆腐　补钙,可预防多种骨病。豆腐含大量钙质,若单吃,其吸收率较低,但与富含维生素 D 的鱼肉一起吃,对钙的吸收与利用效果更佳。

2. 猪肝配菠菜　防治贫血。猪肝富含叶酸、维生素 $B_{12}$ 及铁等造血原料,菠菜也含有较多的叶酸和铁,同食两种食物,一荤一素,相辅相成。

3. 羊肉配生姜　冬令补虚佳品,可治腰背冷痛、四肢风湿疼痛等。羊肉可补气血和温肾阳,生姜有止痛祛风湿等作用。同食,生姜既能去腥膻等味道,又能助羊肉温阳祛寒。

4. 鸡肉配栗子　补血养身,适于贫血之人。鸡肉为造血疗虚之品,栗子重在健脾。栗子烧鸡不仅味道鲜美,造血功能更强,尤以老母鸡烧栗子效果更佳。

5. 鸭肉配山药　补阴养肺,适于体质虚弱者。鸭肉补阴,并可消热止咳。山药的补阴作用更强,与鸭肉伴食,可消除油腻,同时可以很好地补肺。

6. 瘦肉配大蒜　促进血液循环,消除身体疲劳、增强体质。瘦肉中含有维生素 $B_1$,与大蒜的蒜素结合,不仅可以使维生素 $B_1$ 的析出量提高,延长维生素 $B_1$ 在人体内的停留时间,还能促进血液循环及尽快消除身体疲劳、增强体质。

7. **鸡蛋配百合** 滋阴润燥,清心安神。百合能清痰火、补虚损,而蛋黄能除烦热,补阴血,同食可以更好地清心补阴。

8. **芝麻配海带** 美容,防衰老。芝麻能改善血液循环,促进新陈代谢,降低胆固醇。海带则含有丰富的碘和钙,能净化血液,促进甲状腺素的合成。同食则美容、抗衰老效果更佳。

9. **豆腐配萝卜** 有利消化。豆腐富含植物蛋白,脾胃弱的人多食会引起消化不良。萝卜有很强的助消化能力,同煮可使豆腐营养被大量吸收。

10. **红葡萄酒配花生** 有益心脏。红葡萄酒中含有阿司匹林的成分,花生米中含有益的化合物白藜芦醇,二者同食能预防血栓形成,保证血管通畅。

11. **牛肉配土豆** 牛肉营养价值高,并有健脾胃的作用。但牛肉粗糙,有时会破坏胃黏膜,土豆与之同煮,不但味道好,且土豆含有丰富的维生素,能起到保护胃黏膜的作用。

12. **甲鱼配蜜糖** 不仅有甜味宜上口,鲜美宜人,而且含有丰富的蛋白质、脂肪、多种维生素,并含有辛酸、硅酸等,实为不可多得的强身剂,对心脏病、肠胃病、贫血均有疗效,还能促进生长,预防衰老。

13. **鲤鱼配米醋** 鲤鱼本身有涤水之功,人体水肿除肾炎外大多是湿肿,米醋有利湿的功能,若与鲤鱼共食,利湿的功能倍增。

## 六、抛弃影响健康的食物

### (一)不易消化的食物

如果平时肠胃就比较脆弱的人,应注意控制不易消化的食物。

1. **生冷食物** 像冰激凌、冰棍、冰饮料等生冷食物如果吃得过多,就会影响肠胃功能的正常运转,造成食物很难消化,容易损伤脾胃。吃的时候可能无感觉,但之后却会导致食欲下降,也会刺激脾胃,造成腹胀、腹痛。

2. **奶油土豆** 土豆是低热量、高蛋白、含有多种维生素和微量元素的食品,被称为理想的减肥食品。土豆泥深受人们欢迎,所以"方便食物"中,土豆泥总被列为榜首。但土豆泥里加的奶油或乳酪,会让你的胃很难受。

3. **生洋葱、大蒜、韭菜** 洋葱、大蒜、韭菜含有多种营养元素,它们对健康大有裨益,比如保护心脏,但是它们也会导致肠胃不适,比如胀气、腹痛等。烹饪后食用可以避免这些不良反应。

4. **巧克力** 大量食用巧克力不但会带来多余的热量,而且会引起下食管括约肌松弛,使得胃酸反流,刺激食管及咽部。

黑巧克力有降压、预防动脉粥样硬化的作用。但是,再好的东西也不能吃太多,每天最多只能吃两小块。

5. 油炸食品 像炸鸡块、炸薯条之类的油炸食物不可避免地有高脂肪,油脂在高温下会产生一种叫"丙烯酸"的物质,这种物质很难消化。

6. 酸性饮料 能够刺激食管,使感觉神经受到刺激。

7. 西兰花 西兰花和卷心菜都是十字花科蔬菜中的佼佼者,不但富含大量维生素和膳食纤维,还有防癌、抗衰老的功效。但过高纤维的蔬菜会撑大胃容量,容易导致肠胃内多余的气体累积。

8. 豆类 豆类所含的低聚糖如水苏糖和棉籽糖,被肠道细菌发酵,能分解产生一些气体,进而引起打嗝、肠鸣、腹胀、腹痛等症状。严重消化性溃疡患者不要食用豆制品,因为豆制品中嘌呤含量高,有促进胃液分泌的作用。急性胃炎和慢性浅表性胃炎患者也不要食用豆制品,以免刺激胃酸分泌和引起胃肠胀气。

9. 辛辣食物 刺激食管的内壁,并且增加胃的负担。

**(二)垃圾食品**

垃圾食品是指仅仅提供一些热量,无其他营养素的食品,或是提供超过人体需要,热量的食品。

1. 腌制类食品 如酸菜、咸菜、咸蛋、咸肉。含三大致癌物之一——亚硝酸盐。这类食物含有大量的盐,腌制中会产生亚硝酸盐,而亚硝酸盐进入人体后又会形成亚硝胺,这是一种很强的致癌物质;腌制食物在腌制过程中,常被微生物污染;易造成口腔溃疡、鼻咽炎,对肠胃有害;多盐还易造成高血压。

2. 油炸类食品 如油条、油饼、薯片。它们是导致心血管疾病的元凶;含致癌物质丙烯酰胺(成分接近汽车排放的废气);在高温下维生素会被破坏,使蛋白质变性,如煎焦的鱼皮中含有苯并芘。油条中含有对人体有害的物质——明矾。明矾是一种含铝的无机物,被人体吸收后会对大脑及神经细胞产生毒害,使记忆力减退、抑郁和烦躁,导致心血管疾病。油炸类食品中的油在反复使用过程中会生成过氧化脂质致癌物。

3. 加工肉类食品 如熏肉、腊肉、肉干、鱼干、香肠。盐多导致高血压、鼻咽癌、肾脏负担过重;含大量防腐剂、增色剂等添加剂,过多食用会对肝造成损伤。

4. 饼干类食品(不含低温烘烤和全麦饼干) 食用香精和色素过多,加重肝脏负担;严重破坏维生素;热量过多、营养成分低。

5. 汽水、可乐类饮料 是一种由香料、色素、二氧化碳合成的饮品,含大量碳酸,会带走体内大量的钙;含糖量过高,超过人体正常需要;喝后有饱胀感,影响正餐。

6. 方便类食品 如方便面、方便米粉。营养素过于单调,对微量元素的摄取明显不足,造成营养不均衡。调味包中味精、盐过多;蔬菜包几乎没有任何营养;含防腐剂。除了可以充饥之外,几乎没有什么营养价值。

7. 罐头类食品　如水果、鱼、肉罐头。破坏维生素,使蛋白质变性;与铝锡接触受污染,易患老年痴呆症;罐头加工中维生素几乎完全破坏,含糖、盐过高,热量过多,营养成分低。

8. 话梅、蜜饯类食品　含亚硝酸盐;含防腐剂、香精——损伤肝脏;加工过程中,水果中所含维生素C完全被破坏,除了热量外,几乎没有其他营养。话梅含盐过高,长期摄入会诱发高血压。

9. 冷冻甜品类食品　如冰淇淋、冰棒等。含奶油极易引起肥胖;含糖量过高,影响正餐,造成营养不均衡。

10. 烧烤类食品　如羊肉串、铁板烧。导致蛋白质炭化变性;烤肉串中含有3,4-苯并芘,进入胃后,与胃黏膜接触,促发胃癌。熏烤肉食时,很多加工条件及环境限制,肉串不熟,细菌、寄生虫过多,会加重肝脏负担。一只烤鸡腿的毒素等于60支香烟的毒素。

**(三)服药禁忌食物**

1. 钙片忌菠菜　菠菜中含有大量草酸钾,进入人体后电解出的草酸根离子会沉淀钙离子,不仅妨碍人体吸收钙,还容易生成草酸钙结石。建议服用钙片前后2小时内不要进食菠菜,或先将菠菜煮一下,待草酸钾溶解于水,将水倒掉后再食用。

2. 抗过敏药忌奶酪、肉制品　服用抗过敏药物期间忌食奶酪、肉制品等富含组氨酸的食物。因为组氨酸在人体内会转化为组胺,而抗过敏药抑制组胺分解,因此造成人体内组胺蓄积,诱发头晕、头痛、心慌等不适症状。

3. 止泻药忌牛奶　服用止泻药物,不能饮用牛奶。因为牛奶不仅降低止泻药药效,其含有的乳糖成分还容易加重腹泻症状。

4. 苦味健胃药忌甜食　苦味健胃药依靠苦味刺激唾液、胃液等消化液分泌,促食欲、助消化。甜味成分一方面掩盖苦味、降低药效,另一方面还与健胃药中的很多成分发生络合反应,降低其有效成分含量。

5. 阿司匹林忌酒、果汁　酒进入人体后需要被氧化成乙醛,再进一步被氧化成乙酸。阿司匹林妨碍乙醛氧化成乙酸,造成人体内乙醛蓄积,不仅加重发热和全身疼痛症状,还容易引起肝损伤。而果汁则会加剧阿司匹林对胃黏膜的刺激,诱发胃出血。

6. 黄连素忌茶　茶水中含有约10%鞣质,鞣质在人体内分解成鞣酸,鞣酸会沉淀黄连素中的生物碱,大大降低其药效。因此,服用黄连素前后2小时内不能饮茶。

7. **布洛芬忌咖啡、可乐** 布洛芬(芬必得)对胃黏膜有较大刺激性,咖啡中含有的咖啡因及可乐中含有的可卡因都会刺激胃酸分泌,所以会加剧布洛芬对胃黏膜的毒副作用,甚至诱发胃出血、胃穿孔。

8. **抗生素忌牛奶、果汁** 服用抗生素前后2小时内不要饮用牛奶或果汁。因为牛奶会降低抗生素活性,使药效无法充分发挥。而果汁(尤其是新鲜果汁)中富含的果酸则加速抗生素溶解,不仅降低药效,还可能生成有害的中间产物,增加毒副作用。

9. **利尿药忌香蕉、橘子** 服用利尿药期间,钾会在血液中滞留。若同时再吃富含钾的香蕉、橘子,体内钾蓄积更加严重,易诱发心脏等方面的并发症。

10. **维生素C忌虾** 服用维生素C前后2小时内不能吃虾。因为虾中含有丰富的铜会氧化维生素C,令其失效。

11. **滋补类中药忌萝卜** 滋补类中药通过"补气",进而滋补全身气血阴阳,而萝卜有"破气"作用,会大大减弱滋补功效,因此服用滋补类中药期间忌食萝卜。

12. **降压药忌西柚汁** 服用降压药期间不能饮用西柚汁。因为西柚汁中的柚皮素会影响肝脏中某种酶的功能,而这种酶与降压药的代谢有关,将造成血液中药物浓度过高,副作用增加。

劳极则精罢,思极则精离,饮食少则精减,房欲频则精耗。

——《医先》(明)

幸福的家庭是相同的,不幸的家庭各有各的不同。

——《安娜·卡列尼娜》

# 第7章　吃出靓丽人生

## 一、吃出女性曲线美

乳房是女性的重要特征之一,丰满的乳房是女人味的必备条件。正常乳房应发育良好,挺立隆起,两侧对称,大小相似,两侧乳头在同一水平上,乳头突起、红润,肤色白泽光滑、细腻。为此,应对其关爱有加。

**(一)丰胸食物**

1. **豆类**　多吃大豆食品对乳房健康大有裨益。因为,大豆及其制品中含有异黄酮,能够降低女性体内的雌激素水平,减少乳房不适。

2. **食用菌类**　银耳、黑木耳、香菇、猴头菇、茯苓等食物,是天然的生物反应调节剂,能增强人体免疫力,有较强的防癌作用。研究表明,多吃食用菌可使女性的乳房健康。

3. **海带**　海带是一种大型食用藻类,对于女性来说,不仅有美容、美发、瘦身等保健作用,还能辅助治疗乳腺增生。研究发现,海带含有大量的碘,可促使卵巢滤泡黄体化,使内分泌失调得到调整,降低女性患乳腺增生的风险。

4. **坚果、种子类**　坚果、种子类食物,如杏仁、核桃、芝麻等,含有大量的抗氧化剂,可起到抗癌的作用。而且,坚果和种子食品可增加人体对维生素E的摄入,能让乳房组织更富有弹性。核桃和松仁富含维生素E和锌,尤其富含亚麻酸,可以延缓乳房衰老,此外蛋白质、矿物质、B族维生素也很丰富,是美容、美发、润肤的佳品。

5. **鱼类及海产品**　黄鱼、甲鱼、泥鳅、带鱼、章鱼、鱿鱼、海参、牡蛎及海带、海蒿子等,富含人体必需的微量元素,有独特的保护乳腺的作用。

6. **牛奶及乳制品**　牛奶及乳制品中含有丰富的钙质,有益于乳腺健康。

7. **各色水果**　葡萄、猕猴桃、柠檬、草莓、柑橘、无花果等,在让女性摄取多种维生素的同时,也获得抗乳腺癌的物质。

8. **蔬菜**　蔬菜与主食合理搭配,不仅有利于身体健康,而且如番茄、胡萝卜、菜花、南瓜、大蒜、洋葱、芦笋、黄瓜、丝瓜、萝卜和一些绿叶蔬菜,对维护乳房的健康很有帮助。

莴笋是传统的丰胸蔬菜,与山药、鸡肝一起食用,能调养气血,促进乳房部位的营养供应,改善皮肤的滋润感和色泽。

9. **谷类**　谷类如小麦(面粉)、玉米及一些杂粮,均对乳房具有保健作用。小麦含有大量的可溶性和不可溶性纤维素,可溶性纤维素帮助身体降低胆固醇;不可溶性纤维素有助于预防癌症。玉米更被营养专家肯定为最佳的丰胸食品,能够促进第二性征的发育。

10. **酒酿**　是非常传统的丰胸食品,其中发酵产生的酶类、活性物质和 B 族维生素有利于乳腺发育。

11. **肉类**　牛肉、猪瘦肉等含有高蛋白质,可以帮助胸部肌肉生长。而猪脚和鸡脚则有丰富的胶质,能够促进胸部组织的饱满。鸡翅膀(尤其是翅中和翅尖)富含大量胶原蛋白,与黄豆同食,对丰胸十分有益。鹌鹑蛋含有丰富的蛋白质、B 族维生素、维生素 A 和维生素 E 等,蛋黄中的胆固醇对乳房发育更有利。

12. **中草药**　红枣、桂圆、当归、淮山药、人参及枸杞子都具有生津补血、滋阴补阳的功效,对于丰胸颇有助益。

**(二)丰胸水果**

1. **木瓜**　木瓜具有美白、丰胸等美容功效。既可以生食,也可以熟食。对丰胸而言,熟食的效果更好,可采用鲜木瓜炖汤或者是加蜂蜜蒸木瓜。

2. **猕猴桃**　猕猴桃含相当丰富的维生素、果胶、果酸等,可以给皮肤补充养分,使皮肤更加白皙细腻。另外,猕猴桃还有降低胆固醇、帮助消化等功效。

3. **西柚**　西柚富含维生素 C 以及大量抗氧化元素,更难能可贵的是西柚所含的热量十分低,每个大约只有 60 卡,所以也是减肥的好帮手。美国一项研究表明,如果正常三餐都能吃上半个西柚,减肥效果会非常好。当然如果觉得一下子吃半个西柚实在不行的话,那喝西柚汁的效果也是相当令人满意的。

4. **柠檬**　柠檬的美容功效也是颇为丰富的,可以抑制黑斑、美白肌肤,也可以紧致肌肤,使皮肤光洁润滑,当然,减肥的功效也很显著。

5. **香蕉**　香蕉润肠通便的功效是大家耳熟能详的了,坚持每天吃一两根香蕉,保证正常的排便,这样有助于排出体内毒素,焕发由内而外的健康美丽。另外,用香蕉和蜂蜜调制的面膜,拥有美白的功效。

6. **苹果**　苹果的保健功能非常出色,同时,它的美容功效也让我们欣喜不已。食用苹果可以帮助我们排出肠道中的铅、汞、锰、铍等毒素,另外,如果有每天吃苹果的习惯,可以使肌肤红润有光泽。

7. 草莓  草莓富含维生素C,经常食用草莓能使皮肤细腻有弹性。此外,草莓所含有的活性物质具有较高的防癌抗癌作用。

8. 枇杷  枇杷富含蛋白质、果酸、维生素、胡萝卜素等。枇杷具有明目的作用,使眼睛熠熠生辉,此外,枇杷还可以保持肌肤健康。用棉签蘸取枇杷汁涂在脸部斑点处,可以淡化斑点。

9. 火龙果  火龙果的营养十分丰富,是一种低热量、高纤维的水果,因此深得减肥者的喜爱。另外,火龙果对防治便秘也很有效果。

10. 樱桃  樱桃含铁量丰富,因此具有促进血红蛋白再生的功能,可以防治缺铁性贫血。另外,樱桃还能使皮肤红润嫩白,消除黑斑。但要注意的是,樱桃不能多吃,这是因为樱桃含铁量比较多,再加上含有一定量的氰苷,所以如果食用过多就会引起铁中毒或氢氧化物中毒。

(三)丰胸食谱

1. 荔枝瘦肉粥  荔枝干(去壳取肉)15 枚,莲子、淮山药各 90 克,瘦猪肉 250克,粳米适量。诸药一并煮粥,粥熟后调味即可食用,每周 2 次。有滋补气血之功,适合乳房弱小者。

2. 虾皮鹌鹑蛋  虾皮 20 克,鹌鹑蛋 8 个,水、淀粉、盐各适量。将鹌鹑蛋打入碗中,加虾皮、盐及水淀粉拌匀,入锅隔水蒸 20 分钟即可。可常食用。有补气养血之功,适合气血虚弱所致乳房偏小者。

3. 海带炖鲤鱼  水发海带 200 克,猪蹄 1 只,花生米 100 克,鲤鱼 500 克,干豆腐 2 块,油、盐、姜、葱、料酒各适量。将豆腐切成丝;猪蹄去毛,洗净,剁成块。将炒锅烧热,下油、盐,分别放入海带、猪蹄、豆腐丝爆香,倒入砂锅中,加花生米、料酒及清水适量炖 1 小时,再加姜、葱、鲤鱼炖 30 分钟,加盐调味即可。佐餐食用,可常食。有滋阴养血之功。适合阴血虚弱、乳房失养而致乳房扁平者。

4. 莲子大肠串  糯米 500 克,莲子粉、山药粉、味精、盐、茴香面各适量,猪大肠 1 段。糯米煮成米饭,同莲子粉、山药粉及味精、盐、茴香面拌匀,纳入大肠中,用线将大肠两头扎紧,放入锅中煮 2 小时,取出切成块即可。可常食用,每日适量。有健脾益气养血之功,适合气血不足所致乳房扁平者。

5. 豆浆炖羊肉  羊肉片 500 克,生淮山药片 200 克,豆浆 500 毫升,油、盐、姜少许。将淮山药片、羊肉片、豆浆倒入锅中,加清水适量及油、盐、姜,炖 2 小时即可。每周食用 2 次。有补气养血之功,适合气血虚弱所致乳房偏小者。

6. 牛奶炖花生  花生米 100 克,枸杞子 20 克,银耳 30 克,牛奶 1500 毫升,冰糖适量。将牛奶放入锅中,加银耳、枸杞子、花生米、冰糖煮至花生米烂熟即可。可常食用。有益气养血之功,适合气血虚弱所致乳房扁平者。

7. **药蜜汁羊肉** 羊肉 1000 克,蜜糖、干地黄、当归、川断各 200 克,怀牛膝 100 克,北芪 50 克。将羊肉去皮,清除肥肉及筋膜,放入以上各药加水同煲约 10 小时,取浓汁,去渣,再入蜜糖,熬成麦芽糖样。每日服 2 次,每次 15~20 克。有益气补血、通经活络之功。适合妇女胸部平坦、乳房凹干者。

8. **红枣米汤羹** 粳米 100 克,红枣 10 枚。粳米洗净,红枣去核,一同入砂锅内,先用武火煮沸后以文火煨熬成浓米汤,用砂糖适量调味,即可服食。有补虚损、益气血、健美丰乳之功效。也可用于辅疗脾胃虚弱、食欲缺乏、贫血等症。

9. **莲子糕** 莲子 100 克,去芯煮烂后捣成泥。再取粳米 100 克,加水蒸熟与莲肉混匀,放入容器中待冷,切块,撒上白糖即可食用。有健脾、补虚之功效,常食有健美丰乳的作用。

10. **羊肉粥** 新鲜羊肉 150 克,洗净,切成肉丁,与 100 克粳米同入砂锅加水煮,等粥稠时加食盐、胡椒粉、葱花、生姜调味即可。每日早晚热服。具有益气补虚、温中暖下、壮骨健脾、丰乳健身等作用。

**(四)丰胸小菜**

1. **牛奶炖鸡** 嫩雌鸡 1 只,鲜奶 500 克,姜片、盐各适量。将嫩雌鸡洗净切块,放入滚水氽烫,待鸡肉变色后捞出,浸泡冷水后取出,去皮及油;将处理好的鸡放入砂锅中,加入适量的清水、姜片及牛奶煮滚后,转小火炖 3 小时,加盐调味后即可食用。既能补气养血,让肌肤白皙靓丽,又能丰胸美体。

2. **核桃明珠** 核桃 60 克,虾 500 克,芦笋、胡萝卜、蒜蓉、酒、盐、糖、生粉各适量,蛋白、油、麻油各少许。将芦笋和胡萝卜切成小块,将蛋白放入碗中加入生粉调成芡汁备用。核桃去皮取肉,加入水煮 2 分钟,取出沥干水分,放入热油锅中炸至微黄色盛出备用。虾去壳、虾线,放入适量盐擦洗,然后再用水冲洗干净,吸干水分,加入调味料搅拌。锅上火,放入适量的油,待油热后,加入蒜蓉适量,炒出香味,将芦笋和胡萝卜放入略炒,加入虾,放入适量的酒、芡汁及核桃肉,炒熟装盘。

3. **牛奶菜花** 菜花 400 克,牛奶、鲜汤各 50 克,精盐、味精、葱花、湿淀粉、花生油各适量。将菜花掰成小朵,放入沸水锅中焯一下,捞出沥干水分备用。炒锅上火烧热,放入适量的花生油,放入葱花炒出香味。加入适量的鲜汤烧开后,放入菜花烧几分钟,加精盐、味精、牛奶,转小火烧片刻,用湿淀粉勾芡,淋在菜花上,搅拌均匀即可出锅上盘。

4. **芝麻油莴笋叶** 莴笋叶 100 克,大蒜 1 头,辣椒 1 个,芝麻油、盐少许。将莴笋叶洗净沥干,蒜头去皮、拍碎,辣椒切片。芝麻油锅入,放入蒜末、辣椒,再加入莴笋叶,快炒 1 分钟,起锅前再加盐调味,拌匀即可。具有补血、通乳、润肠功效。在丰胸的同时,可防止肥胖。

5. 味极鸡翅　鸡翅 200 克,花生油 500 克,盐、鸡精粉、酱油、糯米粉、绍酒、胡椒粉各适量。将鸡翅剁去翅根,留翅中和翅尖相连的部位,放入碗里,加入适量的盐、鸡精粉、糯米粉、酱油、胡椒粉、绍酒搅拌均匀,腌渍大约 20 分钟。将锅放在火上,放入适量的油,待油烧热后,放入腌渍好的鸡翅,炸至金黄,待其熟后,捞出即可。

5. 虾炒鸡蛋　河虾 50 克,鸡蛋 2 个,按常法先在油锅煸炒洗净的河虾,将鸡蛋打匀下锅与虾一起煸炒,加酒、葱、姜、盐各适量,再熘炒至香,起锅即可服食。有补肾髓、健脾胃、丰乳、健美之功效。

6. 猪皮胶冻　新鲜猪皮 1000 克,去毛洗净,加水适量,以小火煨炖到肉皮烂透,汁液稠时,加黄酒 250 毫升,红糖 250 克,调匀后倒入碗中,冷藏,每日食用 250 克。常食可使肌肤滋润丰满,减少皮肤皱纹。

7. 腰果虾仁　腰果 100 克,虾仁 250 克,盐、麻油、葱末少许,蛋白 1 个,油 3 汤匙。腰果用油炸熟备用,虾仁洗净去泥肠、沥干水分,将盐、麻油、葱末、蛋白混合搅拌均匀,将虾仁浸泡于其中,放冰箱冷藏 1 小时。油烧热熄火,将虾仁中多余的调味料沥掉,放入油中搅开泡熟,再将油滤掉,虾仁与腰果拌匀即可。

8. 羊肝焖黄鳝　羊肝 100 克,黄鳝 150 克。羊肝切片,黄鳝切段,加盐、鸡精腌20 分钟,然后用油爆炒羊肝及黄鳝,加入黑枣 20 克,花生 30 克,生姜片 10 克,酱油、盐各少许,焖熟即食,每晚食 1 次。适宜青春期女性。

9. 清蒸人参鸡　人参 20 克,母鸡 1 只(约 1200 克),火腿 10 克,水发玉兰片 10克,香菇 15 克,将母鸡洗净,人参用开水泡开,上笼蒸 20 分钟取出,将母鸡放入盆内,加入配料及葱、生姜、食盐、料酒,在武火上蒸至鸡肉熟烂,即可食用。有补元气、固脱生津、安神之功效,适用于劳伤虚损、形体消瘦、食欲缺乏、气血津液不足等症,常食丰乳健美效果较佳。

### (五)丰胸汤饮

1. 丝瓜通草汤　丝瓜络 15g,通草 9 克,对虾 2 只,姜、盐各少许。将丝瓜络、通草、对虾洗净;锅中加清水适量煮沸,倒入丝瓜络、通草、对虾、姜,煮熟,加盐调味即可。食虾喝汤,可常食用。有通调气血之功。适合气血虚弱所致乳房扁平者。

2. 黄豆排骨汤　猪排骨 500 克,黄豆 50 克,大枣 10 枚,黄芪、通草各 20 克,生姜片、盐各适量。将排骨剁成块,放入锅中,加黄豆、大枣、黄芪、通草(黄芪、通草用纱布包好)、生姜及清水适量煮 2 小时,去药包,加盐调味即可。喝汤,食肉及黄豆、大枣。有益气养血通络之功。适合气血虚弱所致乳房干瘪者。

3. 黄芪虾仁汤　黄芪、山药各 30 克,虾仁 10 克,当归、枸杞子各 15 克,桔梗 6

克。将诸药洗净,放入锅中,加清水适量,煎汤,去渣,加入虾仁同煎15分钟即可。食虾喝汤,可常食用。有调补气血之功。适合气血虚弱所致乳房干瘪者。

4. 芡实猪肚汤 猪肚1个(约1000克),芡实30克,黄芪25克,白果肉60克,豆腐皮50克,葱段、清汤、盐、花生油各适量。猪肚用盐搓洗干净,切成片,与芡实、黄芪、白果肉一起放入砂锅中,加入清汤,煮沸半小时,再加入豆腐皮,煮1小时,加葱段、盐、花生油调味即可。可常食用。有健脾补气养血之功。适合气血虚弱所致乳房扁小,发育不全者。

5. 丝瓜瘦肉汤 丝瓜片300克,瘦猪肉片100克,豆浆500毫升,盐少许。将豆浆放入锅中,煮沸5分钟后加入丝瓜片、猪肉片,搅匀,煮至肉熟,加盐调味即可。喝汤,食肉及丝瓜,可常食用。有补气养血之功。适合气血虚弱所致乳房发育不全者。

6. 牛肉当归汤 牛肉500克,当归20克,红花、白芍、郁金、女贞子各10克,花椒、蒜、酱油、盐各适量。用纱布将诸药包好,将牛肉洗净,切成片,与药包一起放入锅中,加适量清水及花椒、蒜、酱油煮4小时,去药包加盐调味即可。喝汤食肉,可常食用。有补气养血通络之功。适合气血虚弱所致乳房扁小者。

7. 陈皮乌鸡汤 白术、山药、茯苓各15克,陈皮、紫河车粉各7.5克,乌鸡半只,油、盐、姜各适量。将以上诸药一起放砂锅内煲汤,约90分钟,调味后倒出汤,将紫河车粉放入汤内饮用。有补益气血之功,能使皮肤富有弹性、皱纹减少、乳房丰满、曲线优美。

8. 河车木瓜汤 猪肚1个,紫河车粉5克,半熟半生木瓜1个。将猪肚用淀粉、盐洗净,再把紫河车、木瓜切丁混合后放入猪肚内,并用线扎紧猪肚口,放水中煲汤,90分钟后,汤汁变成乳白色,调味。食猪肚,饮汤,每周1次。有补益气血之功,能使皮肤光滑、乳房丰满。

9. 光耀红颜汤 乌骨鸡肉200克,紫河车5克,党参15克,黄芪20克,食盐、香油、味精各适量。将党参、黄芪和一碗半凉开水放炖盅内,隔水炖半小时;另将鸡肉、紫河车炖2小时,调入盐、油、味精,随即将党参、黄芪汤对入即可食用。可常食之。有美容驻颜、健身丰乳之功。

10. 木瓜鲜奶饮 熟木瓜600克,新鲜牛奶1500毫升,莲子肉25克,红枣2枚,冰糖适量。选新鲜熟木瓜,去皮,去核,切成粒状备用;莲子去心,保留红棕色莲子衣,红枣去核,备用。将熟木瓜粒、莲子肉、红枣放入炖盅内,加入新鲜牛奶和适量冰糖,隔水蒸至莲子肉熟即可。随意食用。有补益气血、通经活络、健胸丰乳之功。

11. 牛奶花生茶 牛奶1000毫升,花生米50克,通草10克,蜂蜜、茉莉花各适量。将牛奶放入锅中,加花生泥(花生米捣细)及通草,煮 20 分钟,去通草,加蜂蜜及茉莉花浸泡 5 分钟即可。当茶饮用,可长期服用。有催乳通络、生肌丰乳之功。适合产后缺乳、乳汁不通或乳房扁平形瘦者。

12. **小米油汤**  取小米 250 克洗净,置砂锅内加水煮粥到浓稠状,取其表面厚汤食之。每日 1 次,长期服食,可滋阴、补肾,有丰满乳房、健美肌肤之功效。

13. **猪肉扁豆枸杞汤**  猪瘦肉 150 克,白扁豆 50 克,枸杞子 30 克。将猪瘦肉洗净切丝,与白扁豆、枸杞子同入锅内,加水适量,炖至猪瘦肉熟烂,加入食盐、生姜、葱花、味精调味服食。有滋补肝肾、强体健身、健美丰乳之功效。

14. **猪尾巴莲子红枣汤**  猪尾巴 1 支,红枣七八枚,干莲子 100 克。将猪尾巴放入滚水中烫一下去腥,加 3000 毫升水,葱、姜、料酒少许,熬成约 1500 毫升的汤汁;红枣洗净,干莲子浸泡 2 小时;滤出汤汁,把红枣、莲子放入汤中小火煮半小时;猪尾巴可卤酱油蒜泥食用;红枣莲子汤可加糖或加盐自行调配。

15. **归芪鸡汤**  当归 5 克,黄芪 10 克,鸡腿 1 只,水 4 碗。先将鸡腿洗净并切块,再将鸡腿放入水中,以大火煮开,接着放入黄芪,和鸡腿一起炖至 7 分熟,再放入当归,煮约 5 分钟,并加少许盐即可。当归有通顺气血、促进乳腺健全之功效。

### (六)丰胸中药

人参——有补虚、抗衰老和延年益寿的功效,具有生津补血、滋阴补阳的功效,对于丰胸颇为有益。

桂圆——滋阴补肾、补中益气、润肺、开胃益脾,能保心安神、养血健脾,对于气血及心脾虚弱者尤为适合。

当归——功在补血、和血,主治月经不调、血虚眩晕、疮疡肿疖等症。

淮山——具有健脾、润肺、固肾、益精之功能,对消化系统疾病及糖尿病有较高的治疗功效。

红枣——具有很高的药用价值,性平味甘,具有补血安神、补中益气、养胃之功效。现代药理研究发现,红枣能使血中含氧量增强、滋养全身细胞,是一种药效缓和的强壮剂。

### (七)常用丰胸方药

1. **四物丰胸汤**  当归 10 克,川芎 10 克,白芍 10 克,熟地黄 15 克。连续煮两次,第一次将材料加三碗水煎成一碗即熄火,滤渣取汤汁。第二次将上次煮过的材料加两碗半水煎成半碗时,滤渣取汤汁,合并两次汤汁。早晚空腹饮用。药材煮过之后最好不要放置隔夜再煮。有丰胸,美颜,改善面色苍白、褐黄,补血、调血,改善皮肤之功效。

2. **六君子丰胸汤**  人参 15 克,白术 10 克,茯苓 12 克,陈皮 12 克,半夏 12

克,炙干草2克。连续煮两次,取汤汁,早晚空腹饮用。功效为丰胸、美颜、红润脸色。

3. 莲子丰胸汤　人参24克,黄芩10克,地骨皮12克,麦冬10克,石莲肉15克,白茯苓20克,黄芪30克,车前子10克,甘草10克,柴胡15克。车前子用小火干炒10分钟,再将其他材料加水煎。一天分3次饮用,任何时间、温度均可。功效为丰胸、除口臭、去体味、提神、改善失眠、白带、频尿、情绪郁闷及四肢无力。

4. 大健中丰胸汤　饴糖60克,干姜15克,党参6克,蜀椒9克。后三味药加水小火煮30分钟,去渣,喝汤汁。饮用时以饴糖调味,一天3次,任何时间、任何温度均可。能丰胸,改善面色苍白、无光、暗沉、食欲缺乏、四肢冰冷、气血不足。

5. 人参养容丰胸汤　人参10克,白术12克,黄芪30克,陈皮10克,桂心5克,远志10克,甘草3克,当归10克,茯苓30克,白芍12克,熟地黄15克,五味子6克,大枣2枚,生姜3片。可煎煮两回,一日分二至三次饮用。任何时间、任何温度均可。亦可请中药铺制成药丸,早晚各服15粒。功效为丰胸,使脸唇明亮发光、红润,治掉发,乌黑秀发,增胖,安神,滋阴补血,改善皮肤干裂、心悸、失眠。

6. 八珍丰胸汤　当归10克,川芎15克,熟地10克,白芍12克,人参10克,茯苓20克,白术15克,炙甘草10克。煎煮两次,饭前服,一日3次。能生血、化乳、补血、补气、健胃、健脾。

7. 少女丰胸汤　桔梗20克,陈皮10克,天花粉15克,木通15克。可煎煮两次,早晚饭前饮。对青春期少女有促进发育的功能,对其他女性则有坚挺胸部的功效。

8. 人参莲子汤　人参5克,莲子20克,冰糖10克,炖2个小时,隔日吃,每日1次。适用于成年女性丰胸。

(八)红枣丰胸

红枣有补气的作用,还能促进女性荷尔蒙的分泌,有丰胸、纤体的功能。

1. 黑木耳红枣汤　黑木耳10克,红枣50克,少许白糖。适量的水,放入黑木耳和红枣,用中火煮熟,加入少许白糖即可。月经前1个星期到月经结束这段时间饮用,每天吃或隔天食用都可以,连续食用2个月就能起到丰胸纤体的效果,适合血虚及脾虚型女性食用,能很好地达到健脾、补血、调经的功效。

2. 玉女补乳酥　花生粉100克,去核红枣100克,黄豆粉100克。把红枣切碎,与花生粉和黄豆粉充分拌匀,加少许水后,将其揉成小球,再压成圆形面团;将烤箱预热10分钟,再以150℃烘烤圆形面团15分钟即可。

传说这是清朝太医特别为慈禧研制的一个丰胸妙方,在古代被称为"玉女补乳酥"，此点心既简单、营养又有饱足感，丰胸还不会发胖。因为黄豆含有丰富的卵磷脂及蛋白质，红枣能生津、调节内分泌，花生含有丰富的蛋白质及油脂，它们在一起的巧妙搭配可以更好地促进第二性征发育。

3. 黄芪红枣茶　黄芪 3~5 片，红枣 3 枚。将材料用滚水冲泡，待温热时饮用。

4. 莲子红枣汤　干莲子 100 克，红枣 10 枚，冰糖 50 克。将莲子泡水 2 小时，红枣泡水 10 分钟。然后，将泡过水的莲子以小火炖煮约 3 小时，煮烂后，放入红枣及冰糖再煮 10 分钟即可。

5. 红枣鸡蛋茶　红枣 60 克，鸡蛋 1 个。先将红枣煮成浓汁，打入鸡蛋后即可饮用。

6. 花生衣红枣汤　花生米 100 克，干红枣 50 克，红糖适量。花生米用温水泡半小时，取皮。干红枣洗净后温水泡发，泡发后加入花生衣的泡花生米水中，加清水适量，小火煎半小时，捞出花生衣，加适量红糖即成。

## 二、吃出青春容颜美

### (一)养颜食物

中医认为，一个人健康的标准就是气血充足。在日常饮食中注意补充补血补气食物，有助女性防病抗病，补血养颜，吃出美丽。

1. 西兰花　增强皮肤抗损伤能力。西兰花中含有丰富的维生素 A、维生素 C 和胡萝卜素，能增强皮肤的抗损伤能力，还有助于保持皮肤弹性。

2. 胡萝卜　保持皮肤润泽细嫩。胡萝卜含有大量胡萝卜素，有助于维持皮肤细胞组织正常功能，减少皮肤皱纹，增强皮肤新陈代谢，保持皮肤润泽细嫩。

3. 牛奶　增强皮肤张力。牛奶是皮肤在晚上最喜爱的食物，它能改善皮肤细胞活性，有延缓皮肤衰老、增强皮肤张力、消除小皱纹等功效。

4. 大豆　防止色素沉着于皮肤。大豆中含有丰富的维生素 E，不仅能够破坏自由基的化学性，从而抑制皮肤衰老，而且能防止色素沉着。

5. 猕猴桃　消除雀斑等斑点。猕猴桃含有丰富的维生素 C，可干扰黑色素生成，预防色素沉着，保持皮肤白皙，并有助于消除皮肤上已有的雀斑等斑点。

6. 西红柿　展平皮肤新皱纹。含有的番茄红素，有助于展平新皱纹，使皮肤细嫩光滑。一项实验发现，常吃西红柿还不易出现黑眼圈，且不易被晒伤。

7. 蜂蜜　保持皮肤红润有光泽。蜂蜜被誉为大自然中最完美的营养食品，含有大量易被人体吸收的氨基酸、维生素及糖类，营养全面且丰富，常食可使皮肤红润细嫩有光泽。

8. 肉皮　充盈皮肤。肉皮是富含胶原蛋白和弹性蛋白的食物。胶原蛋白能使细胞变得丰满,从而充盈皮肤,减少皱纹;弹性蛋白则可增强皮肤弹性。

9. 三文鱼 防止皱纹产生。三文鱼中的 α-不饱和脂肪酸能消除损伤皮肤胶原及皮肤保湿因子的生物活性物质,防止皱纹产生,避免皮肤变得粗糙。

10. 海带 调节皮肤油脂分泌。海带是矿物质含量丰富的碱性食物,常吃可以调节血液酸碱度,防止皮肤分泌过多油脂。

**(二)养颜汤饮**

1. 桑寄生首乌瘦肉汤 桑寄生 50 克,首乌 20 克,红枣 5 个,猪瘦肉 400 克,生姜 4 片。桑寄生、首乌稍浸泡。一起下瓦煲,加清水 2000 毫升,武火滚沸后改文火煲 2 小时,下盐便可。

2. 桑葚红枣鹌鹑汤 桑葚 30 克,红枣 6 个,鹌鹑 2 只,猪瘦肉 100 克,生姜 3 片。桑葚稍浸泡;红枣去核;鹌鹑洗净;猪瘦肉切块。一起下炖盅,加冷开水 1000 毫升,炖约 3 小时,进饮时方下盐。3～4 人用。

3. 当归杞子猪肝汤 当归、枸杞子各 10 克,胡椒、红花、肉桂各 1 克(或可不用),猪肝 150 克,生姜 2 片。各物分别洗净,药材稍浸泡;猪肝切为薄片,用清水浸泡半小时。先把药材下瓦煲内,加清水 1500 毫升,武火滚沸后改文火煲约 1 个小时,弃药渣留药液,改武火下猪肝,滚至刚熟,下盐、油便可。2 人用。

4. 萝卜杞子羊肉汤 白萝卜 500 克,枸杞子 20 克,羊肉 500 克,生姜 5 片。白萝卜刮皮,切块,枸杞子稍浸泡,羊肉切块,置有姜汁酒的沸水"氽水"。一起下瓦煲,加清水 2500 毫升,武火滚沸后改文火煲约两个半小时,下盐便可。3～4 人用。

5. 天麻白芍生蚝汤 天麻 20 克,白芍 10 克,生蚝肉 300 克,西芹 50 克,生姜 4 片。药材、生蚝稍浸泡,西芹切段。先把药材下瓦煲,加清水 2000 毫升,武火滚沸后改文火煲约一个半小时,弃药渣留药液,改为武火下生蚝,再下西芹、盐和油便可。3～4 人用。

6. 姬松茸猴头菇猪展汤 姬松茸 20 克,猴头菇 50 克,淮山药、枸杞子各 15 克,芡实 30 克,猪展肉 500 克,蜜枣 3 个,生姜 3 片。蜜枣去核,猴头菇用温水浸发,再挤压,淮山药、枸杞子、芡实稍浸泡。一起与猪展肉、生姜下瓦煲,加清水 2000 毫升,武火滚沸后改文火煲约 2 小时,下盐便可。4～5 人用。

7. 陈皮香附鲜鸡汤 陈皮 10 克、香附 15 克、鸡肉 60 克、生姜 2 片。陈皮、香附稍浸泡。一起下瓦煲,加清水 1250 毫升,武火滚沸改文火煲约至 400 毫升,下盐便可。1 人用,1 日可分 2 次进饮。

**(三)养颜粥羹**

1. 银耳红枣羹 银耳又称为"穷人的燕窝",有润燥的作用。用桂圆干、枸杞子、红枣、银耳熬汤,不但是美味的丰胸小点心,还能使肤色白里透红,体态轻盈苗条。

2.黑糯米补血粥 黑糯米、红枣、桂圆、山药、红糖适合煮粥。黑糯米、桂圆和红枣是补血食品,加上山药,益气养血的功效更显。桂圆虽然可以补血气、促进血液循环,但是因为不易消化,每次下7～8个即可(寒胃者加2片红参)。

3.当归红枣排骨 排骨1根,枸杞子10克,红枣12枚,当归4片。排骨洗净放入砂锅,加入枸杞子、红枣、当归、葱、姜片,大火烧开,再小火炖至排骨熟烂,加盐、鸡精调味即可。能滋阴润燥、养颜护肤。

4.双红补血羹 红薯500克,红枣10克,红糖适量。清水2000毫升一起下锅煮开,红薯熟后加红糖,经常吃。喜欢吃南瓜的也可以把红薯换成南瓜。

5.木瓜银耳羹 银耳、木瓜、红枣、冰糖适量。把泡发的银耳下锅煮开,加红枣改小火熬半个钟头,加冰糖和木瓜煮开。

6.黄豆雪梨炖猪脚 雪梨1个、大豆50克、猪脚半只、姜、盐。猪脚加入姜片开水中去异味,切成块,加入去核切块的雪梨、大豆和一块姜,加适量清水煮到滚开,维持旺火继续沸煮15分钟转慢火再煲1个小时,喝之前根据个人口味加盐调味。有光滑皮肤、缓解声沙口干和滋养清热效果。

**(四)美养中草药**

很多中草药具有美容养颜的功效,一些女性通过中草药调理身体,从而实现美容护肤的效果。下面是女性美容的常用中草药。

1.当归 在我国医药史上,常把当归头、身、尾分别运用,认为当归头止血,当归尾行血。所以当归尾用于面部美容,是最适合的。

当归通常研粉使用,具有美容和医疗功效。用其敷脸可以促进血液循环,而当归的水溶液有极强的抑制酪氨酸酶活性作用,是对付黄褐斑、雀斑的"撒手锏",故而,当归既可做面膜或加入面霜中使用,又可用于食疗,是美容之佳品。将白芷、茯苓、当归、白芨、杏仁及紫河车等量磨成粉混合,加适量的水,调成糊状,再加入少许蜂蜜混合均匀,敷面20分钟清水洗掉,除皱效果较佳。

2.芦荟 芦荟为解毒清热泻火型中药,芦荟多糖和维生素等成分对人体皮肤有良好的营养、滋润、增白作用,且刺激性小,而且其对消除粉刺有很好的效果。芦荟中的胶质能使肌肤细胞收缩,保护水分,恢复弹性,消除皱纹。

护肤品中常用芦荟等本草精华,质地清爽舒润,温和渗透。强力吸油物质能快速分解并吸收表面过剩油脂,有效对抗面部油光现象,避免痘痘产生,效果持久。长期使用更可使面部肌肤皮脂分泌臻于平衡。

将新鲜的芦荟汁直接涂抹在面部,就可以很好地发挥芦荟的美容作用。

3.玫瑰 玫瑰花含丰富的维生素A、维生素C、维生素B、维生素E、维生素K

及单宁酸,能改善内分泌失调,调气血,促进血液循环,养颜美容。

玫瑰精油被称为"精油之后",能调整女性内分泌,滋养子宫,缓解痛经,改善性冷淡和更年期不适;具有很好的美容护肤作用,能以内养外、淡化斑点,促进黑色素分解,改善皮肤干燥,恢复皮肤弹性,是最适宜女性保健的芳香精油。可长期食用玫瑰花或使用玫瑰精油。

每天早上洗脸时,将一滴玫瑰精油滴在温水中,用毛巾按敷脸部皮肤,可延缓衰老,保持皮肤健康靓亮丽。

4. 薏苡仁　薏苡仁既是常用中药,又是常吃的食物,性味甘淡微寒,有利水消肿、健脾去湿、清热排脓等功效。近年来,大量的科学研究证明,薏苡仁还是一种抗癌药物。

薏苡仁含纤维质高,低脂、低热量,对下半身水肿的人有奇效,是减肥的最佳主食。更重要的是其富含蛋白质,对面部粉刺及皮肤粗糙有明显的疗效,同时还可以防止脱发,甚至有瘦脸效果;薏苡仁的提炼物加入化妆品中还有防晒和防紫外线的作用,具有自然美白效果,能提高肌肤新陈代谢与保湿的功能。可做成薏苡仁杏仁粥、瘦身汤(将鲜牛奶煮沸后加入薏苡仁粉 3～5 克,搅拌一下即可)、薏苡仁粉面膜等。

5. 人参　人参含有 100 多种有效成分,主要为人参皂苷、人参活素、少量挥发油、各种氨基酸、人参多肽、葡萄糖、果糖、果胶及维生素 $B_1$、维生素 $B_2$、烟酸、泛酸等。其中人参皂苷是最主要的活性物质,具有抗老化、抗感染的作用。

人参的渗出液对皮肤没有任何不良刺激,还能有效抵抗胆固醇,帮助新陈代谢,促进皮肤血液循环,增强皮肤营养,防止皮肤脱水、硬化、起皱,从而保持皮肤角质层中的水分,令肌肤嫩滑富有弹性。人参中还含有抑制黑色素沉着的酶(酪氨酸酶),可增白祛斑。

6. 甘草　甘草的药用部位是根及根茎,可补脾益气、清热解毒、祛痰止咳、缓急止痛。甘草是中药中应用最广泛的药物之一,可以调和诸药,且药性和缓,默默地发挥自己的功效。

**(五)养颜药膳**

1. 玉肌散　功效为润肌肤悦颜色,专治面部粗涩不润,黑暗无光,雀斑污渍。常洗能光洁如玉,面如凝脂。白芷、滑石、白附子各 6 克,绿豆粉 120 克,共研极细末,每次少量洗面。兑入人乳用,其效甚速。

白芷气味芳香,能滋润肌肤,使肌肤变得白嫩,面色红润,可用来做化妆品,所以常作为美容药使用。白附子主面上百病,治面黑干黑皯瘢疵。药理研究表明,白附子对皮肤有刺激作用,能使表皮剥脱,从而剥蚀瘢疵。另外白附子外用可使局部血管扩张,改善血液循环,从而使色素得以吸收。

2. 八珍糕　不寒不热,平和温补,扶养脾胃,男女小儿诸虚百损,服此糕,无不神效。党参 60 克,茯苓 60 克,白术 30 克,薏苡仁、芡实、扁豆、莲子、山药各 90 克,白糖 240 克。共研细末,同白米粉蒸糕。每服不拘多少,日进二三次。

方中党参大补元气,薏苡仁、扁豆健脾利湿,诸药配伍药性平和,对于脾胃虚弱,心肾不足之证更为相宜。

3. 清宫茯苓糕　有健脾益肾、宁心安神、延年益寿之功效。茯苓、莲子、芡实、山药、粳米、糯米适量。茯苓等药各等分研为细粉,粳米、糯米另磨粉。取药粉 3 份,粳米粉 5 份,糯米粉 2 份,用水和成糕,放入笼内蒸熟,做成小饼。每日早、晚各食 1～2 个。

4. 集灵膏　功效为滋肾益肺,健脾养心,填精补髓,强身壮体,延龄益寿。人参 60 克,天冬、麦冬、生地、熟地各 120 克,牛膝、枸杞子各 60 克。人参研为细粉,余药煎煮后过滤去渣,加入人参粉及蜂蜜适量,炼成膏。或将诸药共为粉,炼蜜为丸如梧桐子大。药膏每日 2 次,每次半匙,白开水冲服。药丸每日 2 次,每次 10 克,空腹白开水送下。

由于方中药物偏于滋阴补血,所以脾虚腹泻者最好不用。

5. 二冬膏　清心润肺,止咳化痰,滋阴降火,解渴除烦。久服水升火降,阴与阳齐,则无病矣。天门冬 500 克,麦门冬 500 克,川贝面 120 克。加水熬成膏,加川贝面、蜜做成膏。每日早晨用 4～5 茶匙,白开水冲服。

6. 太和饼　健脾和胃,男女小儿脾胃虚弱最宜。山药 120 克,莲子、白术、芡实、茯苓、神曲、使君子、天南星各 120 克,炙甘草 60 克。上药共为细末,用老米饭 500 克、蜜糖做成小饼。日服 1 饼。

7. 明目延龄丸(膏)　能平肝明目,清热散风,降血压。霜桑叶 60 克,菊花 60 克,蜂蜜适量。上药为粗粉,炼蜜为丸如绿豆大。或以水熬透,去渣,再熬成浓汁,兑蜂蜜服膏。每日 2～3 次,每次 6 克。

8. 五味子膏　补肾健脑,滋阴益气,养心。五味子 240 克,洗净,水浸半日,煮烂去渣,再熬成饴,兑蜂蜜收膏。每日口服 1～2 次,每次 1 匙,开水冲服。

9. 阳春白雪糕　健脾胃,益肾养元气,宁心安神,延年益寿。白茯苓(去皮)60 克,山药 60 克,芡实 90 克,莲子肉(去心、皮)150 克,神曲(炒)30 克,麦芽(炒)30 克,大米、糯米各 500 克,白砂糖 500 克。将诸药捣粉,与大米、糯米共放布袋内,再放到笼内蒸熟取出,放木盘内,掺入白砂糖一起搅匀,揉成小块,晒(或烘)干贮存,备用。老年人每日 2～3 次,每次 1～2 块。

**(六)针对面部皱纹的食物**

1. 富含软骨素的食物　如猪骨汤、牛骨汤、鸡皮、鸡骨汤等,可增强皮肤的弹性。人体皮肤分为表皮、真皮、皮下组织3层,影响皮肤美容的主要是真皮。真皮是由弹性纤维构成的,而弹性纤维的最主要成分是硫酸软骨素。人体若缺乏这种软骨素,皮肤即失去了弹性,出现皱纹。所以,多吃些富含硫酸软骨素的食物,就可以延缓皮肤皱纹的发生,使皮肤保持弹性和细腻。

2. 富含核酸的食物　如鱼、虾、牡蛎、蘑菇、银耳、蜂蜜等,可消除老年斑。近年来研究发现,补充核酸类食物,既能延缓衰老,又能阻止皮肤皱纹的产生。一项研究以30名女为作对象,让她们每日服用核酸800毫克和适量的维生素C。一个月后观察,9个人脸上的老年斑消失,5个人脸上的皱纹消失,8个人粗糙的皮肤变得较为丰润,其他人的肌肤均比以前有所改善。

3. 碱性食物　碱性食品包括绝大部分蔬菜、水果、豆制品和海产品等。研究表明,过量的酸性食物使血液呈酸性,使血液里的乳酸、尿酸含量相应增加。这些物质随汗液来到皮肤表面,就会使皮肤变得没有活力,失去弹性,尤其会使面部的皮肤松弛无力,遇到冷风或日光暴晒,容易裂开。多吃些碱性食物,可使血液呈现弱碱性,减少乳酸、尿素的含量,减轻对皮肤的侵蚀、损害。

4. 富含胶原蛋白的食物　如猪皮、猪蹄、甲鱼等。据营养学家分析,每百克猪皮中含蛋白质26.4克,为猪肉的2.5倍,而脂肪却只有2.27克,为猪肉的一半。特别是肉皮中蛋白质的主要成分是胶原蛋白,具有增加皮肤水分、滋润皮肤、保持皮肤组织细胞内外水分平衡的功能。胶原蛋白是皮肤细胞生长的主要原料,能使人体皮肤丰满、白嫩,皱纹减少或消失。

5. 富含维生素的食物　维生素A能维持皮肤的柔韧和光泽,维生素C、维生素E为抗氧化剂,可防止皮下脂肪氧化,增强皮肤表皮和真皮细胞的活力,避免皮肤早衰。铁和铜可使血液充盈皮肤,使皮肤获得足够的营养,延缓皱纹产生。摄入富含微量元素铁、铜的食物,也有利于抗皱。

富含维生素A的食物主要有动物的肝脏、鱼类、海产品、奶油和鸡蛋等动物性食物。

富含胡萝卜素的食物主要是橙黄色和绿色蔬菜,如菠菜、胡萝卜、韭菜、油菜、荠菜、马兰头等。

富含维生素C的食物如番茄、苹果、橘子、胡萝卜、柚子、杏、山楂、樱桃、猕猴桃、草莓、杨梅、辣椒、芹菜、南瓜、葱头、莴苣、香椿、大枣、葡萄等。

富含维生素E的食物有卷心菜、胡萝卜、茄子、鸡肝、葵花籽等。

富含铁的食物有猪血、猪肝、黑木耳、大枣等。

含铜较丰富的食物有动物内脏,水产品,荞麦、红薯等粗粮,坚果类及大豆、豆制品、蘑菇和黑木耳等。

# 三、吃出体型矫健美

## (一)减肥饮食细节

节食是件痛苦的事,但美丽也是人人想要的。想要美味与美丽兼得,就应注意饮食细节。

1. 有些食物虽然从表面上看并不含有糖分,如沙拉酱、热狗、汉堡、罐头及一些冷冻蔬菜,但其中可能含有蔗糖、葡萄糖、蜂蜜或玉米糖,进食时应留心看包装上的标注,以免吃入过多糖分。

2. 炒菜时注意尽量不要时间过长,以免水分流失。最好让菜肴保留较多的水分,这样可以增加菜肴的体积,吃后能够起到更好的饱腹作用。

3. 注意控制做菜的用油量,最好选择清蒸、煮、烩、氽、熬、拌等省油的方法,使油的用量减少。

4. 煲汤时要注意将漂在汤上面的油撇去。最好煲清汤,不要做浓汤,浓汤含有更高的热量。

5. 用马铃薯代替主食,不要把它当作蔬菜。因为,马铃薯的热量虽然比主食少,可比起蔬菜来却多很多。如果把马铃薯当菜吃,同时又不注意减少主食量,容易摄入过多热量。

6. 清晨起床后先喝一些温开水,这样有助于降低食欲,减少进食量。能够坚持在三餐前都饮用温开水会有更好的效果。

7. 不可饮水过量,以喝后不觉胃胀、不感恶心或不影响食欲为好,不然反会诱发饥饿感,增加进食量。

8. 三餐要定时、定量,注意营养均衡。不要吃得过饱,三餐进食要均匀,并在进餐时要有科学顺序,如可在餐前先上汤,吃饭时先吃体积大、热能低的清淡食物和蔬菜。

9. 不要一天吃两顿或一顿,甚至不吃饭,或遇到爱吃的食物就多吃,下一顿再减肥,没有爱吃的食物就不吃。这样,会使身体不能充分利用食物燃烧释放热量。

10. 进餐时最好不喝佐餐饮料,平时应注意少喝饮料。可以喝一些低热量或无热量的新型甜味饮品。

## (二)调剂完美身材食物

1. 紫菜  紫菜除了含有丰富的维生素 A、维生素 $B_1$ 及维生素 $B_2$,最重要的就是它蕴含丰富的纤维素及矿物质,可以帮助排走身体内的废物及积聚的水分,从而有瘦腿之效。

2. 芝麻  芝麻中的亚油酸可以去除附着在血管上的胆固醇,令新陈代谢更好,使减肥瘦腿轻松得多。

3.香蕉　香蕉虽然卡路里很高,但脂肪却很低,而且富含钾,可减少脂肪在下身积聚,是减肥的理想食品。

4.苹果　苹果含独有的苹果酸,可以加速代谢,减少下身的脂肪,而且它的含钙量比其他水果丰富,可减少下身水肿。

5.红豆　红豆所含的多种成分可以增加大肠的蠕动,促进排尿及减少便秘,从而清除下身脂肪。

6.木瓜　木瓜含有独特的蛋白分解酵素,可以清除因吃肉类而积聚在下身的脂肪,而且木瓜肉所含的果胶更是优良的洗肠剂,可减少废物在身体积聚。

7.西瓜　西瓜是水果中的利尿专家,多吃可减少留在身体中的多余水分,而且本身的糖分也低,多吃也不会致肥。

8.蛋　蛋内的维生素 $B_2$ 有助去除脂肪。

9.西柚　西柚卡路里极低,它也含丰富的钾,有助减少下半身的脂肪和水分积聚。

10.椰果　椰果完全不含脂肪,而且美味,它含丰富的植物纤维,可以使下身的淋巴畅通,防止腿部水肿。

11.菠菜　菠菜可以促进血液循环,令距离心脏最远的一双腿都能吸收到足够养分,平衡新陈代谢。

12.西芹　西芹一方面含有大量的钙,可以补"脚骨力",另一方面含有钾,可减少下半身的水分积聚。

13.花生　花生含有极丰富的维生素 $B_2$ 和烟酸,一方面带来优质蛋白,另一方面可以消下身脂肪。

14.猕猴桃　猕猴桃除了富含维生素 C 外,其纤维素亦十分丰富,可以加快分解脂肪的速度,避免腿部积聚过多的脂肪。

15.西红柿　吃新鲜的西红柿可以利尿及去除腿部疲惫,减轻水肿。

西红柿加热吃营养更高。美国《时代》杂志介绍了 10 种对现代人最健康的食品,其中西红柿荣登榜首。

研究发现,西红柿的番茄红素具有很强的抗氧化能力,可以清除人体的自由基。自由基是带多余电子的氧分子或氧原子,其侵蚀人体健康细胞,有时还攻击人体各部分功能控制中心(如免疫调节中心、血糖控制中心、癌症抑制中心等)。番茄红素通过清除自由基,能起到防止癌症和一些慢性疾病的作用。

**(三)怪味食物益健康**

身边的很多怪味食物可以呵护女性健康。

1."臭"的食物可调经　榴莲气味强烈,但在泰国,由于其营养价值很高,常被当作患者、产后妇女调养身体的补品。榴莲性热,可以活血散寒,缓解痛经,还能改善腹部寒凉的症状,促使体温上升,是寒性体质者的理想补品。注意不能一次吃太多,否则容易导致身体燥热,肠胃无法完全吸收而引起"上火"。

2."冲"的食物能防癌　比如萝卜、大蒜、洋葱等。这些食物味道很冲,甚至吃完了还会有臭味。原因就是它们含有硫苷类物质和烯丙基二硫化物,这些物质对预防癌症很有帮助。比如大蒜中的大蒜素具有很强的抗菌作用,能杀灭阴道滴虫、阿米巴原虫等多种致病微生物。每天进食一头生大蒜,能对阴道炎起到很好的防治作用。

常吃大蒜不但能够抗癌、防止血栓,还能够保持头发乌黑光泽,如果用蒜汁按摩头皮,不但可减少脱发,还可使白发变黑。

3."怪香"食物可助孕　有些食物虽然以"香"字命名,但味道却很奇怪,比如香菜、香椿等。香菜中含硼多,这种物质能帮助身体吸收矿物质,保护骨骼,最适合进入40岁后的中老年人。香菜中还富含铁、钙、钾、锌、维生素A和维生素C等元素,有利于维持血糖稳定,并能防癌。香椿中含有香椿素等挥发性芳香族有机物,可健脾开胃,增加食欲。它具有清热利湿、利尿解毒之功效,是辅助治疗肠炎、痢疾、泌尿系统感染的良药。有研究表明,香椿中含维生素E和性激素物质,具有补阳滋阴作用,对不孕不育症有一定疗效,故有"助孕素"的美称。

中年妇女应多吃含硼食物,以利身体吸收矿物质,保护骨骼。

4.苦味食物防心脏病　像柠檬皮、茶叶、黑巧克力等,其中富含各种苷类、萜类和多酚类物质,如柠檬皮和柚子皮中的柚皮苷,茶中的茶多酚,红酒、巧克力中的多酚,都能预防癌症和心脏病,也给食物带来了一点苦涩的风味。

5.辛辣食物燃脂　食物中的辣味一般是由辣椒素或挥发性的硫化物产生。辣椒素具有镇痛作用,还能提高新陈代谢,起到燃脂的功效。芥末辣味强烈,具有较强的刺激作用,可以调节内分泌,增强性功能,还能刺激血管扩张,增强面部气血运行,使女性脸色更红润。芥末中的异硫氰酸盐,不但可预防蛀牙,而且对预防癌症、防止血管斑块沉积、辅助治疗气喘也有一定的效果。此外,芥末还有预防高血脂、高血压、冠心病,降低血液黏稠度等功效。

6.酸味食物促进矿物吸收　沙果、山楂、泡菜等。它们的酸味是柠檬酸、苹果酸等有机酸带来的,这些天然的酸性物质能促进矿物质的吸收,如铁等。同一品种的水果,味道酸的一般维生素C含量更高,维生素也更稳定,更容易保存。

7.发涩食物抗氧化　未熟的柿子、紫色的葡萄皮,它们的涩味是食物中的单宁、植酸和草酸带来的。这些物质都是强力的抗氧化物质,对预防糖尿病和高血脂有益。同一种水果,发涩的品种价值更高,比如,酸涩的小苹果就比大而甜的苹果价值高。

8. 粗糙的食物排毒 比如扎嘴的粗粮、难嚼的芹菜杆和白菜帮子,其含有丰富的不可溶性膳食纤维,能帮助人们预防肠癌,有利于金属离子排出,帮助身体排毒,减轻体重。在吃水煮鱼、红烧肉等高脂菜肴,八宝饭等甜食及动物内脏、蛋黄等高胆固醇食物的时候,是粗糙食物发挥效力的最佳时刻。

### (四)瘦身茶

1. 清热型 有清热之功效,适宜30岁以下发胖者,体内热量多余,身体亢奋,容易口苦、口臭,易饥饿,情绪烦躁,小便偏黄,爱便秘者饮者。除消脂、利尿外,关键是清热。配方:决明子加绿茶。

2. 健脾型 适于气虚型胖、需要健脾者饮用。中医认为气虚会使脾的运作不正常,把气补足,身体自然恢复正常代谢。配方:薏苡仁、茯苓。

3. 理气型 "肝郁则侮脾",常见症状为胸闷腹胀,情绪不稳,严重者月经失调。配方:陈皮、玫瑰花。

4. 滋阴型 老年人易头晕、腰酸、口干,睡眠质量不好等,中医认为是阴血不足,无法滋养组织。除了补血,还要活血。配方:何首乌、丹参。

### (五)中药减肥法

现将近年各地医药期刊有关这方面的报道,就其常用药物与方例稍加归纳,约有六法。简介如下:

1. 和胃消脂法 形体肥胖,大多由于甘肥太过,油脂黏腻先壅于胃,往往脘腹饱胀,嗳腐吞酸,口味秽浊,舌苔腻。运用山楂、大麦芽、莱菔子等药以和胃助消化。传统方有焦三仙、保和丸等,尤以中医儿科作为常用药物。

2. 活血行瘀法 活血行瘀的药物对扩张冠状动脉、增加血流量、降低血脂,以及防止斑块形成和促进其消退均有作用。肥胖而有瘀血阻滞,妇女经闭不行,或见舌质有青紫瘀点者,采用活血行瘀法。常用的药物有:古方佛手散为首选之品;丹参一味,四物(汤),为治心脑血管病的常用药;赤芍药、鸡血藤能活血舒筋,对瘀阻经络者多适用;三七、蒲黄善于活血止痛,瘀阻刺痛者多选用。

3. 宽胸化痰法 中医文献有"肥人多痰"的论点。临床表现为肥胖,动则气短、胸闷,甚则头晕、呕吐、恶心,舌苔滑腻。严重者性情急躁,易发脾气、恼怒,以致血压高,头涨耳鸣,睡眠不安,舌苔黄腻,大便干结。选用宽胸化痰法最为合适。常用药物:瓜蒌,为宽胸化痰主要药,可一味制成;薤白,常与瓜蒌配合同用,如用栝楼薤白汤治胸痹心痛;枳实、枳壳俱能宽胸化痰,配陈皮、半夏即为温胆汤法,常用于治疗肥胖痰湿重、惊悸、失眠等症;半夏能化痰和胃止呕,与陈皮配合,为二陈汤的主药,传统作为化痰湿的主要方剂;陈皮,气味芳香,既可和中理气,又能化痰降脂。

临床通治各种痰证,不论呕吐痰涎,或是咳嗽痰多、眩晕、惊悸等症每多用之。

4. 疏肝利胆法　胆汁能消化脂肪。患肝炎、胆囊炎、肝胆结石的人,胆汁分泌不足。疏肝利胆法对肝胆病是不可少的,尤其是脂肪肝患者。常用药物:茵陈,是中医治疗黄疸的专用药,有很好的利胆作用。莪术、姜黄、郁金三味药为同科药物,均能疏肝、利胆、降脂,常与茵陈配合同用;柴胡疏肝散(柴胡、枳壳、芍药、甘草、香附、陈皮)可作为常用成方,随症加减;决明子能清肝明目,平时泡茶常饮之,有泻肝火、降血脂功效。

5. 利尿渗湿法　中医学认为:湿盛生痰,水湿代谢失常易与血液相混,清浊不分,血脂升高。利尿渗湿法的是一种最平稳的方法。冬瓜有利水作用,冬瓜子与冬瓜皮俱可煎汤常服;泽泻为利尿渗湿的常用药,也有降脂作用;茶树根、玉米须都有利尿之功,俱可作降脂药用。

6. 泻下通便法　肥胖,体质强壮,如有大便秘结者,须用泻下通便法以排泄脂垢邪浊。常用药物为大黄、虎杖、何首乌等。

市售的三花减肥茶,配方中就以泻下通便药为主。肥胖者服用之后,会引起剧烈猛泻,体重随即减轻。其他各种减肥茶大多数是有泻下药的。古方指迷茯苓丸(枳实、半夏、茯苓、芒硝)能缓下痰浊,对肥胖高血压患者手指发麻,确实有良好的效果。

**(六)美体中药**

用作修身美体的中药材,按药效可分成四大类。

1. 消导药　如山楂、谷芽、麦芽等,作用是消积滞(中医术语称消食导滞)。特别是山楂,它含多种酸类,如苹果酸、柠檬酸、琥珀酸等,可促进胆汁和胃液分泌,帮助分解油脂,对动物性脂肪尤其见效。

2. 利水渗湿药　如泽泻、云苓、车前子等,作用是利湿,可帮助排出体内多余水分。服后可增加排尿量,解湿热,消水肿。

3. 泻下药　如大黄、番泻叶、首乌等,作用是加强肠道蠕动,速通大便。其中大黄含大黄素等醌类衍生物,性质苦寒,可攻下燥结秘固之宿便,药性猛烈。首乌则润肠轻泻,性质腻滞,令人产生饱腹感。

4. 降脂药　如丹参、草决明、桑寄生、鸡血藤等。丹参属理血药,能扩张周边血管,降压消脂,与鸡血同属补益药。

上述四类减肥中药各有利弊:消导药最安全,但愈吃愈开胃,因为清除了肠胃堆积的废物以后,内里空空如也,很难按捺得住大吃一顿的欲望。利水渗湿药初用颇收效,特别是对于水肿型肥胖人士而言,但长用会干扰正常运化,伤脾伤肾阴。

泻下药短时间服用或可借通便减去胃腩,但时间一长,会影响日后的排泄和营养吸收。降脂药较安全。最有效的减肥方法,还是运动和节制饮食。

**(七)减肥秘方**

1. **脾胃实热** 多有食欲旺盛,多食易饥之症,形体壮实肥胖,伴大便秘结,舌红苔薄黄,脉弦滑。治法应清胃通腑,凉血润肠。

(1)防风通圣散:防风 15 克,荆芥 15 克,川芎 15 克,当归 15 克,芍药 15 克,大黄 15 克,薄荷叶 15 克,麻黄 15 克,连翘 15 克,芒硝 15 克,白术 15 克,栀子 15 克,石膏 30 克,黄芩 30 克,桔梗 30 克,滑石 90 克,生甘草 60 克。丸剂每次口服 12 克,1 日 2 次,汤剂清水煎成 200 毫升,每次 100 毫升,每日 2 次。

(2)清通饮:胡黄连、番泻叶、生大黄、生地、夏枯草、草决明。每日 1 剂,水煎服。

2. **脾虚湿盛** 食欲欠佳,伴有面色萎黄,大便溏泻,神疲乏力,舌淡苔白,脉濡等脾胃气虚之象。治法应健脾益气,淡渗利湿。

(1)防己黄芪汤:防己 12 克,黄芪 15 克,白术 6 克,炙甘草 6 克,煎时加生姜 4 片,大枣 1 枚。清水煎成 200 毫升,每次 100 毫升,每日 2 次。

(2)泽泻汤:泽泻 15～30 克,白术 10～15 克。清水煎成 200 毫升,每次服 100 毫升,每日 2 次。

3. **痰浊中阻** 多有肢体困重之感,常见舌淡苔白腻之象。应祛痰理气。

(1)二陈汤:半夏 15 克,橘红 15 克,白茯苓 9 克,炙甘草 4.5 克。每日 1 剂,水煎服。对痰浊中阻之肥胖患者尤为适宜。

(2)化痰减肥汤:陈皮,半夏,茯苓,胆南星,全瓜蒌,焦山楂,薏苡仁,莱菔子,赤小豆,枳实,丹参,王不留行。每日 1 剂,水煎服。

4. **肝气郁结** 患者多有肢体困重之感,常见舌淡苔白腻之象。宜理气宽中,除湿。

柴芍乌苓汤:柴胡 6 克,白芍 10 克,乌梅 10 克,茯苓 10 克,荷叶 10 克,泽泻 10 克。每日 1 剂,水煎服。肝火旺盛,烦躁易怒者加丹皮 10 克,炒山栀 6 克;妇女闭经者,加益母草 20 克,当归 10 克,香附 6 克;白带多者加苍术 10 克,黄柏 6 克。

5. **湿热阻滞** 患者虽亦有肢体困重之感,但常见口苦口干不欲饮,舌红苔黄腻及脉滑数或濡数之象。宜清热利湿,化浊减肥。

大柴胡汤:柴胡 15 克,黄芩 9 克,芍药 9 克,半夏 9 克,枳实 9 克,大枣 12 枚,生姜 15 克,大黄 6 克。清水煎取 200 毫升,早、晚各服 100 毫升。若大便溏者,去大黄;大便干者大黄后下;若大便正常,大黄可同煎。

6. **脾肾阳虚** 肥胖者常伴颜面虚浮,神疲乏力,并可见面色㿠白,形寒肢冷,或下利清谷,舌淡胖,苔白,脉沉迟。

仙灵芪归汤:仙灵脾 15 克,茯苓 15 克,黄芪 20 克,肉桂 3 克,川断 10 克,白术

10 克,泽泻 10 克,山药 10 克,当归 10 克,泽兰 10 克。每日 1 剂,水煎服,3 个月为 1 个疗程。对女性肥胖伴有月经不调最为适宜。

7. 气滞血瘀　除肥胖外,多伴有舌暗红或有瘀点、瘀斑,或舌下瘀筋,脉沉弦或涩等瘀血阻滞之象。宜活血祛瘀,行气散结。

丹参饮:丹参 30 克,檀香 30 克,砂仁 30 克。用水 220 毫升,煎至 160 毫升,去渣温服。

(八)减肥验方

1. 平陈汤　槟榔 75 克,厚朴 15 克,酒大黄 7.5 克,青皮 15 克,苍术 15 克,半夏 15 克,云苓 15 克,枳壳 15 克,白芥子 10 克,焦山楂 15 克。日服 1 剂,早晚各服 1 次,疗程 1 个月。主治脾虚湿盛型肥胖。

2. 荷术汤　荷叶、苍术、白术、黄柏、牛膝、薏苡仁、黄芪、桂枝、木瓜、茯苓、泽泻、山楂、车前草、虎杖、夏枯草、甘草各等份,煎水服。主治高脂血症、高血压型肥胖症。

3. 轻身一号　黄芪 15 克,防己 9 克,白芷 9 克,川芎 9 克,首乌 15 克,泽泻 10 克,山楂 10 克,丹参 20 克,茵陈 15 克,水牛角 15 克,仙灵脾 6 克,生大黄 3 克。水煎服,每日 2 次。主治单纯性肥胖症。

轻身一号综合了化湿利尿、活血祛瘀、健脾消积、行气通经四方面的机理,故各类肥胖均可应用。

4. 三花减肥汤　玫瑰花、茉莉花、玳玳花、川芎、荷叶各 9 克,研末,分小包。每日服 1 包,80~100℃水冲泡,早晚服,连服 3 个月。主治单纯型肥胖症。

5. 实消痞丸　枳实 15 克,厚朴 10 克,党参 15 克,白术 10 克,茯苓 10 克,甘草 10 克,白芥子 10 克,莱菔子 15 克,泽泻 10 克,山楂 30 克,首乌 30 克,大黄 15 克。头痛头晕者,加川芎 10 克,菊花 10 克;大便干燥难解者,加芒硝 15 克冲服。每日 1 剂,每次煎 200~300 毫升,分 2~3 次服。3 个月为 1 个疗程。主治高脂血症型肥胖症。

6. 还童汤　槐角 30 克。开水冲服,每次 1~3 克,每日 3~4 次。主治年老体弱型肥胖症。

7. 消痰健脾汤　枳实、白芥子、防己、杏仁各 9 克,白术、茯苓、大腹皮各 12 克,冬瓜皮、泽泻、赤小豆各 15 克,法半夏 6 克,陈皮 5 克,川骨皮 10 克。日服 1 剂,早晚服 1 次,疗程 1 个月。主治脾虚痰盛型肥胖症。

# 四、吃出男女性感美

(一)益肾食物

在西医学中,肾是泌尿系统中的重要器官。在中医学里,"肾"的功能大大超过了泌尿系统的范围,它与人体的生长、衰老、智力、生育都有着密切关系。

1. 咸味食物　凡是咸味的食物大多数具有补肾的功能。咸味对肾是很重要的。大部分的海产品都是咸的,像海带、海参、虾。海参有很好的抗衰老作用。

2. 猪瘦肉　动物类的食物里对肾脏最好的是猪肉。猪瘦肉所含的蛋白质和人体所需要的蛋白质符合,所以补肾最好吃猪瘦肉。可以多吃猪蹄和猪皮,因为里面含有很丰富的胶原蛋白、弹力蛋白,可防止皮肤衰老。

3. 豆类食物　五谷里面和肾关系最密切的就是豆,如大豆、黄豆。大豆中蛋白质含量高,人体必需氨基酸含量全面,含有很多不饱和油脂,能够在人体转换成脑磷脂,是大脑营养所需要的成分。

补肾的菜是藿,藿就是豆类的叶子,多吃一些豆类的叶子可以补肾。

4. 黑色食物　凡是黑颜色的食物都具有补肾的功能,可以吃点黑芝麻、黑豆、黑木耳等。黑豆含有很多维生素 E,可以清除氧自由基,抗氧化。

5. 栗子　一天吃几个栗子,是对肾有好处的,补肾的干果就是栗子。

### (二)壮阳食物

1. 虾　味甘、咸,性温,有壮阳益肾、补精、通乳之功。凡久病体虚、气短乏力、不思饮食者,都可将其作为滋补食品。

2. 泥鳅　泥鳅含优质蛋白质、脂肪、维生素 A、维生素 B$_1$、烟酸、铁、磷、钙等。其味甘,性平,有补中益气、养肾生精的功效。对调节性功能有较好的作用。泥鳅中含一种特殊蛋白质,有促进精子形成的作用。成年男子常食泥鳅可滋补强身。

3. 淡菜　含丰富蛋白质、碘、B 族维生素、锌、铁、钙、磷等。其味咸,性温,有温肾固精、益气补虚的功效。适用于男子性功能障碍、遗精、阳痿、房劳、消渴等症。

4. 驴肉　俗话说:"天上的鹅肉,地上的驴肉。"中医认为,驴肉性味甘凉,有补气养血、滋阴壮阳、安神去烦的功效。驴肾,味甘性温,有益肾壮阳、强筋壮骨的功效。可治疗阳痿不举、腰膝酸软等症。

5. 牡蛎　含有丰富的锌、铁、磷、钙、优质蛋白质、糖类等。其味咸,性微寒,有滋阴潜阳、补肾涩精功效,可提高性功能及精子的质量。对男子遗精、虚劳乏损、肾虚阳痿等有较好的效果。

6. 鹌鹑　"要吃飞禽,还数鹌鹑。"鹌鹑肉不仅味鲜美、营养丰富,还含有多种无机盐、卵磷脂、激素和多种人体必需氨基酸。祖国医学认为,鹌鹑肉可"补五脏,益精血,温肾助阳"。男子经常食用鹌鹑可增强性功能并增气力、壮筋骨。

7. 鸡蛋　鸡蛋是性生活后恢复元气最好的"还原剂"。阿拉伯人在婚礼前几天,以葱烧鸡蛋为主食。印度医生则建议,夫妻在过性生活之前,应多喝由鸡蛋、牛奶和蜂蜜煮成的大米粥。我国民间也流传着新婚晚餐煎鸡蛋的习俗。

8. 鸽肉　之所以把白鸽作为扶助阳气强身妙品,是因为它具有补益肾气的作用。白鸽蛋的功效更好,据测定白鸽蛋和白鸽肉,含有丰富的蛋白质、维生素和铁等成分,营养价值很高。

9. 狗肉　狗肉有"安五脏,轻身益气,益肾补胃,暖腰膝,壮气力,补五劳七伤,补血脉"等功效。用黑豆烧狗肉,食肉饮汤,可治疗阳痿早泄。熟附煨姜烧的狗肉能温肾壮阳、祛寒止痛。狗肉性温热,多食可上火。凡热痈及阳盛火旺者,不宜食用。

10. 韭菜　韭菜又叫起阳草、懒人菜、长生韭、扁菜等。韭菜不仅质嫩味鲜,营养也很丰富。据分析,每500克韭菜中含蛋白质10克以上,脂肪3.0克,碳水化合物19克,钙280毫克,磷225毫克,铁6.5毫克,维生素C95毫克,胡萝卜素17.5毫克。

现代医学研究证明,韭菜除含有挥发油及含硫化合物外,具有促进食欲、杀菌和降低血脂的作用。"韭菜温中下气,补虚,调和脏腑,令人能食,益阳。"韭菜因温补肝肾,助阳固精作用突出,所以在药典上有"起阳草"之名。

韭菜籽为激性剂,有固精、助阳、补肾、暖腰膝等作用,适于阳痿、遗精、多尿等患者食用。

11. 荔枝　荔枝味甘,性温,有补益气血、添精生髓、生津和胃、丰肌泽肤等功效。既是健身益颜的保健水果,又可用于治疗病后津液不足及肾亏梦遗、脾虚泄泻、健忘失眠诸症。

12. 麻雀　麻雀肉含有蛋白质、脂肪、碳水化合物、无机盐及维生素$B_1$、维生素$B_2$等。祖国医学认为,麻雀肉能补阴精,是壮阳益精的佳品,适用于治疗肾阳虚所致的阳痿、腰痛、小便频数及补五脏之气不足。雀肉烧熟食或酒浸饮,有温阳作用,对阳虚、阳痿、早泄、带下症等有较好的疗效。雀脑补肾利耳,熟食,能治男子阳痿、遗精等症。

麻雀蛋味甘、咸,性温,具有滋补精血、壮阳固肾之功效。适用于精血不足、四肢不温、怕冷,肾阳虚所致的阳痿,精血不足所致的闭经等。

13. 羊肉　羊肉是冬季的进补佳品。《本草从新》中说,羊肉能"补虚劳,益气力,壮阳道,开胃健力"。将羊肉煮熟,吃肉喝汤,可治男子五劳七伤及胃虚阳痿等,并有温中去寒、温补气血、通乳治带等功效。

14. 松子　中医认为,松子仁味甘,性微温,有壮阳补骨、和血美肤、润肺止咳、滑肠通便等功效。现代研究发现,松子仁有提高机体免疫力、延缓衰老、消除皮肤皱纹、润肤美容、增强性功能等作用,是中老年人的滋补保健佳品。对食欲缺乏、疲劳感强、遗精、盗汗、多梦、体虚缺乏勃起力度者有较好疗效。松子含有油脂,可滋养肌肤,使皮肤细腻柔润。

15. **核桃**　马来西亚研究人员称,人们平时喜爱吃的核桃具有显著的壮阳作用。马来西亚大学研究人员根据过去两年所做的研究得出结论:由核桃提取物制成的药丸,可以作为"伟哥"的代替品。中医认为,马来西亚大学研究发现核桃具有壮阳作用并不稀奇,因为中医书籍中早已记载其可以"补肾健脑"。当代中医常用核桃入药,或当作食疗,以达到补肾健脑的目的。

16. **虾**　虾味道鲜美,补益和药用作用都较高。祖国医学认为,其味甘、咸,性温,有壮阳益肾、补精、通乳之功。凡久病体虚、气短乏力、不思饮食者,都可将其作为滋补食品。人常食虾,有强身壮体的效果。

早在古罗马时期,人们就发现鱼类是滋养性欲的理想食品,特别是鲨鱼肉,作为性爱的"催化剂"至今仍享有盛誉。研究表明,鱼肉含有丰富的磷和锌等,对于男女性功能保健十分重要,有"夫妻性和谐素"之说。

17. **大葱**　据说巴尔干半岛一些民族的青年男女婚礼仪式上会出现葱,表示希望新人健康快乐。现代医学研究表明,葱的营养十分丰富,它含的各种植物激素及维生素能保证人体激素分泌正常,从而起到壮阳补阴的作用。

此外,以下食品亦认为有增强性功能的作用。

1. **西红柿——前列腺的"保护伞"**　有大量的研究证明,西红柿是预防和降低男性患前列腺疾病最好的食物,这是因为西红柿中含有的番茄红素可以清除细胞的代谢产物,使肌体抗氧化能力增强,从而促使前列腺癌细胞体积缩小,并抑制肿瘤细胞增殖转移。另外还有一些研究表明经常吃西红柿还能改善精子浓度和活力,当然精子质量并不等同于"壮阳",不能以此认为吃西红柿能"壮阳"。

尽管不能"壮阳",但西红柿能预防男性前列腺疾病是不容置疑的。男性不妨每天都吃西红柿,最好熟吃。因为番茄红素是脂溶性物质,熟吃更容易吸收,同时,在餐桌上不要忽视了番茄酱,其番茄红素含量甚至比西红柿还要高。

2. **枸杞子——最廉价的"水果伟哥"**　现代生活压力的增大和城市环境的恶化,使很多男性越来越疲惫不堪,而吃枸杞子就非常适合用来消除疲劳。中医认为,枸杞子性味甘平,能够滋补肝肾、益精明目和养血。现代医学也证明,枸杞子可以降低胆固醇、兴奋大脑神经、增强免疫功能、抗衰老和美容等,对人体健康有非常有益的作用。

不仅如此,枸杞子也已悄然走进国外的超市,原先对枸杞子一无所知的西方人逐渐了解到,枸杞子中的维生素 C 含量比橙子高,β-胡萝卜素含量比胡萝卜高,铁含量比牛排还高。更吸引人的一点是,枸杞子所起到的壮阳功能令西方人喜出望外,于是精明的英国商家索性将枸杞子称为"水果伟哥",称为最廉价的绝佳保健品。

3. 麦芽油——性衰退的预防剂　为什么性无能者日益增多？这与人们不吃杂粮、糙米饭改吃精米白面有直接关系。因为人们把麦子最有营养的部分抛弃了,就是将维生素 B 和维生素 E 的最有效来源从饮食中剔除了。严重缺乏这两种维生素将会导致男性和女性不育并引起其他的健康问题。麦芽油能预防性衰退,实际上是维生素 E 在起作用。科学家自从在麦芽中发现维生素以来就已经知道维生素 E 能刺激男性精子的产生;防止流产和早产;防止两性不育症;增进心脏的效率和男性的性能力等。严重缺乏维生素 E 会导致阴茎退化和萎缩、性激素分泌减少并丧失生殖力。既然麦芽油能预防和改变这种情况,我们在日常生活中就应该常食含麦芽油丰富的食物,如全小麦、玉米、小米等。

4. 蜂蜜、蜂王浆——增精的甜味剂　营养学家研究发现,蜂蜜中含有大量的植物雄性生殖细胞——花粉。它含有一种生殖腺内分泌素,是和人垂体激素相仿的植物激素,有明显的活跃性腺的生物活性。并且,蜂蜜中的糖极易被吸收,对精液的形成十分有益。蜂王浆中的天门冬氨酸是"助性"的主要物质。它含有促进发育、提高性功能、增强生殖力、增强机体抵抗力、促进新陈代谢的有效成分。对于因体弱、年老而性功能有所减弱者,可坚持服用蜂蜜制品。

5. 羊肾——壮阳益肾品　又名羊腰子。含有丰富的蛋白质、脂肪、维生素 A、维生素 E、维生素 C、钙、铁、磷等。其味甘,性温。有生精益血、壮阳补肾功效。《日华子诸家本草》说,羊肾能"补虚损,阴弱,壮阳益肾"。适于肾虚阳痿者食用。

6. 果仁　德国医生发现,在某些经常吃南瓜子的民族中,没有前列腺疾病发生。这是因为南瓜子中含有一种能影响男性激素产生的神秘物质。此外,小麦、玉米、芝麻、葵花子、核桃仁、杏仁、花生、松子仁等也对性功能有益。

7. 燕窝　又名燕菜,为金丝燕及同属燕类衔食海中小鱼、海藻等生物后,经胃消化腺分泌出的黏液与绒羽筑垒而成的窝、巢,多建筑在海岛的悬崖峭壁上,形状似陆地上的燕子窝,故而得名。其中以"宫燕"营养价值最高,最名贵,其次为"毛燕"。燕窝既是与熊掌、鱼翅齐名的山珍海味,高级宴席上的美味佳肴,又是一种驰名中外的高级滋补品。它含有丰富的蛋白质,每 100 克燕窝,蛋白质含量可高达 50 克,还含有多种氨基酸、糖类、无机盐和维生素等。

燕窝的补益作用极佳,凡久病体虚、羸瘦乏力、气怯食少者,都可把它作为滋补品。《食物宜忌》中说:燕窝有"壮阳益气、和中开胃、添精补髓、润肺、止久泻、消痰涎"等功效。《本草纲目拾遗》中称燕窝"味甘淡平,大养肺阴,化痰止嗽,补而能清,为调理虚损痨之圣药"。燕窝还具有抗衰老、摄生自养的功效。

用燕窝与银耳、冰糖适量炖服,可治干咳、盗汗、肺阴虚症;以燕窝与白芨慢火炖烂,加冰糖再炖溶,早晚服之,可治疗老年慢性支气管炎、肺气肿、咯血等。燕窝在食用前应先用清水刷洗一遍,再放入 80℃热水中浸泡 3 小时,使其膨胀松软,然后用镊子将毛绒除净,再放入 100℃开水中泡 1 小时左右,即可取用烹调。

能增强性功能的保健营养食品还有辣椒、桑葚、干果、蘑菇、黑麦饼等。

在服用伟哥等强性药产生奇效的同时,也带来了种种令人担忧的副作用。因此,真正的灵丹妙药就在合理的饮食中。

**(三)补肾食疗方**

1. **雀肉粟米粥** 麻雀 5 只,粟米 100 克,葱白少许,先将雀肉用食盐炒熟,再用米酒 1 杯略煮,加水适量,下粟米同煮,待米熟时,下葱白及油、盐、花椒调味,空腹食用。《养老奉亲书》以本方治肾虚阳痿,腰膝酸软,体倦乏力,小便频数,又可列为中老年人补益延年之方。

2. **椒盐雀肉** 麻雀 3～5 只,用植物油煎熟,放少量花椒粉、食盐拌匀,嚼食,酒送下。该方温补之力较强,适用于肾虚阳痿、精量少或精子数低下,以及早泄等病证。

3. **复元汤** 淮山药 50 克,肉苁蓉 20 克,菟丝子 10 克,核桃仁 2 枚,羊瘦肉 500 克,羊脊骨 1 具,粳米 100 克,以及葱白、生姜等调料。先将羊脊骨剁成数节,羊肉切成条块,中药装布袋扎口,葱白、生姜拍松,同置砂锅内,加水适量,煮沸后去浮沫,再放入花椒、料酒,文火熬至肉烂粥熟。出锅后加入胡椒粉、食盐调味即成。温热后分 3～4 次空腹食用。适用于性功能减退属于肾阳虚的患者。

4. **羊肾羹** 肉苁蓉 50 克,荜拨 10 克,草果 10 克,陈皮 5 克,胡椒 10 克,面粉 150 克,羊肾 2 对。诸药布包后同羊肾放入锅内,文火熬至羊肾熟透,放入葱、盐、面粉,如常法做羹。吃羊肾喝汤。

5. **壮阳狗肉汤** 熟附片 15 克、菟丝子 10 克、狗肉 250 克。将狗肉洗净切片放入锅内,同时将附片、菟丝子布包后放入,文火煎煮至肉烂熟,加食盐少许,调味后吃肉喝汤。

6. **韭菜炒羊肝** 韭菜 100 克,羊肝 120 克。洗净韭菜切半寸长,羊肝切片,用铁锅旺火炒熟,加调味品当菜食用,每日 1 次。可用于肝肾不足之阳痿、遗精。

**(四)"肾虚"调理粥**

1. **海参粥** 水发海参(切碎)50 克,粳米 100 克,同煮成粥,加少许葱、姜、食盐调味。有补肾益精、滋阴补血的作用,适用于肾虚阴亏所致体质虚弱、腰膝酸软、失眠盗汗等。

2. **枸杞猪腰粥** 枸杞子 10 克,猪肾 1 个(去内膜,切碎),粳米 100 克,葱、姜、食盐少许,同煮成粥。有益肾阴、补肾阳、固精强腰的作用,适用于肾虚劳损、阴阳俱亏所致腰脊疼痛、腰膝酸软、腿足痿弱、头晕耳鸣等。

3. 苁蓉羊腰粥　肉苁蓉 10 克,羊腰 1 个(去内膜,切碎),粳米 100 克,同煮成粥。有补肾助阳、益精通便的作用,适用于中老年人肾阳虚衰所致的畏寒肢冷、腰膝冷痛、小便频数、夜间多尿、便秘等。

4. 鹿角胶粥　鹿角胶 6 克,粳米 100 克,将粳米煮成粥后,将鹿角胶打碎放入热粥中溶解,加白糖适量。有补肾阳、益精血的作用,适用于肾阳不足、精血虚损所致的形体羸瘦、腰膝酸软、疼痛、遗精阳痿等。

5. 锁阳羊肉粥　锁阳 20 克,精羊肉 250 克,粳米 60 克。将锁阳用砂锅水煎取汁,入洗净切块的羊肉、粳米,一起煮粥,加盐少许,葱头 2 个,生姜 3 片,调味服食,每天 1 剂,早、晚各服 1 次。具有补肾阳、益精之功效,适用于肾阳不足、阳痿早泄、不孕、腰膝冷痛、夜尿频数、畏寒怕冷等症。

6. 菟丝子粥　菟丝子 30 克,捣碎,水煎取汁,以药汁加入 60 克粳米煮粥,粥将熟时加入适量白糖再煮片刻即成。具有滋补肝肾、固精缩尿、明目之功效。适用于肾虚遗精、早泄、腰膝痛、头昏、头晕、尿频等症。

7. 羊肾韭菜粥　羊肾 1 对,羊肉 100 克,韭菜 150 克,枸杞子 30 克,粳米 100 克。将羊肾切成丁状,羊肉、韭菜洗净切碎。先将羊肾、羊肉、枸杞子、粳米放锅内,加水适量,文火煮粥,快熟时放入韭菜,再煮二三沸。

8. 雀儿药粥　麻雀 5 只,菟丝子 20 克,覆盆子 15 克,粳米 100 克。先煮菟丝子、覆盆子,取汁去渣,麻雀去毛、翅、足、嘴、肠杂,斩碎炒熟,与粳米、药汁煮粥,粥成加葱、盐调味,空腹食。可暖腰膝、强筋骨、益精髓、补肾气、壮阳道、益精气。

9. 苁蓉羊肉粥　肉苁蓉 20 克,羊肉 100 克,大米 150 克,葱白 3 根,生姜 5 片,细盐少许。先将羊肉洗净切细,葱、姜亦切碎,用砂锅先煎苁蓉,取汁去渣,放入羊肉和适量水与大米同煮,待粥将煮好时,放入盐、葱、姜调味,服食。《神农本草经》载:肉苁蓉"主五劳七伤,补中,益精气"。《食疗本草》称羊肉"益肾气,补精血,壮元阳"。

10. 双凤壮阳粥　麻雀 5 只,子公鸡 1 只,补骨脂、巴戟天、淫羊藿各 15 克。将麻雀及公鸡宰杀,放入沸水锅内烫透,去毛及内脏,洗净切成小块,放入盆内,加料酒、酱油拌匀,腌制入味,待用。把粳米洗净,放入锅内,倒入药汁,兑少许清水,置旺火上煮开,加入麻雀、鸡肉、姜丝、精盐,改用文火煮至粥成,即可食用。适用于肾阳亏虚、形寒肢冷、腰腿冷痛者。

(五)壮阳茶饮

中医主张"冬病夏养""春夏养阳"。以下"壮阳饮"是夏季"壮阳"良药。

1. 红茶饮　红茶 30 克,白矾 1 小块(玉米粒大)。将白矾放入红茶内,用沸水冲泡1碗,盖密闷10分钟即可。每晚1剂,1次服完。

2. 人参茶　人参9克,茶叶3克。将二味药加水500毫升煎汤。逐日1剂,温服。有壮阳补元、强肾益气的作用。

3. 淫羊藿茶　淫羊藿20克,茶叶5克,煎煮或沸水冲泡,代茶持久饮用。有补肾壮阳作用,适用于阳痿、早泄、遗精及神经衰弱者。

4. 鲜奶玉露　炸核桃肉80克,生核桃肉45克,粳米60克,牛奶200克。将粳米淘洗干净,用水浸泡1小时,滤干水分,与生核桃肉、炸核桃肉、牛奶、清水控匀磨细,再用纱布袋滤出核桃细茸。在锅内注入清水,加热煮沸,酌加白糖,全溶化后,过滤去渣,再煮沸,将核桃细茸慢慢倒入锅内,不断推进成露,待熟后停火。当茶饮用。可温补肺肾、助阳纳气。

5. 红酒　红酒中葡萄皮的抗氧化物质多酚,留存在酒液中,可以降低血管疾病的发病率。此外,红酒有抗氧化作用,以预防动脉硬化。对于痴呆症有一定的功效,是高龄人群不可欠缺的饮品。建议每天饮60毫升以下。

6. 巴戟二子酒　巴戟天、菟丝子、覆盆子各15克,米酒250克。将巴戟天、菟丝子、覆盆子用米酒浸泡,7天后即可服用。

7. 仙灵脾酒　淫羊藿60克,白酒500克。将淫羊藿放入纱布袋内,浸泡在白酒中,密封3日后即可饮用。可补肾强骨、益肝,强身健体,治阳痿。

8. 仙茅补血酒　仙茅35克,益智仁35克,龙眼肉20克,黄精35克,米酒1500毫升。先将各种药材分别用清水洗干净,加水蒸20分钟,摊凉后放入瓶中,注入米酒,密封瓶口,浸泡7日后即可饮用。

(六)壮阳药膳

1. 核桃鸭子　核桃仁200克,荸荠150克,老鸭1只,鸡泥100克,蛋清、玉米粉、味精、料酒、盐、食油、葱、生姜、油菜末各适量。将老鸭宰杀后用开水氽一遍,装入盆内,加入葱、生姜、食盐、料酒少许,上笼蒸熟透取出,去骨,把肉切成两块。把鸡泥、蛋清、玉米粉、味精、料酒、盐调成糊。把核桃仁、荸荠剁碎,加水糊内,淋在鸭子内膛肉上,将鸭子放入锅内,用温油炸酥,沥去余油,切成长条,放在盘内,四周撒些油菜末即可。佐餐食。

2. 枸杞蒸鸡　枸杞子15克,子母鸡1只,葱、生姜、清汤、食盐、料酒、胡椒面、味精各适量。将子母鸡宰杀洗净,放入锅内,用沸水氽透,捞出冲洗干净,沥尽水分。将枸杞子装入鸡腹内,再将鸡腹部朝上,放入盆里,加入葱、生姜、清汤、食盐、料酒、胡椒面,将盆盖好,用湿棉纸封住盆口,上笼蒸2小时,拣去姜片、葱段,再放入味精即成。佐餐食。

3. 枸杞肉丝　枸杞子、青笋、猪油各100克,猪瘦肉500克,白糖、酱油、食盐、味精、香油、料酒各适量。将猪瘦肉洗净,切成长丝;青笋切成细丝;枸杞子洗净待用。炒锅加猪油烧热,再将肉丝、笋丝同时下锅,烹入料酒,加入白糖、酱油、食盐、味精搅匀,投入枸杞子,翻炒几下,淋入香油,炒熟即成。佐餐食。

4. 干贝猪瘦肉汤  干贝 50 克,猪瘦肉 200 克。将干贝、猪瘦肉煲汤。食用时,加食盐调味,佐膳。

### (七)壮阳验方

在我国历代本草著作中,众多中医药名家根据经验,总结出了不少有效的补肾壮阳食疗方剂,简介几则如下。

1. 冬虫夏草 15 克,老雄鸭 1 只。将冬虫夏草放于处理干净的鸭腹内,再加水炖熟,经调味后便可食用。可治疗肾虚阳痿、遗精、腰膝酸痛、久咳虚喘、病后体虚。(清代《本草纲目拾遗》)

2. 杜仲末 10 克,猪腰 1 枚。先将猪腰洗净切块,再拌入杜仲末,后以荷叶包裹,煨熟后食用。主治肾虚腰痛、阳痿、遗精、高血压、胎动不安等疾病。(明代《本草权度》)

3. 枸杞叶 20 克,羊肉 60 克,羊肾 1 只,粳米 100 克,葱白 2 根。先将羊肾剖开,洗净切碎,后煮枸杞叶取汁,再用枸杞叶汁同羊肾、羊肉、粳米、葱白煮成粥,加盐调味即可,每天早、晚食用。适用于肾虚阳痿、腰膝冷痛、头晕耳鸣、视物昏花、听力减退、夜尿频多等症状。(元代《饮膳正要》)

4. 鲜韭菜 60 克,粳米 60 克。将韭菜洗净切碎,待粳米粥煮沸后加入,放食盐。早晨空腹食用。具有补肝肾、暖腰膝、壮阳、固精、暖胃等功效。(明代《本草纲目》)

### (八)女性荷尔蒙

荷尔蒙(激素)是区别性别特征的要素,与女性健康有着密不可分的关系,荷尔蒙的变化,在女性身上表现得特别突出。食物是补充荷尔蒙的重要来源。

21～22 岁是青春的巅峰时期,也是分泌系统功能最顶峰的时期。从 25 岁开始,体内荷尔蒙的分泌量便以每 10 年下降 15% 的速度逐年减少,人体各器官组织开始逐渐老化萎缩,皮肤明显黯淡,精神不佳。60 岁时,女性荷尔蒙分泌量只有年轻时的 1/5 左右。合理地搭配饮食,有助于提高荷尔蒙的分泌。

肾脏偏爱黑色及带有自然咸味的食物,如黑芝麻、黑木耳、黑豆、香菇、黑米、虾、贝类等;肝脏偏爱绿色的食物,如菠菜、白菜、芹菜、生菜、韭菜、西兰花等。脾偏爱黄色且有自然甜味的食物,如黄豆、南瓜、橘子、柠檬、玉米、香蕉等。黄色食物可以健脾,增强胃肠功能,恢复精力,补充元气,进而缓解女性荷尔蒙分泌减少的症状。黄色食物对消化系统疾病也很有疗效,同时对防止记忆力衰退也有帮助。

因此,女性要改善荷尔蒙的分泌状况,首先要从吃黄色的食物开始,因为它是女性荷尔蒙分泌的原动力。

## 五、吃出良好记忆力

记忆在整个学习过程中,是一个重要的不可缺少的要素,它是学习的基础和必要条件。没有记忆就不可能有学习活动。任何一个人想要获得知识,无论是接受间接知识或积累个人的直接经验,都离不开记忆。而且好的记忆力是锻炼出来的,只要学习目的明确、对材料充分理解,同时,对记忆内容要有兴趣,并让多种分析器官参与记忆活动,这样就会提高记忆力。

许多研究证实,良好的生活方式有助于提高和改善记忆力。科学家发现很多食品和饮料能提高记忆力。

1. 咖啡  2000 年,以色列的科学家证实,喝咖啡有助增强记忆。记忆力与大脑的神经细胞有密切的关系,目前认为大脑负责记忆的部分是"树突棘"。以色列科学家把大脑中的"树突棘"细胞分离出来,放在培养液里,在没有任何刺激的情况下,这些细胞可以保持静止 3～4 个小时。但当在培养液中加入咖啡因后,"树突棘"细胞不但在体积上增大变长,甚至出现罕见的新的分支,这意味着这些细胞的功能增强了。

与咖啡有着异曲同工作用的是日本米酒,日本化学家发现,米酒中的一组酶抑制剂有增强记忆力的作用。这些酶抑制剂可有效抑制大脑中的脯氨酰肽链内切酶(PEP)的活性,这种酶活性过大会降低记忆力。其实,研究饮食与记忆的关系是刚刚起步的营养神经学的一项重要内容。据美国《洛杉矶时报》报道,适当食用包含天然神经化学物质的食物可以增强智力,也许还能防止大脑老化。这些有助记忆的食物包括水果、蔬菜、鱼类、糖类等。

2. 口香糖  据报道,英国诺森布里亚大学一项研究表明,咀嚼口香糖有助记忆。对比实验发现,嚼口香糖者在记忆力测试中胜过不嚼口香糖者。研究人员认为,嚼口香糖时的咀嚼动作加快了心脏的运动,增加心脏向头部供应的血液量,从而促进大脑活动,提高人的思维能力。同时,咀嚼促使人分泌唾液,而大脑中负责分泌唾液的区域与记忆和学习有密切关系。

几年前,日本岐阜大学医学院的研究人员有了类似的发现,咀嚼会刺激脑部主管记忆力的部分。脑部的海马趾细胞,也就是管学习的部分,会随着年纪渐大而衰微,短期记忆力也会衰退。日本研究人员用扫描方法,发现咀嚼的动作或下巴的张合,可以增加海马趾区内的细胞活动,防止其老化。他们对老鼠做了实验发现,拔掉牙齿的老鼠,在同样老化的过程中,记忆力不如牙齿完好的老鼠。

3. 葡萄汁  常饮葡萄汁有益于延长寿命。适当饮用葡萄酒也有同样效果,但由于酒精会对神经产生麻痹作用,因而葡萄汁是更好的选择。葡萄汁中的抗氧化物质含量高过其他任何水果和蔬菜,且可以提高神经系统的传输能力。除了能延年益寿,葡萄汁还可以在短期内提高记忆力。

4. 野生蓝莓果　富含抗氧化物质,可以清除体内杂质。在小白鼠身上进行的实验结果表明,长期摄取蓝莓果能加快大脑海马部神经元细胞的生长分化,提高记忆力,防止随着年龄增长,平衡和协调能力减弱,还能减少高血压和中风的发生概率。

5. 牛奶　富含蛋白质、钙及大脑必需的维生素 $B_1$、氨基酸。牛奶中的钙最易吸收。用脑过度或失眠时,一杯热牛奶有助入睡。

6. 鸡蛋　被营养学家称为完全蛋白质模式,人体吸收率为 99.7%。正常人每天一个鸡蛋即可满足需要。记忆力衰退的人每天吃 5～6 个鸡蛋,可有效改善记忆(不适宜胆固醇高的人)。孩子从小适当吃鸡蛋,有益发展记忆力。

7. 花生　花生等坚果富含卵磷脂,常食能改善血液循环、抑制血小板凝集、防止脑血栓形成,可延缓脑功能衰退、增强记忆、延缓衰老,是名副其实的"长生果"。

8. 小米　所含维生素 $B_1$ 和维生素 $B_2$ 是大米的 1～1.5 倍。临床观察发现,吃小米有益于脑的保健,可防止衰老。

9. 玉米　玉米胚中富含多种不饱和脂肪酸,有保护脑血管和降血脂作用。谷氨酸含量较高,能促进脑细胞代谢,具有健脑作用。

10. 黄花菜　黄花菜可以安神解郁,但不宜生吃或单炒,以免中毒,以干品和煮熟吃为好。

11. 辣椒　维生素 C 含量居蔬菜之首,胡萝卜素和维生素含量也很丰富。辣椒所含的辣椒碱能刺激味觉、增加食欲、促进大脑血液循环。

12. 菠菜　含丰富的维生素 A、维生素 C、维生素 $B_1$ 和维生素 $B_2$,是脑细胞代谢的最佳供给者之一。它还含有大量叶绿素,具有健脑益智的作用。

13. 橘类　橘子、柠檬、广柑、柚子等含有大量维生素 A、维生素 $B_1$ 和维生素 C,属典型的碱性食物,可以消除大量酸性食物对神经系统造成的损害。考试期间适量吃些橘子,能使人精力充沛。

14. 胡萝卜　可以刺激大脑物质交换,减轻背痛的压力。

15. 油梨　含大量的油酸,是短期记忆的能量来源。正常人每天半个油梨即可。

16. 藻类　含有丰富的叶绿素、维生素、矿物质、蛋白质,可以改善记忆力和注意力。

17. 鱼类　可以向大脑提供优质蛋白质和钙。淡水鱼所含的脂肪酸多为不饱和脂肪酸,能保护脑血管,对大脑细胞活动有促进作用。

18. 贝类　碳水化合物及脂肪含量非常低,几乎是纯蛋白质,可以快速供给大脑大量的酪氨酸。因此可以大大激发大脑能量、改善情绪及提高大脑功能。以贝类作开胃菜,能最快地提高脑力。但是贝类比鱼类更容易积聚海洋里的毒素和污染物质。

据德国《焦点》杂志报道,通过运动和触摸可"获得"隐藏在体内的潜力和能力。具体方法包括用拇指和食指从上到下轻轻地按摩整个耳朵,用手指触摸位于发际和眉毛之间的两个穴位。另外,科学家发现,脑子越用越灵,合理多用脑,会推迟神经系统的衰老,有助于保持和提高记忆力。

运动可以代替保健品,但所有的药物和保健品都不能代替运动。

——民间谚语

身体虚弱,它将永远不会培养有活力的灵魂和智慧。

——(法)卢梭

 # 中篇　适量运动

## 第8章　浅说运动与健康

"生命在于运动",运动对于人体健康起着重要的作用,科学的运动锻炼不仅能增强人体各器官的免疫功能,全面促进机体的新陈代谢和身体的正常发育,还能磨炼意志,培养自信心,陶冶性情,增强适应能力。因此,体育运动与健康密不可分。

### 一、运动对健康的作用

#### (一)促进身体健康

影响健康的因素是多方面的,诸如遗传、自然环境、教育、生活习惯、个人心理、营养、体育运动及社会文化环境等。其中体育运动对身体健康有重要的促进作用。

1.使身体健康发展　骨骼的生长发育需要不断地吸收营养物质,体育锻炼能促进血液循环和增加对骨骼的血液供应,同时,体育锻炼中的各种动作,也具有促进骨骼生长的良好刺激作用。科学的体育锻炼会使肌肉体积增大、肌肉中脂肪减少、肌肉毛细血管增多等,使身体显得丰满而结实。

2.使人体功能充分发展　适当运动锻炼对维持和增强人体活动具有重要意义,长期从事运动锻炼能增强体质并具有延年益寿的功效。

科学研究显示,运动可以提高人体的运动系统和循环系统的功能。国外科学家还做过一项试验,让健康青年连续躺在床上9天,发现他们的循环系统和呼吸系统,以及新陈代谢的工作能力平均下降 21％,心脏容积缩小 10％。

3. 改善心理功能　众所周知,运动可稳定情绪,导致体内激素、神经传导等发生变化,有助于身体对压力反应的准备与适应。例如运动时身体可释放组胺、葡萄糖、雄性激素、肾上腺皮质激素来调整生理状况;也可以促使脑细胞释放导致放松的内啡肽,改善自我信念,减少焦虑,提升心理功能。

4. 改善骨质密度　骨质疏松症是一种退化性疾病,其特征是骨矿物质密度降低,导致骨骼易骨折。运动施以压力或张力在骨骼上,可以激发骨骼的组成,提高骨质密度。儿童时期骨的新陈代谢非常旺盛,若进行合理的运动训练,能促进钙的吸收,并促进骨骼的生长。经常性运动训练,可使骨密质增厚,骨径变粗,骨面肌肉附着处突起明显,骨小梁的排列根据压力的变化更加整齐有规律,骨的血液循环得到改善,进而在形态结构上产生良好的结果。

5. 改善体型,增强自信　有计划的运动和合理营养可改变身体的组成,呈现出良好的体态,给人良好的印象,提升社交能力,改善人际关系,建立自信。自信是表现出对自己的价值和能力的总体知觉。日常生活中,由于体能的发展,个人对自己的能力更具信心,更有价值感。

控制体重,是身体健康的根本,运动可防治肥胖,因此,运动对健康影响重大。

6. 增进肌力与肌耐力　运动是提升肌力与肌耐力最有效的方法。肌力是指肌肉组织对阻力产生单次收缩的能力,是身体运作效率的因素。肌耐力是指肌肉在负荷下可以持续多久的能力。肌耐力可因运动刺激或经常使用而增加。

7. 提升心、肺效率　运动对提升呼吸循环的功能是积极的,尤其是有氧运动。一个完善的运动计划可增进心肺系统有效提供氧气、能量给心脏、神经和肌肉;有氧耐力训练可增加心室内腔的血液容量,增加心壁肌肉收缩力,从而增加每次心脏收缩血液输出量。

运动可增加肺泡与组织的气体交换,向全身主要器官充分供应氧气,即提升心、肺效率。

运动是提升心、肺功能的必要措施。按中医理论,运动可使全身气机条达,血脉流通。肌肉在运动中变得发达有力,骨骼在运动中变得坚强和结实。

**(二)促进心理健康**

1. 培养良好品质　体育运动,对培养和锻炼良好的意志品质有着积极的作用。坚持经常锻炼,需要具有自觉性和自制力。长期从事体育运动的人都有体会,如果没有克服困难的毅力和持之以恒的精神是不可能长久坚持的。在运动中,需要完成一定的身体练习和承受一定的运动负荷,如果没有自觉性和坚持性,是不可能做到的。

2. 正确认识自我　运动中对自己身体的满意可以增强自信,提高自尊;竞争又使自己的社会价值被认可。参加体育运动有助于培养人勇敢顽强、坚持不懈的作风,团结友爱的集体主义精神与机智灵活、沉着果断的品质,还有助于使人保持积极向上的心态。

3. 调节情绪　运动可以调节情绪,并在中枢神经系统支配下,对有机体内部的各个方面的关系进行相应的调整和平衡,这对情绪和精神也会有良好的作用,尤其对爱好体育的人,这种作用更为显著。

### (三)提高适应能力

1. 提高适应环境的能力　长期进行体育运动,增进了健康,强壮了体格,身体的各个组织系统在中枢神经支配下,承受外界刺激和协调各组织系统的能力得到增强,更易于适应环境;另外,体育运动,往往是在各种外界环境和条件下进行的,因而使机体得到锻炼,适应能力不断提高。

2. 促进社会交往能力　体育运动是一种社会活动,人们在体育运动中,不仅能够锻炼身体,而且可以促进社会交往能力和增进友谊。

体育运动的特点是集体性和公开性,在体育运动中的人际交往,能促进良好人际关系的发展,融洽关系,团结协作。

3. 促进行为协调　体育运动大多在一定规则要求下进行,每位运动者都会受到规则约束,因此体育运动对培养人良好的行为规范有着重要和积极的作用。

4. 培养合作与竞争意识　合作与竞争是现代社会对人才的要求。体育运动是在规则的要求下,使双方在对等的条件下进行体能和心理等方面的较量。因此,运动能培养合作与竞争意识。

### (四)防治疾病

1. 预防心血管疾病　运动,特别是有氧运动,可以提高心脏血液的输出量,增强心肌的收缩力,改善全身的血液供给。全身的血管也在运动中得到有节奏的收缩和扩张,弹性增强,减少动脉硬化;虽然在运动中心脏为了使身体得到足够的血液供应,心跳加快,以便在单位时间内搏出更多的血,但是当运动停止以后,心跳反而比正常时慢,而这种慢心率对健康长寿大有益处。再则运动需要消耗能量,促进脂肪的燃烧和利用,因而可避免肥胖和高脂血症,也就降低了心血管疾病的危险性。

2. 防治糖尿病　糖尿病与缺乏运动密切相关,在中国、芬兰和美国等不同国家的研究发现,即使中等程度的体力活动,也几乎足以防止60% 2 型糖尿病的发生。运动可刺激胰岛素的分泌,加速细胞对糖的氧化和利用。当肌肉缺乏运动时,会抑制胰岛素的分泌,长久下去,便会导致糖代谢的紊乱,从而诱发糖尿病。另外,运动也加速脂肪的氧化,可预防肥胖病。已知在糖尿病的发病过程中,肥胖也是一个重要的原因,因为脂肪也是一种内分泌腺体,脂肪细胞,尤其是大脂肪细胞能分泌一种脂抑胰岛素,可降低胰岛素的活性,从而使细胞不能很好地利用糖。

3. 预防骨质疏松 骨质疏松是威胁中老年人的一种多发病,而运动是增强钙吸收的最有效办法。研究认为,通过体育锻炼,增强骨承受负荷及肌肉牵张的能力,结合使用骨合成性药物等,可达到刺激骨生成,恢复被丢失的骨质及维持一定骨强度水平的目的。所以,补钙结合适当的负重运动,是防止骨质疏松最有效的方法。

4. 预防癌症 有关研究指出,经常性的运动可使大肠癌的罹患率减少一半。因为久坐不动必然导致肠蠕动缓慢,形成便秘,而宿便中的毒素,主要是蛋白质的分解产物、细菌毒素及重金属离子等,刺激肠壁而诱发肠黏膜细胞的突变,引起癌症。运动能增强肠蠕动,有利于这些毒素的及时排出,故而少发癌症。此外,由于大便畅通,减少了毒素的再吸收,从而也减少了女性的乳腺癌、肺癌和其他癌症的发病率。

5. 防止脑老化 锻炼有增强记忆力、活跃思维的功效。研究发现,经常锻炼的人,出现记忆力减退的可能性小;锻炼也可直接对脑产生影响,可增加"脑源性神经因子"的形成量,这种物质能促进神经轴突的生长,而且能够提高脑细胞抑制氧化物和毒素的能力。

6. 防止衰老 因不活动而造成的身体衰弱现象,远比随年龄增长的退化更显著。老化就是身体功能随着年龄增长而退化,运动使有氧耐力增加,改善呼吸能力,使呼吸肌更有效率,老人从事运动可增加骨质密度和肌肉组成,以及改善关节活动,使老化过程得以减缓。

7. 减缓下背病痛 下背痛和下背功能障碍,都与腰部肌力的缺乏有关,所以运动能改善下背肌力,缩小下背功能障碍的影响范围。统计显示约 80% 下背痛,是由下背病变引起。强化背部肌肉、下腹部肌肉运动,即可增加下背对抗外来压力,进而减缓下背病变,同时减少疼痛。

8. 舒解疲劳 疲劳是持续某种工作到相当时间,对该工作产生厌烦心理和疲倦的感觉,不同年龄有不同的疲劳感觉,譬如青少年的疲劳在于肌肉,30 岁以上的人心理疲劳增加。均衡的运动可很自然地舒解疲劳和放松身心,运动能增进身体知觉,缓解肌肉紧张,使交感神经系统安静,副交感神经亢奋,让身体舒缓放松,同时减少焦虑。

## 二、运动的类型

1. 有氧运动 有氧运动属于耐久性运动项目,在整个运动过程中,人体吸入的氧气大体与机体所需相等。其运动特点是强度低、有节奏、不中断、持续时间长,并且方便易行,容易坚持。这一运动包括步行、慢跑、骑车、越野、滑雪、打网球等。在健美运动中,韵律健美操及在跑步机、登山机、划船器、滑雪机、拉力杆等器械上的运动也都属有氧代谢运动。从生理生化角度看,在氧气供应充足的状态下,机体运动所需的能量 ATP 主要靠糖、脂肪完全氧化来供给,相同质量的糖、脂肪所提供的能量较无氧或缺氧状态下多得多,而且理论上也不产生代谢中间产物乳酸。又因为它能动用机体的能源库——脂肪,所以它是目前强身健体和减肥最有效的运动方法。

2. 无氧运动 无氧运动属于力量性的运动项目,在整个运动过程中,人体吸入的氧气少于机体所需要的氧气,运动强度较高,持续时间短,爆发力强。而机体运动所需的能量 ATP 主要靠糖酵解来提供,提供的能量只是有氧氧化的几十分之一,而且还产生大量能使人感到疲劳的中间物质——乳酸。这类运动包括举重、拳击、短跑及田径项目中的竞技运动。

在我们日常进行的运动中,还有很大一部分既不属有氧运动,也不属无氧运动,而是两者兼而有之。如踢足球、打篮球、打排球、练体操、中距离跑、游泳及摔跤等,是耐力和力量的综合体现。这种运动同样有健身减肥的作用。所以健美爱好者在进行健美训练时,可以把有氧运动和无氧运动结合起来进行。

有氧运动和无氧运动是就运动项目本身的性质而言。心率保持在 150 次/分钟的运动量为有氧运动,因为此时血液可以供给心肌足够的氧气。如果心率达到 150~160 次/分钟,此时血液对心肌供氧已不充分,便为半有氧运动。如果心率达到 160 次/分钟以上,便为无氧运动了,即血液中的氧气对心肌已是供不应求了。

新陈代谢需要氧气的参与,有氧运动由于氧气充足,可使体内营养物质代谢彻底,即分解为二氧化碳和水。二氧化碳通过呼吸排出体外,水则"进一出四":从口中进入,通过呼吸、汗液、小便、大便四条途径排出。

## 三、运动注意事项

### (一)健身运动常见错误

运动有利健康,但不正确的运动,不仅达不到健身的目的,浪费时间,还可能影响身体某些部位的健康,造成运动损伤,对健身锻炼产生恐惧感。

1. 心血来潮,狂炼一把 这是极其错误的锻炼方法。无论是从肌肉、器官、内脏的承受能力来说,还是从锻炼的结果来说,这种锻炼只会起一些负面作用,或者使肌肉拉伤让人浑身酸痛,或者由于强度过大使人产生疲劳感。锻炼贵在坚持,每天拿出一部分时间,对身体不同部位做针对性练习。时间长了,身体的协调性、心肺功能、新陈代谢都会得到增强,逐步养成良好的、适度锻炼的习惯,还能有效防止肥胖、抵制各种疾病侵袭。

2. **健身器械样样一试** 这是一般新手惯犯的错误。有些人因此产生了恐惧感,不敢再去健身房了。其实,即使是健身房的常客,也完全没有必要在一次锻炼里,把器械一个不落地做完。一来你没有那么多的时间,二来当身体出现疲劳时,还坚持锻炼的话,会给身体增加负担。应根据个人特点安排适宜的运动项目,逐步实现健身目的。

3. **运动三五分钟** 如果一项锻炼没有超过二十分钟的话,就无法达到有氧锻炼的目的。通过有氧运动可以吐故纳新,以充分供应氧气给身体各组织、器官使用,从而增强体质,特别是心、肺、血管等功能,提高抗病能力。

4. **忽视热身运动** 热身运动能大幅度降低运动损伤的概率,因为热身运动可以提高身体功能的整体水平,比如增加体内关节的润滑程度,提高体温等。一般健身房的热身运动建议做有氧运动,可以在跑步机、椭圆机、登山机、自行车等上运动。健身者应该选择多样的训练项目,使身体各部位都得到锻炼,从而全面提高身体素质。

5. **不注意身体的恢复** 运动要注意合理安排时间,张弛有度,这样身体既能得到锻炼,又可以得到充分恢复。一般来说,一周内锻炼 4 次效果最好,如果是强度很大的锻炼,则需要更多的休息时间,并在不同类型的有氧运动之中交替进行。

**(二)易忽视的问题**

1. **下坡失控** 部分跑步的人遇到下坡总是倾向于过度放松,身体向前倾斜角度过大,导致步伐太大,身体和速度失控。注意下坡时身体应当略微前倾,用小碎步,减少双脚受到的冲击力。

2. **步幅过大** 俗话说"大步流星",有人觉得跑步迈的步子越大,速度越快,效率越高。事实却相反,步幅越大,就越可能浪费不必要的能量,过犹不及。应注意:每迈出一步,落地时脚都应该在身体下方,而不是前方。短暂、幅度较低的摆臂,可以维持步幅正常。

3. **喝水不够** 很多人低估了跑步时失去的水分,没有及时补充,这会导致身体脱水,不但影响运动效果,而且伤身。锻炼前、锻炼时和锻炼后都要适当喝水。跑步前一小时喝 500～700 毫升,起跑前几分钟可再喝 120～240 毫升。跑步时,每隔 20 分钟需要喝水 180～240 毫升。如果跑步时间超过 90 分钟,则需要选择运动饮料,补充钠、镁等微量元素。跑步之后也要补充足够水分,排出的尿液应该是柠檬色,否则就是水分不足。

4. **鞋子不合脚** 穿着太旧的跑步鞋,或者类型不适合的运动鞋,容易导致受伤。要去正规的体育用品店,据跑步方式和脚型,选择合适跑鞋。而且,一双合适的跑步鞋在跑过 500 公里左右的距离后就需要更换,因为鞋底的缓冲功能已经下降,容易使人受伤。当跑鞋寿命过半时,可与新跑鞋轮换使用,通过对比可以更清楚何时弃用旧鞋。

5. 穿不适宜服装　如果跑步时的衣服不适合天气、环境要求,不但会觉得不适,还会引发疾病。跑步服装的面料至关重要,现代高科技面料有助于透汗排气、保持清爽。棉质服装不适合做运动服,因为它们吸汗,可能导致锻炼后潮湿着凉。最好选择温暖天气跑步,如果在冬季跑,不适宜穿过多衣服,因为运动会散发热量,衣服太厚不易散热。

6. 速度太快　有些新手甚至老手都以为跑越多、越快越好,结果却是事倍功半,甚至因为运动过度受伤。运动应循序渐进,适可而止。尤其是新手,应该逐步增加跑步里程,每周增加量不超过 10%。还可以通过多种锻炼交叉训练,防止厌倦情绪,锻炼不同部位肌肉,同时让跑步的肌肉和关节得到充分休息。注意,第一公里的速度应该比最后一公里的慢,很多人恰好相反,因为起步时力量充沛,而最后时已经体力不支。注意不要和跑得快的人一起跑,因为这样很容易产生攀比心理,对锻炼无益。如果跑步时身体疼痛,应该停止,每周还应该至少休息一天,这更有助于体能恢复,避免损伤。

7. 忽略进食　很多人忽略了跑步前、中、后的进食,忽略了营养问题,对运动和恢复都有不利影响。运动食谱应该以碳水化合物为主,为运动提供能量来源。跑步之前一两个小时吃一顿点心或正餐,应选择富有碳水化合物、低脂肪、低纤维和低蛋白的食物,运动之后也要尽快通过饮食补充能量,肌肉在运动后 30 分钟内最易吸收糖原。同时,也要补充适量的蛋白质。

8. 过量运动　过量运动有害健康。研究表明,激烈的、长时间的运动,身体会分泌一种类似鸦片、有麻醉作用的物质,称为内啡肽。它可使人在运动中感觉不到痛苦,尤其会失去心脏病发作的前兆症状——胸部剧痛,故常有长跑者昏倒或心脏病发作的情况发生。另外,免疫系统的淋巴细胞也会因内啡肽产生过多,失去抵制外来病毒的作用,引起免疫功能失调,易发感冒或癌症等病。此外,激烈运动会产生许多对细胞有破坏性的自由基,这也是引起细胞衰老和致畸的一个重要原因。还有,剧烈运动会使心跳加快、血压升高,使运动中心脏病发作的危险性大大增加。

**(三)运动负荷自我监测**

体育运动时,负荷太小,达不到锻炼的目的;运动量过大,又会引起过度疲劳,影响身体健康。所以,在开始体育运动前就应学会自我检测运动量的方法。体育运动中常见的监测运动量的方法有两种:

1. 测脉搏　在正常情况下,体育运动后心脏功能增强,安静时的脉率应逐渐减慢。但是如果相反,脉率反倒增快了,就表示运动负荷大。若第二天早晨的安静脉率超过前一天早晨的安静脉率,说明运动负荷太大,应适当减小运动负荷。因此,我们可以通过测定晨起安静时的脉率来判断运动负荷的安排是否合理。如果长期晨脉增加,则表示近期运动量过大,应该减少运动量,或暂时停止体育运动,待晨脉恢复正常时,再进行运动。

2. 主观感觉　对运动负荷的安排是否合理,也可以通过自己的主观感受来判断。如果运动后,经过合理的休息后感到全身舒服、精神愉快、体力充沛、食欲增加、睡眠良好,说明运动负荷安排比较合理。相反,如果感到十分疲劳、四肢酸沉,至第二天仍然没有消除,出现心慌、头晕,没有食欲,睡眠不好,并对再次参加锻炼感到厌恶等不良症状,则说明运动负荷过大,需要好好休息调整。

**(四)人体新陈代谢规律**

1. 早上 6～9 点　早上起来到 9 点的这个时段,是基础代谢最旺盛的时期,也是小肠大量吸收营养的好时段,因此这个时间,绝对不要浪费,抓紧吃一顿丰盛的早餐,可以让身体代谢加快,提早启动身体一天的脂肪燃烧机制!

此时,享用高纤维素＋优质蛋白＋碳水化合物的早餐最有帮助。经典的早餐搭配有豆浆＋鸡蛋＋高粱馒头＋苹果;或者是牛奶＋三明治＋香蕉。

2. 上午 9～12 点　新陈代谢保持活跃,心脏工作有力,血液回流好,腿部的细胞活跃。所以想瘦大腿,要在这个时段做些瘦腿的按摩或动作,实现事半功倍的减肥效果。可以沿着大腿内侧敲击,痛的地方就多敲几下,两边各敲五分钟,坚持下去,瘦腿效果一定显著。

3. 上午 12 点～下午 3 点　在经过一个上午的活跃后,人体的新陈代谢在中午的时候,进入了平缓的休整期,此时,血压及荷尔蒙分泌降低,身体逐渐产生倦怠感,精力消退,反应迟缓。此时不适合剧烈运动,更不宜节食减肥。此时,可以做些轻缓的动作,通过配合深呼吸来瘦腰腹。最简单的做法是站立,用力收紧腹部,同时用嘴巴吐气,数秒后,再吸气,循环练习 10 分钟。

4. 下午 3～5 点　开始逐渐恢复体力,新陈代谢重新步入正轨。这个时间是科学家认为的最佳运动减肥时间,身体适应能力和神经的敏感性最好。此时,可以进行如慢跑、骑单车、跳绳,或者仰卧起坐、俯卧撑、跳舞之类较简单又方便的运动。利用好了,能使减肥速度加倍。

5. 下午 5～7 点　新陈代谢进入低缓期前的旺盛时刻,此时人体疼痛感觉减弱,神经的活动能力降低,不适宜做运动,适合享受晚餐。所以,最好在 7 点前就餐,以便到晚上成功地把晚餐热量吸收转化掉。

6. 晚上 7～11 点　新陈代谢开始变慢,如果现在才吃晚餐,吃进去的食物约30％转化为热量,剩下的会转化成脂肪。而且,这个时点,是淋巴系统的排毒时间,适宜把脸部水肿消除。在下颚和耳根附近按摩几分钟,可以有效地通过淋巴系统排除脸部毒素,消除脸部的水肿。

**(五)关于饭后运动**

很多人喜欢在吃饭后进行一些运动,一般都是以走路为主,这样有助于消化,但饭后跑步或做其他剧烈运动是不可取的。

吃饭后消化器官需要大量的血液供应,进行紧张的"工作"。若在这时跑步或运动,势必使骨骼肌"抢走"许多血液,造成消化道缺血,不但胃肠的蠕动减弱,而且消化液的分泌也会显著减少,这将引起消化不良,甚至会引起胃下垂。此外,有时还会引起腹痛。

饭后休息一段时间,一般1～2小时以后再进行跑步或做其他体育运动才适宜。

**(六)运动注意事项**

1. 经常性注意

(1)培养运动兴趣:从事体育运动前,首先应培养自己对体育运动的兴趣,这是决定能否进行长期体育运动和终身体育运动的前提。培养体育运动兴趣的方式很多,如观看体育比赛、阅读体育杂志,或是先从体育游戏和轻微的体育运动开始等。对运动产生兴趣,运动才能够坚持。

(2)运动项目要灵活:在进行体育活动时,除根据自己的兴趣选择活动项目外,还要考虑自身的条件。青少年,可以选择一些强度较大、带有游戏性质的活动项目,如打篮球、踢足球、爬山、游泳、跳健美操等;老年人,就应选择一些活动量相对较小的项目,如打太极拳、散步等。同时,锻炼者还应根据不同的季节、气候条件确定体育锻炼项目,如冬季可进行长跑、踢足球、滑冰等运动,夏季可进行游泳、打篮球、打排球等活动。总之,运动项目要多样、灵活。

(3)强度适宜:对于普通人而言,进行体育运动的目的是增强体质,提高健康水平,而不是为了创造运动成绩,所以运动强度不宜过大,对于中老年人的体育运动更应如此。对于刚参加体育运动的人,一开始运动的时间宜短不宜长,强度宜小不宜大,以后随身体机能的适应,运动时间可逐渐加长,强度也可适当提高。

2. 运动前注意　体育运动前要做好准备活动,因为人体由安静状态过渡到运动状态需要一个适应过程,在开始运动前进行的准备活动能提高神经中枢的兴奋性和心肺功能,增加肌肉的血流量,使体温升高,提高生物酶的活性,促进新陈代谢,使肌肉、肌腱、韧带的弹性、延展性处在良好的状态,内阻力减小,从而使机体各方面的功能协调一致,逐步达到运动的最佳状态。做好准备活动,不但有助于提高运动能力,还能避免伤害事故的发生。

3. **运动后注意**　要取得良好的运动效果,必须遵循科学的运动规律,除了要做好准备活动外,还要做好放松整理活动。由于在剧烈运动过程中,人体出现了一定的疲劳累积,运动功能逐渐下降,应做一些比较轻松、舒缓的整理活动,能加快血液向心脏回流,增加血流量,消除运动时积聚在机体内的乳酸等代谢物,缓解和消除疲劳,加快身体恢复。

(1)不要蹲坐休息:运动结束后感觉累了就蹲下或坐下,认为能省力和休息,其实,这是一个错误的做法。健身运动后若立即蹲坐下来休息,会阻碍下肢血液回流,影响血液循环,加重机体疲劳,严重时会产生重力性休克。因此,每次运动结束后应调整呼吸节奏,进行一些低热量的活动,例如慢走,做几节放松体操,或者简单深呼吸,促使四肢血液回流心脏,以利于还清"氧债",加快恢复体能,消除疲劳。

(2)不要贪吃冷饮:运动往往使人大汗淋漓,尤其是在夏天,随着大量水分的消耗,运动过后总会有口干舌燥、急需喝水的感觉,以年轻人为主,大多喜欢买一些冷饮解暑解渴。然而此时人体消化系统仍处在抑制状态,消化功能低下。若贪吃大量冷饮,极易引起胃肠痉挛、腹痛、腹泻,并诱发肠胃道疾病。所以,运动后不要立即贪吃大量冷饮,此时适宜补充少量的白开水或盐水。

(3)不要立即吃饭:运动时,特别是激烈运动时,运动神经中枢处于高度兴奋状态,副交感神经系统加强了对消化系统活动的抑制。同时,在运动时,全身血液亦进行重新分配,而且比较集中地供应运动器官的需要,腹腔内各器官的血液供应相对减少,使得胃肠道的蠕动减弱,各种消化腺的分泌大大减少。它需在运动结束20~30分钟后才能恢复。如果急忙吃饭,就会增加消化器官的负担,引起功能紊乱,甚至造成多种疾病。

(4)不要骤降体温:运动时机体表面血管扩张,体温升高,毛孔舒张,排汗增多。倘若运动后立即走进冷气空调房间或在风口纳凉小憩,或用冷水冲头,都会使皮肤紧缩闭汗而引起体温调节等生理功能失调、免疫功能下降而招致感冒、腹泻、哮喘等疾病。

(5)不要吸烟:运动后吸烟,吸入肺内的空气混入烟雾,一方面减少含氧量,不利还清"氧债",难以消除机体疲劳;另一方面吸入烟气,将影响人体肺泡内的气体交换,导致人体在运动后因供氧不足而出现胸闷、气喘、呼吸困难、头晕乏力等。

(6)做放松整理活动:实践表明,放松性的整理活动不仅可使运动者的大脑皮质兴奋性及较快的心跳、呼吸频率恢复到运动前的安静状态,而且,还有助于恢复肌肉的疲劳感,减轻酸胀不适,并可避免运动健身后头晕、乏力、恶心、呕吐、眼花等不良现象发生。所以,每一次运动后要充分做好放松运动,以利于身体的恢复和健身效果的提高。

（7）不要立刻洗澡：许多人认为，运动后立即洗澡，可去污，消除疲劳。其实，这种做法并不科学。因为在运动时，流向肌肉的血液增多，停止运动后，这种情况仍会持续一段时间，如果这时立即洗热水澡，就会使皮肤血管扩张，血液不足以供应其他重要器官，如心脏和大脑，就会感到头晕、恶心、全身无力，严重的还会诱发其他疾病，因此应格外注意。

运动后立即洗冷水澡更是弊多利少。由于运动的时候身体新陈代谢过程加强，皮下血管扩张，并大量出汗，运动后马上洗冷水澡，会使体内产生的大量热不能很好地散发，形成内热外凉，破坏人体的平衡。正确的方法是运动后休息一会儿，等脉搏平稳后再洗澡，洗温水澡为宜。

（8）不宜大量吃糖：有的人在剧烈运动后觉得吃些甜食或糖水很舒服，就以为运动后多吃甜食有好处，其实运动后过多吃甜食会使体内的维生素 $B_1$ 大量消耗，人就会感到倦怠、食欲缺乏等，影响体力的恢复。因此，剧烈运动后最好多吃一些富含维生素 $B_1$ 的食品，如蔬菜、肝、蛋等。

（9）不能饮酒解乏：剧烈运动后人的身体功能处于高水平的状态，此时喝酒会使身体更快地吸收酒精进入血液，对肝、胃等器官的危害就会比平时更甚。长期如此可引发脂肪肝、肝硬化、胃炎、胃溃疡、痴呆症等疾病。运动后喝啤酒也不好，它会使血液中的尿酸增加，使关节受到很大刺激，引发炎症。

## 四、运动项目选择

### （一）根据职业

脑力劳动者易患神经衰弱、高血压、心脏衰弱、消化不良、便秘等病症，可选择那些能增强脑功能、心肺功能的项目，如游泳、慢跑、爬山、打太极拳等；电脑族易患视力障碍、颈椎病、腰痛病，心肺功能较弱，应选择慢跑、做保健体操。

有些人从事的是较长时间处于站立位的，如教师、警察、医生、售货员、理发师等，长久站立会造成下肢血流不畅，使大量血液滞积在下肢静脉血管中，可能成为"静脉血管曲张"的诱因，应选择一些下肢运动的锻炼项目，如慢跑、快步走、跳绳、跳健身操、骑自行车、爬楼、爬山以增强下肢肌肉收缩力量，促进下肢静脉血回流，对防止静脉曲张有良好作用。

司机族多患颈椎病、腰痛病、前列腺病等，应选择爬山、慢跑、做保健体操、打太极拳、做按摩等。

体力劳动者，劳动对身体可以起到一定的锻炼作用，但不能代替体育运动。这是因为，劳动时因受一定条件的限制，身体需要保持一定的体位或局限于某种姿势,重复做单一的动作,这样的劳动就只能是身体某一局部肌肉的活动,而其他部位的肌肉则处于相对静止状态。例如,有些人是较多地坐着劳动,由于动作的形式不多,运动的幅度和活动量较小,所以血液循环不畅,容易引起消化不良、便秘、痔疮、神经衰弱、高血压及动脉硬化等疾病。另外,有些人是较多地站着劳动,下肢和腰背等处的肌肉必须经常保持紧张状态,易患下肢静脉曲张及关节炎、胃病或妇科病。所以应当做健身操、保健按摩等,以纠正身体器官运动不均带来的健康问题。

**(二)根据年龄**

年龄不同,身体发育的情况、精力、体力都不一样,对运动的兴趣、爱好、耐受性与反应都有差异。所以在选择项目时必须考虑年龄特点。青春发育期,宜选择以灵敏性、协调性和柔韧性为主的活动项目,如跳健美操、跳广播操、练武术、健身跑、跳绳、跳皮筋、踢毽子、打乒乓球、打羽毛球、踢足球、打排球、打篮球、游泳、骑自行车、举哑铃、举杠铃、做引体向上、做俯卧撑、做仰卧起坐、滑冰、划船等,以增加灵敏性、协调性、柔韧性、耐力、速度,促使肌肉骨骼强壮有力,身体全面发展。

青壮年应首选跑步、球类、武术、游泳、爬山、骑自行车等。这些强度较高的项目可有效地解除精神压力,使全身肌肉更健壮,保持正常体重,延缓老化并能增强耐力与手眼协调力,保持良好状态。

老年人全身肌肉松弛无力,骨质疏松,骨骼、关节的柔韧性、灵活性和协调性都较差,心肺功能较弱,应选择散步、慢跑、跳交谊舞、打太极拳等运动项目较有益,有助于增强双腿肌肉的力量,减慢骨质流失,防止骨质疏松等骨病发生,改善心肺功能,防治血管硬化。爬山对膝关节的负荷较大,不太适宜老年人。

**(三)根据性别**

妇女宜选择加强腹肌、骶肌和防肥减胖的项目,如仰卧起坐、抬腿扩胸、体操、跳舞等。选择运动要考虑女性的妊娠、分娩、经期等生理特点,在此期间进行体育运动,强度不宜大。

男士肌肉发达,特别是中青年男子体力较强,应进行一些强度较大的运动。有研究者根据人体基本生理要素,提出男性最有效的 10 种运动形式:打壁球、划艇、攀岩、游泳、滑雪、打篮球、骑自行车、长跑、现代五项运动(射击、击剑、马术、长跑和游泳)、拳击。

**(四)根据个人兴趣**

选择最喜欢的项目,因为对某种运动兴趣越浓,越容易坚持持久,其健身效果也最好。选择那些不太喜欢的项目,开始还能参加,时间一长就会不感兴趣,失去运动的动力。

**(五)根据所患疾病**

见不同目的之运动。

## 五、运动量与时间

### (一)运动量

每个人体质不同,所能承受的运动负荷也不同,找到适合自己的活动强度和活动量,锻炼才会更加安全有效。根据自己的感觉判断运动强度便捷有效,运动中应感觉到心跳和呼吸加快,用力但不吃力,可以随着呼吸的节奏连续说话,但不能唱歌。

1. 据心率控制运动强度 一般健康人还可以根据运动时的心率来控制运动强度,这可以通过运动后即刻计数脉搏 10 秒,再乘以 6 得出。中等强度的运动心率一般应达到 150一年龄(次/分钟),除了体质较好者,运动心率不宜超过 170一年龄(次/分钟)。如果某人 40 岁,那么运动时的心率应控制在 110 次/分钟至 130 次/分钟。对于老年人,这样的心率计算不一定适用,主要应根据自己的体质和运动中的感觉来确定强度。

2. 目标心率 最佳运动心率控制区域计算法(适合一般人):

(220一现在年龄)×0.8=最大运动心率

(220一现在年龄)×0.6=最小运动心率

最佳运动心律控制区域计算法(适合有心脏问题的人):

晨脉×1.8=心率控制上限

晨脉×1.4=心率控制下限

### (二)运动时间

每次运动的时间要依个人的具体情况来掌握,并要和运动强度相匹配。首先要根据个人本身的体质而论,如果以前没有经常活动,那运动时间可以短一些,而且运动要选节奏慢一些的。等适应了或者说喜欢上了锻炼,每天坚持一个到一个半小时最好,因为人体在运动的时候会分泌睾酮来支持运动,但它的分泌只能持续一个小时左右。运动时间太长的话,肌肉会疲劳,控制力会下降,不能保证安全运动。体质好的人锻炼时间可以长些,体质弱的则短些。

运动还要选择适当的时间。夏秋季早晨 6 点左右,空气新鲜、凉爽,易进行锻炼。冬季应避开早晨和傍晚,因此时正值地面空气污染高峰期,尤其是大城市。平时上午 10 点、下午 3 点左右空气清洁度较高,是一天中最好的运动时间。一般来说,适宜在早晨或午睡后进行运动,因为早晨空气清新,午睡后体力较为充沛,晚间不宜进行大运动量活动。

中老年人在上午 10 点左右运动最佳,此时为疾病发生的低谷阶段,有病者早上起来后已服过药物,一些疾病的发病概率已得到了有效的控制。下午太阳下山时,也是中老年人锻炼的好时光。虽然从人的生理角度来看,这个阶段比较危险,但不少中老年人白天已服下了正常剂量的药物,可以承受适度的运动。

传统医学认为:申时是人体最适宜运动的黄金时间。明朝太医刘纯说:"申时,动而汗出,喊叫为乐。"每天下午大约4点的时候,是人体新陈代谢率最高的时候,此时锻炼不容易受伤。

现代科学家也发现,下午3~6点是人体生理周期最适合运动的黄金时间,因为受脑部生理周期节律的指挥,此时的人体体温处于最高点,肌肉最暖和且最有弹性,人的反应快,力气大,不易受伤,而脉搏跳动与血压则最低。一般人下午2~4点体温最高,之后就开始下降;反之,体温在早晨起床前3小时之内是最低的,如果运动,达不到最好效果。

如果喜欢早上运动,运动前应做足准备活动,因为早上体温还是低点,易受伤且不利于心脏血管;夜间运动者,尽量在睡前3小时之前运动,太靠近睡觉时间运动,会对心脏不利,而且可能因兴奋反而不易入睡。

(三)运动频率

美国运动医学会推荐正常人应该每周健身2~5次,如果以前没有健身习惯,就要从少量开始,每周2次,然后慢慢增加到3次、4次。初学者常犯的错误是开始健身时由于热情高涨,想要尽快达到效果,就一下子每天运动,每次运动的强度也很大。这样做往往训练过度,短时间内就出现疲劳、失眠、浑身过度酸痛等症状。其实,运动是个长期的习惯,想有健美的体魄,一生都应该坚持。最佳体型和健康状况,得要几个月甚至几年的坚持才可以达到。循序渐进才是最佳方案。

> 思路决定出路,观念决定方向,性格决定命运,生活方式决定健康。
>
> ——民间谚语
>
> 运动太多和太少,同样的损伤体力;饮食过多与过少,同样的损伤健康;唯有适度可以产生、增进、保持体力和健康。
>
> ——亚里士多德

# 第9章  再谈运动的原则与方式

## 一、运动的原则

### (一)全面性

全面性原则是指通过体育运动使身体形态、功能、素质和心理品质等都得到全面和谐的发展,这也是体育运动的目的。要达到这一目的,一方面尽可能选择对身体有全面影响的运动项目,如跑步、游泳等;另一方面,也可以某一项为主,辅以其他锻炼项目,不要过分单一性运动。

### (二)经常性

经常性原则是指应持之以恒地进行长期的、不间断的体育运动。生命在于运动,运动贵在有恒。人体的功能,只有在经常地体育锻炼中方能得到增强。根据用进废退的法则,如果长期停止锻炼,各器官系统的功能就会慢慢减退,体质就会逐渐下降。因此,参加体育锻炼必须持之以恒,不能"三天打鱼,两天晒网"。

### (三)渐进性

渐进性原则是指体育运动的要求、内容、方法和运动负荷等都要根据每个人的实际情况,由易到繁,运动负荷由小到大,逐步提高。

为健康而进行的运动,应当是轻松愉快的、容易做到的、充满乐趣和丰富多彩的。在健身方面,疲劳和痛苦都是不必要的,要轻轻松松地渐次增加活动量。正确的锻炼方法是运动量由小到大,动作由简单到复杂。比如跑步,刚开始练跑时要跑得慢些、距离短些,经过一段时间锻炼,再逐渐增加跑步的速度和距离。

### (四)目的性

目的性即个别性原则,是指每个体育运动者,应根据自己的实际情况,选定内容和方法,安排运动负荷。客观地讲,每个人的情况都不尽相同,如年龄、性别、健康状况、锻炼基础、营养条件、生活及作息规律等。因此锻炼者应根据自身状况进行正确估计,从实际出发,使锻炼的负荷量适合自己的健康条件,以期达到良好的锻炼效果。

**(五)自觉性**

自觉性原则指进行体育运动,出自内在的需要和自觉的行动。运动在于自觉,运动者应把运动的目的、动机和树立正确的人生观联系起来,这样,才有助于形成或保持对身体锻炼的兴趣,调动和发挥主动性、积极性,使体育运动建立在自觉的基础上,以期达到更好的效果。

"人贵有志,学贵有恒",做任何事情,要想取得成效,没有恒心是不行的。锻炼身体非一朝一夕之事,要经常而不间断,"三天打鱼两天晒网"是达不到锻炼目的的。运动不仅是身体的锻炼,也是意志和毅力的锻炼。

**(六)适宜性**

运动是以提高免疫、健体养生为目的的,所以一定要掌握好运动量的大小,太小达不到锻炼的目的,太大则超过了机体的耐受限度,又会使身体因过度疲劳而受损。因此,运动养生强调循序渐进、量力而行。那么,什么样的运动量才算合适呢?一般来说,以每次锻炼后感觉不到过度疲劳为适宜;对于正常成年人,运动量以每分钟心率增加至 140 次为宜;而对于老年人,运动量以每分钟心率增加至 120 次为宜。

# 二、四季适宜运动项目

**(一)跑步**

1. 益处

(1)减肥:跑步是一项有氧运动,能增强肌力,提高体内的基础代谢水平,加速脂肪的燃烧,达到瘦身的目的。

(2)让身材更紧致:跑步不但能燃烧脂肪,还能美体塑形,特别是能让下垂的臀部变得圆翘,跑步时摆臂又能锻炼胸廓周围的肌肉,就算瘦也能变得前凸后翘。另外,可提高体内荷尔蒙分泌,使肌肤紧致,体态变得更年轻。

(3)提高瘦身动力:在户外跑跑步,呼吸新鲜空气,一来能舒缓平日工作学习的压力,让自己身心放松;二来能活化脑部及内脏功能,使身体充满活力,自然就能从容面对减肥挑战。

(4)提高睡眠质量:通过跑步,大脑的供血、供氧量可以提升 25%,这样夜晚的睡眠质量也会跟着提高。在跑步的过程中,肺部的容量平均从 5.8 升上升到 6.2

升,同时,血液中氧气的携带量也会大大增加。

(5)促进健康:跑步可以促进白细胞和热原质的生成,消除体内的病毒和细菌。经常慢跑练习,肌腱、韧带和关节的抗损伤能力会有所加强,可减少运动损伤的概率。同时,皮肤、肌肉和结缔组织也可以变得更结实。

(6)消除紧张感:慢跑可以抑制肾上腺素的分泌,使机体放松,同时可以释放让人感觉轻松的内啡肽。

(7)保持年轻:经常运动可使生长激素的分泌增多,并且可以延缓衰老,此外,肌肉肝糖原的储存量可从 350 克上升到 600 克,同时线粒体的数量也会上升。

2. 注意事项

(1)姿势要合理:上身应挺直并略前倾,双肩放松,双肘自然弯曲,双臂有力地在身体两侧前后摆动,双足要有弹性地全足着地,步幅无须大,但步频与步幅要基本保持均匀。注意身体重心稳定,不要有大幅度起伏。

(2)呼吸要有节律:跑步中的呼吸要有一定节律,用鼻、嘴同时呼吸时,嘴不必张得太大,可将舌卷起,延长空气在口腔里的时间,减少冷空气对呼吸道的刺激。每一次呼吸要注意尽可能将气体从肺中呼尽,以增加有效的换气量。

(3)谨防摔伤:随着年龄的增长,体力和精神承受能力下降,肌蛋白减少。因此,老年人,摔倒和骨折是比较常见的。

(4)合理地利用双臂:不管什么年龄的跑步者,很少有人努力去锻炼腿部以外的肌肉。但是,在日常训练中,有规律地安排一系列简单的上身力量练习,将有效地提高训练者的跑步能力。目的是提高肩臂的力量和耐力,以及腹部和背部肌肉的力量。合理地利用双臂,不仅能提高跑步者的成绩,还更有益健康。不利用双臂者,容易疲劳。

增加上臂的力量可通过简单的俯卧撑练习。

(5)加强跑步的力量:一旦有了一定的耐力基础,可进行山地跑,可增强腿部、大脑的协调性。斯坦福大学的调查表明:爬山的老年人的骨质密度比那些没参加训练的老年人要大得多。

3. 速度　依据适度运动原则。

(二)爬山

爬山不仅可以提升视力,强壮心肺功能,而且还能减肥健身,延缓衰老。下面是爬山的具体益处。

1. 防治近视　治疗近视有一个最简捷的办法,就是极力眺望远处,放松眼部肌肉。然而城市中由于工业污染及热岛效应等因素,空气中颗粒悬浮物较多,能见度较差。山野之中,尤其是在山巅之上,可以使目光放至无限远,解除眼部肌肉的疲劳。

2. 增强肺功能　山中森林和草地的面积远非城市中的绿地所能比。因此在山间行走,对于改善肺通气量、增加肺活量、提高肺的功能很有益处,同时还能增强心脏的收缩能力。

3. 增强灵活性　山间道路坎坷不平,穿行此间有益于改善人体的平衡功能,增强四肢的协调能力,可使人体肌纤维增粗、肌肉发达,增强肢体灵活度。

4. 保持良好体型　日常体内的糖代谢属于有氧代谢,高山上由于空气稀薄,人体内大部分代谢转为无氧代谢,加之登山运动量较大,因此,它能大量消耗人体内聚集的脂肪,尤其是腰腹部的脂肪,保持良好体型。

5. 延缓衰老　正常代谢中会产生一种叫自由基的有害物质,它能破坏人体细胞膜,溶解人体正常细胞,引起人体组织的衰老;而氧负离子可以有效结合自由基,使之排出体外。据有关数据表明,城市街道上氧负离子的单位含量仅有 $100\sim300$,而山区森林中可达数万。因此,在大山中行走可以有效排出自由基,有益于延缓衰老。

(三)羽毛球

羽毛球运动几乎适宜于所有人群,既可室外运动,又可室内运动,不仅让人感觉舒适,还有良好的运动效果。据有关数据显示,一场正规的羽毛球比赛,强度比一场足球赛还要大。注意运动前准备活动至关重要,以免受伤。

(四)乒乓球

我国乒乓球名将庄则栋将打乒乓球的好处归纳为至少"五益":养神、护眼、健脑、助消化、勤四肢。

1. 养神　乒乓球是一种有趣的运动,能调动人的情绪。遇到烦心事,打一会儿乒乓球后出一身大汗,那种特有的惬意能让人精神面貌焕然一新。另外,"以球会友"也是件乐事,跟球友场上切磋、场下谈心,可令人心情舒畅、神清气爽。

2. 护眼　打乒乓球时,由于球的来往速度飞快,来球落点或近或远,或左或右,或旋转或不转,为了做出准确的判断,多通过眼睛获得球的信息,眼球始终处在高速的运动中,并与大脑进行快速反馈联系。这种对眼睛及视力的调节的独特体育项目,对学业负担过重、长时间近距离看书的中小学生来说,可以有效地改善眼睛睫状肌的功能,对保护视力、预防近视都有积极作用。

3. 健脑　在所有球类运动项目中,乒乓球的速度是比较快的。由于球体小而轻,攻防转换迅速,它要求运动者必须在最短的时间内调动视觉、听觉等感觉器官,对变化着的来球做出准确的判断和反应。这种需要勤动脑的特点,能很好地锻炼老年人的反应能力,锻炼人对周围事物的灵敏性。所以,打乒乓球可以预防老年痴呆,延缓老年动脉硬化,保持良好的思维与记忆力。

4. 助消化　由于打乒乓球消耗的体力很大,故可增进食欲。另外,身体不停地来回运动,也能促进肠胃的蠕动。

5. 勤四肢　乒乓球运动不但要求眼疾手快,而且脚步也需迅速移动做出配合,长期锻炼可使上下肢的关节更灵活,腰背部的肌肉也更健壮,整个人的身体功能被充分调动,协调性和灵活性都得到提高,更加充满活力。

### (五)骑自行车

骑自行车能预防大脑老化,提高神经系统的敏捷性。现代运动医学研究表明,骑自行车是异侧支配运动,两腿交替蹬踏可使左、右侧大脑功能同时得以开发,防止其早衰及偏废。经常骑自行车能提高心肺功能,锻炼下肢肌肉和增强全身耐力。骑自行车运动对内脏器官的耐力锻炼效果与游泳和跑步相同。此项运动不仅使下肢髋、膝、踝关节和肌肉受益,而且还可使颈、背、臂、腹、腰、腹股沟、臀部等处的肌肉、关节、韧带也得到相应的锻炼。骑自行车时,由于周期性的有氧运动,消耗较多的热量,可收到显著的减肥效果。每日骑自行车4～5公里,可刺激人体雌激素或雄激素的分泌,使性能力增强,有助于夫妻间性生活的和谐。

### (六)广播操

广播操是经有关专家认真研究而制定的,一年四季均可进行。每节操的动作分别活动身体的不同部位,它适用范围广,对不同的人有不同的锻炼效果,适用于长期伏案工作的中老年人,以及体质较差者或患有高血压和冠心病的人。

做广播操除了可活动肌肉关节外,还有保持形体美的特殊作用,具有促进全身血液循环,改善内脏、神经及肌肉的功能状态,增强内脏的功能等作用。针对腰腹肌的健美操,可以去除腰腹部脂肪,提高腰部肌肉的弹性和韧性,特别适合于青年人锻炼。广播操的种类很多,可以根据不同年龄、不同体质加以选择。

### (七)散步

1. 益处

(1)增强心血管的功能。

(2)调节呼吸功能。

(3)有助于消除疲劳。

(4)增强消化腺功能。

(5)缓解紧张。

(6)预防心血管病。

(7)保持完美形体。

2. 散步方式选择　依据身体特征而定。

体弱者:甩开胳膊大步跨。体弱者要达到锻炼的目的,每小时走5公里以上最好,走得太慢则达不到强身健体之目的。只有步子大,胳膊甩开,全身活动,才能调节各器官的功能,促进新陈代谢。而且时间最好在清晨或傍晚进行,每日2~3次,每次半小时以上。

肥胖者:长距离疾步走。宜长距离行走,每日2次,每次1小时。步行速度要快些,这样可使脂肪充分燃烧,脂肪细胞不断萎缩,从而减轻体重。

失眠者:睡前缓行半小时。晚上睡前15分钟前散步,缓行半小时,可收到较好的镇静效果。

高血压患者:脚掌着地挺起胸。高血压患者散步,步速以中速为宜,行走时上身要挺直,以免压迫胸部,影响心脏功能,走路时要充分利用足弓的缓冲作用,要前脚掌着地,不要后脚跟先落地,因为这样会使大脑处于不停地振动中,容易引起头晕。

冠心病患者:缓走慢行。冠心病患者散步步速不要过快,以免诱发心绞痛。应在餐后1小时后缓慢行走,每日2~3次,每次半小时。长期坚持可促进冠状动脉侧支循环形成,有助改善心肌代谢,并减轻血管硬化。

糖尿病患者:摆臂甩腿挺起胸。糖尿病患者行走时步幅尽量加大,挺胸摆臂,用力甩腿,时间最好在餐后进行,以减轻餐后血糖升高的现象。每次行走半小时或1小时为宜。但对正在用胰岛素治疗的患者,应避开胰岛素作用的高峰时间,以免发生低血糖反应。

**(八)瑜伽**

1. 益处 现代人吸取瑜伽的精华,发现其的好处不胜枚举。

(1)消除烦恼:减压养心,释放身心,全身舒畅,心绪平静,冷静思考,达到修身养性的目的。

(2)提高免疫力:增加血液循环,修复受损组织,使身体组织得到充分的营养。

(3)集中注意力:是学生及压力人群提高学习及工作效率的最佳休息法、锻炼法。

瑜伽能让人跳出心灵的限制,从而更好地回归角色,并坦然迎接生活中的一切挑战。

(4)加速新陈代谢,去除体内废物,从内及外修复形体、调理养颜。

(5)改善气质:瑜伽能带给人优雅气质、轻盈体态。

(6)增强身体力量和肌体弹性,身体四肢均衡发展,使人变得越来越开朗、充满活力、身心愉悦。

(7)预治各种疾病:对背痛、肩痛、颈痛、头痛、关节痛、失眠、消化系统紊乱、痛经、脱发等都有显著疗效。

(8)调节身心系统,改善血液环境,促进内分泌平衡,使人充满能量。

2.注意事项

(1)避免攀比:练习者应遵循瑜伽练习中自然的规律,循序渐进,不和他人相比。许多人在练习初期总是认为练习瑜伽需要很好的柔韧性,看到身边其他练习者或者教练能做比自己更伸展或者更高难的动作,就会急功近利想做到那样,这样往往会因为着急而伤害自己的关节和肌肉,练习效果也会适得其反。

(2)注意热身:整个练习过程里还有一个不可忽视的环节就是热身,即准备练习,也可以是一些较简单的瑜伽动作。如果缺了这一项,很可能会受伤或者难以完成动作。

(3)保持安静:练习时室内要保持安静,空气一定要流通。不要在太软的床上练习,准备一个瑜伽垫子,然后穿着睡衣,光脚练习。

(4)动作应灵活:练习瑜伽不一定非要照猫画虎,完全按照光盘的动作完成,练习者能够记得多少动作就做多少,动作的顺序也不是一成不变的,应该随心所欲,只要保持呼吸的平稳和心态的平和就可以。

(5)每个动作一定都要保持3～5次呼吸,练习瑜伽后应该感觉心情的愉悦而不是身体酸累,甚至痛苦。

(6)不要勉强,瑜伽不一定每天都要做,只有在心情好、身体感觉好、时间空闲时做瑜伽,才会事半功倍。

(7)注意事项:瑜伽结束0.5～1小时以后再进食;休息0.5～1小时后再洗浴。

3.禁忌

(1)情绪波动时不宜练习瑜伽。瑜伽属于身、心、灵都要配合的运动,生气、焦虑、紧张时,肌肉群紧绷,最好不要练习瑜伽,以免受伤,只有在肌肉柔软的情况下练习瑜伽,才能更加健康安全。

(2)上几节课后,觉得关节及肌肉酸痛,可能不适合练瑜伽。有些人天生身体的柔软度就不好,而瑜伽则是训练身体的柔软度与肌力的延展,如果每次练完瑜伽之后,就出现关节疼痛或是肌腱发炎的情况,可能本身身体柔软度不够,不适合瑜伽动作。

(3)骨质疏松症者,练习要小心。有些瑜伽的动作必须用手或脚等肢体支撑身体的重量,如果有骨质疏松症,很可能因为核心肌群的力量没有训练好,以致手肘支撑的时候,不小心骨折。

(4)眼压过高、高度近视者,不建议做头下脚上的倒立动作。前弯或倒立,会增加眼压,因此原本就有眼压过高、高度近视的人,不建议练习瑜伽。

（5）身体状况不佳、大病初愈、骨折初期不宜练习瑜伽。瑜伽需要在身体状况良好的情况下练习，才能达到锻炼身体功能及肌群的功效，如果身体状况不好，肌肉、关节、韧带无法发挥力量，练习瑜伽的时候，就很容易受伤。

（6）癫痫、大脑皮质受损者，不宜练习瑜伽。瑜伽许多动作会牵扯伸展到颈部，而如果有癫痫或是大脑皮质受损者，前弯后仰按摩颈部的伸展就可能诱发癫痫。

（7）有血液凝固疾病者，避免练习瑜伽。瑜伽的动作需要摆位、肢体伸展扭转，过程中可能导致末梢血流减少，更容易导致血液凝固严重，引发心血管疾病。

## 三、春秋季适宜运动项目

春秋季，气候适宜，是健身运动最理想的季节。为了让冬天囤积下来的脂肪得以消耗，保持良好体型，春季应加强健身运动。进行春季锻炼，可吸入更多的氧气和负离子，改善机体新陈代谢，春天阳光中的紫外线极具杀菌功能，能促进维生素D的形成，利于青少年骨骼的发育和成长。

1. 健步走　健步走被称为世界上"最好、最流行并且最廉价的运动"。值得注意的是，健步走并不是漫不经心地随便溜达，而是1小时要走5～6公里（每分钟要步行100～120步），1周进行3次以上，走的时候需要控制一定的强度。健步走的强度以中等强度为宜，可以用谈话测试来简单地评定运动强度，也就是说如果你在健步走的过程中感觉到气喘，但是还能说话，这种强度就比较合适。

2. 爬山　爬山是一项极佳的有氧运动，如果以每小时2公里的速度在山坡上攀登30分钟，消耗的能量大约是500千卡，相当于45分钟游泳所消耗的能量。注意爬山之前一定要做准备活动，要让肌肉、关节活动起来。同样，爬山结束后，也一定要做一些整理和放松活动，比如下山后继续在平地上走大约5分钟。

3. 踏青郊游　外出郊游踏青不仅能够亲近自然、放松身心，而且还能够强身健体，赶走春困。踏青郊游这项古老的运动几乎对于每个人来说都很适合，而且运动负荷强度完全可以根据个人情况来制定，时间长短也顺其自然。对于一些年老体弱的人来说，每分钟走60～70步，健行者可走到每分钟70～90步。对于一些疾病初愈的人来说，也可以选择外出踏青郊游，步行的过程中走一走、歇一歇，时快时慢，快慢相间，有利于病后恢复。

4. 骑自行车　骑自行车是典型的有氧运动，能改善人体肌肉耐力和心肺耐力。在骑行过程中，人体主要的肌肉群都要参与工作，包括腿部、手臂和腰腹部的肌肉，强度以蹬车频率60～90次/分钟为宜，每次运动时间为20～40分钟，每周运动3～5次。此外，在一天紧张的工作之后，到郊外骑自行车30分钟以上，既可以达到健身的目的，又能欣赏春季的美景，可以帮助我们释放压力，长此以往，可以获得明显的健康收益。

5. 打篮球　打篮球,为多数热血男同胞热爱。在球场上一阵奔跑之后,挥洒汗水快感令人舒畅。

6. 放风筝　放风筝能使人回归自然,沐浴春风阳光,舒展筋骨,尽情呼吸新鲜空气,吐故纳新,活动全身筋骨。放风筝时,前倾后仰,时而奔跑,时而住脚,缓急弛张相间,可达到疏通经络、调和气血、强身健体的目的,对神经抑郁、失眠健忘、肌肉疲劳等均有祛病养生作用。再者,放风筝时,双眼凝视蓝天,远望风筝飞行,可以调节视力,消除眼肌疲劳,从而达到预防近视、保护视力的目的。

7. 伸懒腰　经过一夜睡眠后,人体松软懈怠,气血流动缓慢,故方醒之时,总觉懒散无力,此时若舒展四肢,伸腰展腹,全身肌肉用力,并配以深吸深呼,则有吐故纳新、行气活血、通畅经络关节、振奋精神的作用,可以解乏、醒神、增气力、活肢节。

8. 花样跳绳　很多人都喜欢跳绳,每次跳绳时间控制在半小时到 2 小时,太少起不到健身的效果,多于 2 个小时的过度训练也会使身体极度疲劳。双脚齐跳,单脚跳,双人跳,多人跳——玩法多样,乐趣无穷,既让人心情愉快,又减轻体重,燃烧脂肪,还会让你的身材更加匀称迷人。

此外,春天亦可散步、跑步、打乒乓球等。

## 四、冬季适宜运动项目

俗话说"冬天动一动,少闹一场病;冬天懒一懒,多喝药一碗"。这是因为,冬季人体在室外会不断受到冷空气的刺激,造血功能发生明显变化,血液中的红细胞、白细胞及抗体会不断增多,抵抗疾病的能力就会增强。所以坚持冬天运动的人会少生病。

此外,寒冬季节坚持室外锻炼,能提高大脑皮层的兴奋性,增强中枢神经系统体温调节功能,使身体与寒冷的气候环境取得平衡,适应寒冷的刺激,有效地改善机体抗寒能力。冬季适宜的运动项目如下:

1. 滑冰　滑冰是人们利用冰刀在冰上滑行的冬季运动项目。滑冰运动包括速度滑冰、短跑道速度滑冰和花样滑冰。可依据身体条件和爱好选择。

2. 滑雪　滑雪是运动员手持滑雪杖,足登滑雪板在雪地上滑行的一项冬季运动项目,包括越野滑雪、跳台滑雪、高山滑雪、北欧两项滑雪和自由式滑雪。许多非专业的滑雪者通常倾向于旅游滑雪,因为是出于娱乐、健身的目的,受人为因素制约程度很轻,男女老幼均可在雪场上轻松、愉快地滑行,饱享滑雪运动的无穷乐趣。高山滑雪具有动感强、惊险、优美、自如、可参与面广的特点,故高山滑雪被人们视为滑雪运动的精华和象征,更是旅游滑雪者的首选和主体项目。

3. 冬泳 严格来说,冬泳是指冬季在室外水域(包括江、河、湖、海等自然水域与水库等人工水域)自然水温下游泳。即以立冬、立春辅以气温定义冬泳;以水温为标志,全国冬泳可划分为4个层次:气温以17℃作为冬泳的起点,17℃以下的水温给人以冷感;水温以8℃作为冬泳的冷度标志,低于8℃则有冷、麻、强冷刺激的感觉。

此外,可选择冰壶、冰球、雪车等运动。

## 五、室内适宜运动项目

1. 踏步机 踏步机是当前最流行的室内有氧健身运动器械。踩踏步机需要的运动量不是很大,但每小时却能消耗很多热量。

2. 室内自行车 骑自行车的好处是,运动的级别与幅度张力较大,可以自己调节。例如,轻松地慢慢骑车1小时能消耗210千卡,速度加快、强度加大的话,卡路里消耗量可达420千卡,能提升2倍。

3. 地板运动 最简单的减肥运动就是俯卧撑和仰卧起坐,而且也算是不会过时的两种减肥运动。俯卧撑可以锻炼胸部、腹部和臂部的肌肉,仰卧起坐则主要锻炼腰腹部肌肉。

4. 举洗衣袋 洗衣服是一件能帮助消耗能量的家务,而洗衣服之前举装满脏衣服的洗衣袋也可以减肥。直接将洗衣袋举起来,不要让袋子碰到身体,然后放下,这样可以充分运动手臂、肩部、胸部和腹部。

5. 爬楼梯 沿着楼梯慢跑是一种很好的有氧运动,具体方法是以最快的速度向上爬6~12个阶梯,每次跑完后休息2~3分钟,不断重复这个运动。想锻炼腿部的话,还可以尝试每次跳过一个台阶,减肥效果更好。

6. 压椅子 找一把椅子笔直地坐在上面,手放在任意一个扶手上,脚平放在地面上,然后将身体向上拉,慢慢数到10再恢复坐姿,重复此动作可以锻炼后背肌肉。无论是在家里还是在办公室都可以随时做这个运动

7. 仰卧起坐 仰卧起坐一直是屡试不爽的瘦腰运动,所以即使工作再繁忙,睡觉之前都要做30个仰卧起坐,这样瘦腰就变得很容易。仰卧起坐之所以能瘦腰,是因为在移动上半身肌肉的同时能充分燃烧腹部多余的脂肪。

8. 转呼啦圈 想要减肥,除保持均衡的饮食外,可以经常转呼啦圈,帮助加快腹部脂肪的燃烧。只要一有时间,就拿起呼啦圈,可以一边看电视一边转呼啦圈,保持半个小时不掉落。这个简单的运动,每公斤每小时可以消耗5千卡的热量。一个体重50公斤者,一个小时可以消耗250千卡的热量。

9. 昂首挺胸 将屁股往内夹紧,腰部两侧用力,肩胛骨夹紧,肩膀打开,脖子和

肩膀交接处往下垂,不能放松,下巴微微抬起来。这样的姿势不仅能让自己显得更加自信,而且还能越来越瘦。

10. 走"猫步"  除了能增强体质,缓解心理压力外,由于姿势上形成了一定幅度的扭胯,对人体会阴部能起到一定程度的挤压和按摩作用。人体会阴部有个会阴穴,中医认为,会阴穴属任脉,是任、督二脉的交汇之点。按压此穴不仅有利于泌尿系统的保健,而且有利于整个机体的祛病强身。男性每天抽出一定时间走走"猫步",能补肾填精,增强性功能。而且,扭胯不但可以使会阴部肌肉保持张力,还能改善盆腔的血液循环,对男性来说,能预防和减轻前列腺炎的症状,女性则可以减轻盆腔的充血,缓解腹部下坠和疼痛感。

此外,尚可跳健美操、跳绳、做瑜伽等。

每日频行，必身轻目明，筋节血脉调畅，饮食易消，无所壅滞。

——《养生要录》

健康当然比金钱更为可贵，因为我们所赖以获得金钱的，就是健康。

——（英）约翰逊

# 第 10 章 不同目的之运动

## 一、我 要 瘦 腰

**(一)适宜的减肥速度**

根据美国食品药品监督管理局（FDA）的建议，一周减 1 公斤是最佳的速度。但是据经验，平均一周减 1 公斤半，也就是一个月减 6 公斤，对健康不会产生不良的影响，也是较令人满意的减重速度。而体重下降除了让许多慢性病的检验数据回到正常外，生活品质也因此获得改善。

一般人常把体重的波动当作减重的唯一指针，却忘了自己减的到底是不是体脂肪。比如说，禁食曾被吹捧为快速减肥的一种战术，但是禁食使身体处于养分只出不进的状态，而且减去的主要是水和肌肉，在恢复正常饮食后体重很容易反弹，甚至还会产生疲劳和头晕等能量缺乏的情况。

至于所谓"高蛋白饮食"，只能是暂时性的减肥计划，长期食用高蛋白饮食对健康不利。因为以富含蛋白质的食物代替碳水化合物，产生能量摄取不足，这对从事劳动性工作的人或运动员来说尤为明显。碳水化合物和脂肪对蛋白质有保护作用，当两者提供足够热量时，蛋白质才能被利用于体内组织的合成，否则蛋白质会因为要满足人体热量需要而被消耗掉。况且，蛋白质含量过高会增加肝、肾的负担。

另外，碳水化合物摄取过少还会引起酮症酸中毒，出现乏力、头晕、恶心及皮肤干燥等脱水症状。真正的减"肥"应该是在体脂肪指数（身体所有的脂肪部分）上注意，而不是一味地被波动的体重误导，因为燃烧 1 克的脂肪通常会带走 1 克的水，所以减肥初期体重下降快速的原因,就是因为水分的流失,但是就长期而言,人体会自我调节,让水分重回身体,所以就出现了体重平台期,在这段时间,虽然一样的努力,但是,体重却"不动如山",若期望另一个下降坡度的出现,则需要消耗更多的能量。

**(二)运动原则**

1. **整体运动** 当腹部有了多余脂肪之后,不能通过锻炼腹肌将其消耗,只能选用一种间接性的方法,采用整体的运动(有氧跑步、跳绳、骑单车等)进行消耗能量。运动过程中会利用人体的脂肪提供能量,然而腹部的脂肪是最多的,所以当身体需要动用脂肪作为能量的时候,首选消耗腹部的脂肪,从而达到减少腹部脂肪的目的。

2. **锻炼腹肌** 腹肌包括腹直肌、腹外斜肌、腹内斜肌和腹横肌。当它们收缩时,可以使躯干弯曲及旋转,并可以防止骨盆前倾。腹部肌肉对于腰椎的活动和稳定性也有相当重要的作用,还可以控制骨盆与脊柱的活动。软弱无力的腹肌可能导致骨盆前倾和腰椎生理弯曲,并增加腰背痛的概率。

**(三)适宜运动项目**

1. **腰部练习** 平躺在床上,双腿并拢,膝盖弯曲,但两只脚掌不能离地,双手置于脑后;利用腹部肌肉力量抬起上身,向左腿方向扭动;回到起始位置,上身贴向双腿;回到起始位置,抬起上身,转向右腿方向;回到起始位置,按照左、中、右的顺序重复该套动作 25 次。

如果手臂和颈部有疼痛感,说明动作有误。记住,一定要用腹肌带动身体。此外,躺下时肩膀不要触地,否则就起不到锻炼腰腹的作用了。

2. **肩部练习**

(1)直立,双脚分开略宽于臀部,微微屈膝。双眼直视前方,后背挺直。双手握住一个两磅重的球或其他等重物体,放在臀部。

(2)右手持球,双臂伸直上举,在头顶处将球传入左手。

(3)双臂下降,回到臀部,重新开始上下传球动作。双臂动作看起来就像转动的风车。

(4)重复传球动作 20 次。动作要慢,不要靠冲力来运动。

注意:不要靠活动手腕来传球,手臂、后背、颈部都要挺直,这样就能自然而然地传球而不是滚球。

3. **腹肌练习**

(1)健身球卷腹:平躺在健身球上,双脚平放地上,双手放在头侧,手臂打开。下颌向胸前微收,呼气,收缩腹肌抬起上身约 45°,保持 2 秒,然后慢慢回到开始姿势。为了保持平衡,两脚可以多分开些。如果增加难度,可以将双脚并起来做。

(2)举腿卷腹:仰卧在地板上,下背部紧贴地面。双手放在头侧,手臂打开。双腿抬起与上身呈 90°,双腿交叉,膝关节微屈。呼气,收缩腹肌,抬起上身,下背部不能离地,保持 2 秒,然后慢慢回到开始姿势。要注意保持下颌向胸前微收。

(3)传统卷腹:仰卧在地板上,下背部紧贴地面。双手放在头侧,手臂打开。双腿平放在地上并屈膝。下颌向胸前微收,收缩腹肌,呼气抬起上身,下背部不能离地,保持 2 秒钟,然后慢慢回到开始姿势。

(4)空中蹬车:仰卧在地板上,下背部紧贴地面。双手放在头侧,手臂打开。将腿抬起,缓慢进行蹬自行车的动作。呼气,抬起上身,用右肘关节触碰左膝,保持姿势 2 秒,然后还原。再用左肘关节触碰右膝,同样保持 2 秒,然后慢慢回到开始姿势。

肌电图仪(EMG)测试发现,空中蹬车是锻炼腹直肌最有效的练习,排名第二是举腿卷腹,第三是健身球卷腹。研究表明,当一种训练需要腹肌持续的稳定性和身体旋转时,腹肌能够产生最大的活动。由于需要在不稳定的环境下控制平衡,所以在进行卷腹训练时,健身球卷腹要比传统卷腹需要更多的肌肉收缩和控制。

为达到最佳效果,建议尝试有规律地进行多种不同锻炼,因为这样可以锻炼到不同的肌肉并且不容易产生厌倦。

## 二、期 望 美 腿

### (一)美腿的标志

美腿,人称筷子腿,简单地讲就是又细又直又长的两腿,可描述为小腿和大腿粗细几乎一样,小腿一般要比大腿长,站直的时候膝盖的凹凸感很小,大小腿几乎连接成同一圆柱体。而且肤质白嫩细滑。

1. 膝盖处没有赘肉 如果这里有多余的脂肪,会使腿显得又短又粗。很多人都为自己天生的大骨节而烦恼,实际上是种误解。大部分人是由于膝关节的错位而导致脂肪堆积。

2. 脚踝纤细有收紧感 不管大腿和腿肚部位如何细长,如果脚踝没有紧收,腿部仍没有线条感;而大腿和腿肚即使是同样粗细,只要脚踝处纤细,依然会有美丽的线条。脚踝的粗细并非由骨骼大小决定。本来脚踝处不易堆积脂肪,但由于不运动,再加上水肿等原因,时间一长,脚踝处就会有脂肪堆积。

3. 腿肚最粗处位置高 如果腿长,确实会显得腿细,而腿显得长的关键在于腿肚处最粗部位的位置,如果这个位置高,就能奇迹般地使小腿显得长。经常说的萝卜腿就是腿部曲线粗处线条过低造成的。

**(二)美腿原则**

1. 多快走及纵跳　多快走,多纵跳,多抬腿;少坐,少站,少蹲,多走多运动。这样可以防止下肢血液循环不畅。

2. 习惯性踮脚　在每一个可能的时候踮脚,如等车时、上楼梯时、工作间隙时等。长期下来会发现不但小腿变得修长,连脚踝也格外纤细。

3. 不跷二郎腿　跷二郎腿,会导致小腿水肿,严重影响腿部线条。

4. 时刻夹紧膝盖　无论是工作、看电视、玩电脑、坐公交车,只要是坐着,都要时刻记得用力将膝盖夹紧。每天练习3～5次,每次持续夹紧15分钟。可以收紧大腿内侧的赘肉,让大腿线条更加流畅。

5. 运动量　如果心血管健康,那么,应该每天运动20分钟;如果想燃烧更多脂肪,最好每天早晚各运动一次,每次20～30分钟。此外,还可考虑做些园艺活动。运动的剧烈程度须保持在低至中等水平。运动时间的长短比运动的剧烈程度更重要。要减掉脂肪,步行1小时和跑步20分钟的效果相等。

**(三)美腿方法**

1. 按摩　通过足底穴位保健按摩达到调节全身器官功能、缓解疲劳、提高记忆力,以及瘦腿、美腿的效果。

(1)脚部按摩:可按摩脚趾,双脚晃动,敲击脚底,摩擦双脚。

(2)穴位按摩:上午9点到11点,脾经旺盛时,花5分钟的时间,就可以通过对穴位的按摩、刺激以去除大腿水肿、脂肪。按摩的穴位有阴陵泉、血海穴、太白穴。

(3)敲胆经:每天在大腿外侧的4个穴位点(环跳、风市、中渎、膝阳关)敲打,每天敲左右大腿各两百下。这个运动,主要可刺激胆经,强迫胆汁的分泌,提升人体的吸收能力,将大腿外侧堆积在胆经上的垃圾排出。因此,这个动作可使臀部和大腿外侧的脂肪减少;同时可补充血气,缓解大腿的水肿或静脉曲张。

由于大腿的肌肉和脂肪都很厚,因此必须用点力,要感觉力度能透进去,有痛感,而且以每秒大约两下的节奏敲,才能有效刺激穴位;不适宜肝火过旺、爱长痘的人;不需要敲到小腿上;晚上11点之后不要敲。

2. 瘦腿操

(1)锻炼大腿:从立正的姿势开始,将右脚向前跨一步,轻弯膝盖。两手叉在腰上。跳起的同时左右脚互换(此时注意背部要挺直)。刚开始做的时候以10秒钟做10次为目标。

(2)锻炼大腿内侧:以立正的姿势站好,右脚伸直向右抬起,同时左手伸直向左抬起。此时,注意身体的平衡。诀窍在于腿部要使劲。轻轻回到原来的姿势。换腿再做。这个动作大约为2秒。刚开始做的时候,以10秒钟做5次为目标。

（3）锻炼大腿外侧：坐在地上，双脚伸直，背向后靠，以双手作为支撑，手放在髋部。下背部压向地面，用腹部的力量将双腿抬高至 45°，脚趾向前，让脚面与小腿呈直线，两腿并拢，顺时针画 12 个圈，然后再逆时针画 12 个圈。

双手分别拿起一个哑铃，以右脚作为支撑，左脚放在身后。保持背部挺直，髋部向前倾斜，直到身体几乎与地面平行，哑铃与肩膀在同一直线上。恢复到起始的位置，完成整个动作。重复动作 12 次，然后换另一条腿练习。

3. 瑜伽瘦腿

（1）动作 1：卧姿，双腿并拢，双手扶住双腿慢慢向上抬起，直到与身体的上半部分垂直，吸气，收腹，身体重心微微后倾，保持几秒钟。呼气，慢慢回到初始状态。重复 15 次。

（2）动作 2：坐姿，右腿蜷曲，左腿伸向身体后侧，双手在头顶扣住，吸气，收腹、挺胸，身体尽力向左侧伸展，保持几秒钟，恢复，呼气。然后换侧重复进行。集中锻炼腰部两侧的肌肉，可以起到瘦腰的作用。

（3）动作 3：站立，吸气，收腹，左腿向后伸直，双手向前伸直，上身前倾，眼睛直视前方，身体与地面保持平行，做飞翔动作，保持几秒钟。换腿进行，重复多次。

4. 走路瘦腿　下半身减肥，最简单有效的方法，就是走路！"走"要注意收腹、抬头、挺胸、缩臀，步履尽量跨大，手要大幅甩动，做最大的运动。散步也可利用此法运动，甩手又挺胸自然会神气。

5. 坐姿瘦腿

（1）日式坐法瘦大腿：先跪在凳子或床上，腰背部保持挺直，然后把臀部坐在腿上，即上半身的重量全部压在两条腿上。每次坚持 15～20 分钟，每日 1～3 次。日式坐姿可锻炼腿部韧性，拉伸腿部肌肉，改变大腿脂肪太多的现象。

（2）直角坐姿消脂肪：在日式坐姿的基础上，让膝盖弯曲成 90°，膝盖关节以 90°打开，再用手轻轻按住足尖来保持身体平衡。每次坚持 2 分钟，再恢复日式坐姿 1 分钟，再直角坐姿 2 分钟，如此反复 10 次即可，一天 1～3 次。此动作能有效消除大腿内侧的脂肪，达到纤腿的效果。

（3）淑女坐姿修大腿：在直角坐姿的基础上，让身体向左侧倾斜（让上半身向左侧倾斜），保持 15 秒。同样方法再向右侧倾斜。来回进行 30 次即可，一天 1～3 次。此坐姿对减大腿外侧和腰部脂肪效果明显，但需要长期练习。

（4）盘腿坐改变异型腿：看书或者看电视的时候，改变懒散的坐姿，腰背挺直，盘腿而坐，坚持 20 分钟，换其他姿势休息 10 分钟，再盘腿而坐，反复进行。盘腿坐可改变"X"形腿，并能减少大腿外侧的脂肪，增强腿部韧性。

6. 美腿七步曲

(1)踮着脚尖走路:使劲地踮起脚尖,一点一点地往前走,步子不要迈得太大,只要平稳就好,双腿要尽力绷直,这样才能拉长腿部的肌肉。

(2)向前迈大步:像往常那样走路,不同的是将步子迈大,前腿弓,后腿尽量后伸,向后方用力,可以感到腿部的肌肉受到拉伸。

(3)走一步踹一腿:就像袭击对方一样将腿部用力地踹出去,可以不是很高,但一定要用力。

(4)倒退着向后踢:可以选择双手叉腰,然后将腿部用力地向后踢,这样倒退着行走,尽量最大幅度地拉伸韧带。

(5)交叉地扭捏而行:两腿交叉而行,用左大腿内侧的肌肉压住右大腿,然后用右大腿内侧的肌肉压住左大腿,扭捏婀娜地走起来,大腿侧向的肌肉在不断拉长。

(6)一蹦一蹦往前走:学会像青蛙那样蹦跳,小腿肌肉会得到最有力的锻炼,而紧实的小腿就是性感的代名词。

(7)边行走边跳跃:大跳跃是一种放松的锻炼,就像希望长高一样,这样的练习让腿部的肌肉有放松、有收紧。

7. 大腿操

(1)将脚尖向外站立,挺直腰背,双腿分开与肩同宽,并弯曲向下蹲,双手放在大腿上。

(2)将右腿向前伸直,并尽量一下一下向下压,同时保持脚尖向上,进行5下之后换左腿,再重复做5次。

(3)双手握拳向上举起,双腿弯曲下蹲,注意上半身要保持直立。

(4)平躺在垫子或地板上,双手握于腰间,将左腿弯曲,右腿伸直,做5次运动,之后换另一条腿重复进行5次。

8. 小腿操

(1)双腿并拢站好,双手放于脑后,弯曲左腿腿向外侧伸直,左右腿交替进行各5次。

(2)平躺在垫子或地板上,双手握于腰间,双腿抬起像骑自行车那样做蹬腿的运动,做50下,之后双腿弯曲放于垫子上放松一下,再重复这个运动。

注意:在进行瘦腿运动的时候,要注意膝盖也要绷直,尽量把动作做到位,这样才会更有效果;谨防运动伤害;在进行运动之前,在腿上涂一点精油,起活血的作用;在运动结束之后再进行一下放松运动,不要立刻就休息。

## 三、改 善 免 疫

### (一)运动对免疫力的影响

1. 对细胞免疫功能的影响 长年坚持运动者,安静时表现出细胞免疫"节省化"现象,即绵羊红细胞的玫瑰花环实验阳性率低,而淋巴细胞转化率正常;对每天有 2 小时运动习惯的人进行免疫功能测定,发现其免疫功能明显高于无运动习惯的人。对无运动习惯的健康人,连续 6 周进行运动负荷时,其淋巴细胞反应性比运动开始时显著提高。提示长期系统地进行健身运动可使人体细胞免疫功能明显增强。

2. 对免疫分子的影响 研究表明,长期坚持长跑锻炼的运动组人员血浆 IgA、IgM、IgG 显著高于对照组,患上呼吸道感染的人数显著少于对照组。研究显示,每天持续跑步 30 分钟,有时可出现被称为"跑步欣快感"的现象。这时可表现为心情愉快、内心舒畅,这是由于运动使 β-内啡肽升高。

3. 对免疫系统的干预 应激可以对免疫系统产生抑制作用。而大量的研究发现,用于预防或降低应激反应的心理干预手段,如渐进性肌肉放松训练、想象、生物反馈治疗等均能不同程度地恢复或提高免疫功能;放松训练不能大幅度地改变卵巢癌的免疫变量,但能积极影响患者的免疫功能。

但在常氧下大运动量或高强度、长时间运动,对免疫力有明显负面影响。剧烈运动会使肾上腺皮质激素大幅度升高,以增强机体的应激能力;若激素水平持续升高,抑制免疫系统的活动,会使淋巴细胞数目减少,细胞-体液免疫功能下降。

### (二)有益改善免疫的运动

健步走、瑜伽、游泳、慢跑。

## 四、治疗高血压

### (一)运动的益处

运动对高血压的治疗作用有如下几个方面:

1. 调整大脑皮质的兴奋与抑制过程及改善机体主要系统的神经调节功能。

2. 降低毛细血管、微动脉及小动脉的张力,调节血液循环,降低血压。

3. 降低血黏度,提高血液流变性,改善微循环,增强物质代谢和组织的营养过程。

4. 促进机体的代偿功能,改善患者的全身状况。

5. 减轻应激反应,稳定情绪,抑制身心紧张,消除焦虑状态。

### (二)运动的禁忌

1. 生病或不舒服时应停止运动;患重症高血压和有严重并发症者不宜运动。

2. 饥饿时或饭后 1 小时内不宜做运动。

3. 运动不可立即停止,要遵守运动程序;但如有任何不适现象,应立即停止。

4. 肾衰竭、心力衰竭者不宜运动。

5. 竞争性或需要爆发力的运动,如举重,会使血压升高。

**(三)有益的运动**

较适合高血压患者康复的运动有打太极拳、散步、做医疗体操、慢跑、练有氧舞蹈、游泳、打娱乐性球类、郊游、垂钓等。

研究证实,太极拳对高血压患者有三大好处。第一,太极拳动作柔和,能使全身肌肉放松、血管放松,促进血压下降。第二,打太极拳时用意念引导动作,思想集中,心境宁静,有助于消除精神紧张因素对人体的刺激,有利于血压下降。第三,太极拳包含着平衡性与协调性的动作,有助于改善高血压患者的平衡性和协调性。太极拳种类繁多,有繁有简,可根据个人状况自行选择。

除上述运动外,也可选择骑自行车、扭秧歌、跳健身舞、跳绳、爬山等。

## 五、治疗糖尿病

**(一)运动的益处**

1. 增强心肺功能,促进新陈代谢,提高机体抵抗力,减少感染几率。

2. 改善组织对胰岛素的敏感性,促进肌肉及周围组织对葡萄糖的利用,使血糖下降,可增强降糖药物疗效,较小剂量可获得良好疗效。

3. 加速脂肪分解,增加胆固醇利用,既可降脂又可减肥。总之,运动能使高血糖、高血脂、肥胖得以控制,减少和控制糖尿病并发症的危险因素,起到预防和延缓并发症的发生与发展作用,在很大程度上使患者获益。

糖尿病运动的目的是降血糖、降血脂、降体重,只有通过循序渐进,持之以恒的长期运动锻炼,才能真正获益,达到"三降"之预期目的。所以,只要病情及体力许可,就应坚持运动锻炼,每周 3~5 次,最好是天天有计划地活动和锻炼。

**(二)有益的运动**

由于每一个糖尿病患者的身体状况不一样,所以适合的运动方法也是不一样的,应该根据身体情况做出合理的选择。

糖尿病患者通常采用的有氧运动有步行、跑步、骑自行车、爬山、登楼、划船、游泳等。亦可与兴趣相投的朋友一起打网球、羽毛球、篮球、乒乓球及跳健美操等;与家人一起打保龄球、门球;在清晨的朝阳中缓缓跑步。

年龄较大、体质较差者宜进行运动强度小的运动如散步。在优美的绿化环境中散步,自然的气息更有益于身心健康。行走时应全身放松,眼观前方,自然而有节律地摆动上肢,每次 10～30 分钟。

身体条件较好、无心血管疾病的糖尿病患者,则可以采用运动强度中等偏高的运动如健身跑。慢跑时要求全身放松。

如果按照运动强度分类,我们可以把糖尿病患者的运动项目分为轻微强度、中等强度和大强度的运动项目。

轻微强度的运动项目有散步、站立乘车、做简单的家务劳动(如做饭、买菜、购物、清洁等),持续 30 分钟左右;步行、下楼梯、做广播体操、平地骑自行车等,持续 20 分钟左右。这种强度的运动和持续时间,相当于消耗 80 千卡热量。

中等强度的运动有慢跑、上楼梯、坡路骑自行车、滑冰、打排球、登山等,要持续 10 分钟左右。

大强度的运动包括长跑、跳绳、打篮球、举重、击剑等能持续 5 分钟左右,也相当于消耗体内热量 80 千卡。进行中、大强度运动的患者事先可做5～10 分钟的准备活动,事后还需要进行 5～10 分钟的恢复调整。

**(三)运动注意事项**

1. **运动前** 全面体检,检查血糖、糖化血红蛋白、血压、心电图、眼底、肾功能、心功能及神经系统;确定运动量,选择运动方式;选择合脚的运动鞋和袜,要注意鞋的密封性和透气性;要注意安全,避免车流拥挤。不要在恶劣天气条件下运动,如酷暑天或凛冽的寒风天。

2. **运动时** 运动前先做 15 分钟热身运动,这样可以使肌肉组织先活动起来,避免拉伤;运动过程中注意心率变化,以及有无全身发热、出汗等感觉,以便了解运动量是否已经达到。同时,注意有无乏力、头晕、心慌、胸闷及腿痛等不适感,一旦发生,应立即停止运动。此外,运动过程中要注意饮水。

3. **运动结束时** 最好做 10 分钟左右的恢复整理活动,不要突然停止运动。

4. **其他** 切忌运动量忽大忽小;经常监测血糖;随身携带糖果,避免低血糖发生;随身携带糖尿病卡,卡片上要有姓名、年龄、住址、电话,并注明是糖尿病患者,如果出现意外,别人知道如何给予帮助等;每天检查双脚,尤其是运动后要仔细检查,发现红肿、青紫、水疱和感染等,要及时处理。

**(四)运动禁忌**

有下列情况的糖尿病患者不宜做运动:

1. **病情控制不好** 如血糖很高,或血糖波动明显的患者。

2. **有急性并发症** 如急性感染、酮症酸中毒、高渗性昏迷。

3. **有慢性并发症** 如心肌缺血性疾病、心肾功能衰竭、严重视网膜病变、严重的下肢大血管病变、植物神经病变及严重的高血压等。

4. 有应激情况 出现感染等应激情况时忌运动。此时机体处于应激期间,血糖很不稳定,运动不当易使病情恶化。

## 六、治疗哮喘

### (一)运动原则

1. 多做呼吸锻炼 哮喘的发作主要是因为呼吸道的肌肉发生痉挛和收缩而阻碍了空气进入肺内。因此,哮喘患者应多做呼吸锻炼,锻炼腹式呼吸,如吹瓶子、吹口哨。

2. 运动时间和强度 根据病情的轻重每次运动 15～60 分钟,体弱者可自 15 分钟开始,逐渐延长。易发生运动性哮喘者宜用间歇运动法,并于运动前适当用药。运动强度以不引起哮喘发作为度,开始时宜较低,以后酌情提高。可进行间歇性运动,例如跑 10 秒休息 30 秒,或跑 20 秒休息 60 秒,运动强度应控制在运动时的最高心率不超过 170 减年龄数的水平。主观感觉以稍有气急,尚能言谈为宜。

3. 运动环境 不要在比较冷的环境中进行运动,因为冷气中的含氧量很低,比如在海拔比较高的地方哮喘患者就不适合运动。还有在早上、晚上、空气干燥的天气和场合不要运动。因为这些时间段和环境含氧量都是比较低的,稍微一运动就有可能引发哮喘。哮喘患者最适合在潮湿的天气里运动。

### (二)运动的益处

适当的体育活动,不但可增强患者的体质,还可减少哮喘的发作。

### (三)适宜的运动

包括室内自行车、室外自行车、有氧健身操、跑步、散步、网球等。

研究发现,每周练习 2 个半小时的瑜伽,持续 10 周,大部分患者都能减少服药量。哮喘患者最理想的运动就是游泳,因患者所吸入的空气温和、湿度大,在水中身体处于水平位置会让肺底部所堆积的黏液得以疏导。需注意的是,游泳池中氯气含量过高易引发哮喘。因此,游泳前最好先了解泳池中氯气的含量,并尽量选择一些室外通风较好的泳池。对老年人来说,练习太极拳也有相似的功效。

## 七、治疗冠心病

### (一)运动原则

建议遵循"3、5、7"原则:"3"指每天步行约 3000 米,时间在 30 分钟以上;"5"指每周要运动 5 次;"7"指运动时的心率不超过 170 减去年龄数。如果在运动中出现心慌、胸闷或头晕等症状,应立即中止。临床上认为,合适的运动量应是运动后微微出汗、呼吸略快但感觉舒畅,无明显疲劳感,第二天睡醒后心率仍然稳定。

**(二)运动注意事项**

每次锻炼必须要有 3 个阶段,即准备活动、训练活动和结束活动。准备活动和结束活动不充分是造成锻炼意外最常见的原因。

1. 血压和脉搏正常才可进行运动。

2. 控制运动量,不进行竞技性体育活动。

3. 午后运动为好。因早晨和上午冠状动脉张力高,心绞痛、心肌梗死、猝死等常发生在上午 5～11 点。

4. 餐前餐后不宜运动。原则上在餐后 2 小时以内不锻炼,运动后 1 小时内不进餐或饮浓茶。

5. 运动前要做好准备和放松活动,运动后不要马上洗浴。

6. 心情舒畅。

7. 避免阳光直射和迎风运动。

8. 携带急救药盒。

9. 在运动中要特别注意预防意外的跌伤碰伤;注意保暖,预防感冒。

**(三)运动禁忌**

1. 在安静情况下常有心绞痛发作者,各类冠心病经治疗不能控制者不宜运动。

2. 轻微活动即感到心悸、气短、喘息或伴有心功能不全者不宜运动。

3. 有严重的心律失常、心动过速、心动过缓、房室传导阻滞,经药物治疗不能控制者不宜运动。

4. 急性感染期患者不宜运动。

5. 伴有严重的高血压者不宜运动。

6. 心肌梗死合并心包炎、心肌炎者不宜运动。

7. 冠状动脉严重狭窄达 80％～90％者不宜运动。

8. 合并糖尿病,治疗后病情未控制者不宜运动。

9. 有明显的心肌缺血表现及合并血栓性静脉炎,或近期有栓塞病史者不宜运动。

**(四)适宜的运动**

可根据病情与身体状况进行散步、慢跑、骑自行车、游泳、做医疗体操等。

太极拳动作舒松自然,动中有静,对合并高血压的冠心病患者更为合适,简化太极拳运动量较小,心率只能达到 90～105 次/分。

## 八、治疗骨质疏松症

**(一)运动对防治骨质疏松症的作用**

1. 延缓骨量的丢失。

2. 改善激素调控骨代谢过程。

3. 增强肌肉力量、柔韧性及平衡能力。

4. 对骨的直接刺激作用,促进骨在力学刺激方向的重塑,预防骨质疏松症。

**（二）适宜的运动**

骨质疏松症的运动方法因年龄、性别、身体状况等因素不同而各异,但原则是通过肌肉的收缩运动,使肢体和躯干处于不断的运动状态,骨骼上受力,达到治病防病的目的。所以,可因地制宜、因人而异做各种形式的运动。适宜的运动方法:练瑜伽、慢跑、打高尔夫、跳舞、徒步旅行、打网球、打羽毛球、踏步运动、跳跃运动、跖足运动、蹬腿运动、登高运动、上肢屈伸运动等。

研究发现,练习太极拳可以减缓绝经后女性骨质流失的速度,每天练习 45 分钟,一周 5 次,持续 1 年,骨质丢失的速度减慢 1/3。

研究证明,骨骼纵向的压力对于减少骨钙的丢失最为重要。运动疗法首先在纵向为骨骼施加压力,因此运动产生的力量传导方向最好也与地面垂直,这样疗效最佳。根据此原理,原地做踏步运动是骨质疏松症最好的治疗方法,这是因为下肢骨骼受到来自垂直方向力量的刺激,可以延缓骨丢失。

# 九、治疗心律失常

对心律失常者来说,运动可以有正面作用,但也有负面影响,因此,必需个体化,根据患者体质、患病种类、心律失常的严重程度及运动对病情的影响等,决定是否进行运动及采用何种运动手段最为合适。

对于心率较慢的患者,如窦性心动过缓,运动后可使心率加快,增加心排血量。

对于心率较快的患者,心率本来比较快,跑步后心率更快了,就会严重降低心排血量而引起并发症。因此心率偏快的患者不宜做剧烈运动。但可根据病情考虑做一些柔和的运动,如散步、打太极拳等。

对早搏患者,无论是房早或室早,一般应根据运动后早搏的变化而定。运动后早搏减少,则考虑适当运动。如运动后早搏加重,原来是偶发性室早,运动后变成多发、多源性室早,说明心肌条件比较差,不能进行剧烈运动。

窦性心搏缓慢、窦房性传导阻滞等如有眩晕、晕厥等症状者应禁止运动并应积极进行治疗。

房室传导阻滞:一度者可根据平时所能承受的运动,原则上仍可适当进行;二、三度者通过运动负荷试验如改善可适当运动,如加重则禁止运动。

# 十、治疗性功能低下

## (一)运动的益处

大量的调查和研究发现,合理的体育运动可明显提高机体的性功能,增强性欲,显著改善性生活质量。

体育运动可以使人的形体健美,增加吸引力和自信;可以减轻精神压力,消除忧郁,增进性兴奋,激发性欲;可以改善微循环,降低血液中胆固醇水平,增强阴茎勃起的能力和女性阴道的润滑能力,能使两性激素分泌更旺盛,从而大大提高性生活的质量;可以增加肌肉力量和机体的柔韧性,使氧气和营养物的供给量增加,有利于保持性爱的持久力。

作为性生活的主导一方,男人是否拥有充沛的体力和灵活的动作,显得尤其重要。因此,已婚男人一定要保证有规律、适量的运动。只要每周运动 2～4 次,每次持续时间在 30～45 分钟,运动心率控制在 100～124 次/分,就会大大地改善性生活的质量,不仅可以减少阳痿的发生,而且可使性欲明显增强。

## (二)适宜运动方式

对于性功能低下,最有效的治疗运动是蹲马步。女性蹲马步,有助于改善骨盆肌肉血管分布和增加血管密度,加大会阴部充血量,加快血流速度,从而增加性器官的敏感性。而且,盆肌血管分布的增加,还会增强女性性快感和性高潮时阴道黏液的分泌。男性蹲马步,能使腰腹部肌肉的力量得到加强,有助于性生活时支撑体位,且不易感到疲劳。男性骨盆肌肉若得到锻炼,可增加整个骨盆和阴茎的血液供应量,促进勃起,并改善自身对射精的控制。每天蹲 15 分钟的马步,就能取得明显效果。

除了蹲马步外,其他可增强腰腹及骨盆肌肉的锻炼方法还有很多,如仰卧起坐可以增强腰肌和腹肌;提肛动作(反复收缩会阴、肛门周围的肌肉)可以增强耻骨尾骨肌,有助于延长男人射精的时间和扩大女性阴道肌、会阴肌的张力,使性感区肌肉更有力。这些都能显著提高性生活质量,使双方更容易达到高潮。

另外,滑冰、骑马、打网球、打排球、打太极拳、练瑜伽等均有助于改善性功能。腰背伸展、莲花坐、舞蹈能增强性感。

一般而言,年纪较轻、很少合并其他病症者,可选择大众化的体育运动项目,如慢跑、游泳、打保龄球、跳健美操等;中老年、体质较差或有其他疾病者,则可选择散步、打太极球、练太极剑,当然体力恢复后,还可增加一些运动,如打门球、慢跑等。

运动一方面可以提高身体素质,体现人体活力;另一方面也可增加夫妻间的感情。比如打羽毛球、网球、保龄球及跑步、爬山、游泳等。另外,对于体形过于肥胖的女性,则可参加健美运动,以减少体内脂肪,恢复"三围曲线",以此来唤起丈夫的青春活力。

## 十一、治疗慢性胃炎、胃溃疡

### (一)运动的益处

对于慢性胃炎,适宜的运动可降低胃出血及其他并发症的发生率,促进病变部位恢复。研究表明,经常参加运动的老年人发生胃肠道出血的相对危险性偏低。这是因为:第一,运动可以增加心脏的泵出功能,加大心输出量,改善外周循环,促进血、氧进入胃肠道,有助于减轻胃肠道的潜在缺血问题;第二,运动能够加速机体脂肪消耗,降低血液中脂肪微粒含量,有助于预防动脉粥样硬化及改善胃肠道的血液循环状况;第三,经常参加运动,便秘的机会减少,罹患溃疡病、慢性结肠炎及憩室病的风险下降,有助于降低胃肠道出血的概率。

运动,可以有效改善大脑皮质对胃肠的调节功能,增强胃肠蠕动,增加消化液的分泌。改善胃肠系统的血液循环,消炎止痛,是治疗慢性胃炎、胃溃疡简便、经济、实效的方法。

### (二)适宜的运动

1. 按摩  调整胃肠神经功能,减轻自觉症状,改善消化功能。方法有揉腹、点腹、摩腹、搓胃、叩击足三里(足三里穴位于膝盖边际下三寸在胫骨和腓骨之间)、捏腹直肌。

2. 做医疗体操

(1)仰卧,两腿屈曲,两脚齐肩宽分开,两臂沿躯干伸直,吸气挺腹,呼气收腹,重复3~6次。

(2)仰卧,两腿伸直,两臂沿躯干放好,吸气屈腿,朝两侧伸开两膝和两臂,呼气慢慢伸直两腿,并拢双膝,两臂贴近躯干,重复5~8次。

(3)仰卧,双手叉腰,两腿伸直,将右腿朝左侧伸展,将右腿移过左腿,转动臀部,背不离垫,右脚尖触垫。左右各重复5~8次。

(4)手脚着地站立,双手和两膝齐肩宽,吸气挺腹,呼气收腹,重复3~6次。

(5)站立,20~30秒行走,高抬两膝和任意甩手臂,任意呼吸,中等速度行走。

(6)站立,两腿齐肩分开,两臂沿躯干放下,上身交替往两侧倾斜,两臂交替沿两侧躯干滑动,任意呼吸,两侧重复4~10次。

3. 养胃运动

(1)跪姿前倾:双膝跪地,从膝盖到脚趾都要接触到地面,上半身保持直立,双手自然下垂。缓慢坐下,直到体重完全压在脚踝上,双手自然放在膝上,保持正常呼吸。保持该姿势约30秒,放松后再将上半身向前倾。重复做3～5次。该动作有助于消除胀气、治疗胃肠痉挛和腹泻等,还可强化大腿肌肉。

(2)伏地挺身:俯卧(趴在床或地板上),全身放松,前额触碰地面,双腿伸直,双手弯曲与肩平放,手肘靠近身体,掌心向下。双手支撑,抬起头、胸部,双腿仍接触地面,直到感觉胸腹完全展开。保持该姿势约10秒钟。重复做3～5次。该动作能消除胀气、解除便秘、锻炼背肌,对脊椎矫正有一定的帮助。

(3)站立弯膝:双脚分开与肩同宽站立,双手轻放膝上,身体微向前弯。深吸一口气,吐气时缓慢收缩腹部肌肉,让腹部肌肉呈凹陷状。保持该姿势5～20秒,不要憋气,然后顺势将肺部气体排出,放松肌肉。重复4～7次。该动作对缓解消化不良与便秘很有帮助。

(4)饭后三鞠躬:每天饭后弯几次腰,达到90°,配合散步10～30分钟,可以使食物进入胃窦,促进食物消化。

(5)提臀:3分钟提臀动作,在恢复挺拔臀部的同时,还能锻炼胃部肌肉,增强消化功能。做法:双脚开立,比肩稍宽。双膝微屈,上身略微向前倾,两手自然垂落于两大腿上。腰腹部用力,臀部向后翘、向上提,力所能及至极限后,臀部运动轨迹像画下半圆一样,保持2秒左右。然后往回收,恢复至初始状态。反复做15次,休息片刻,每次做两组。

4. 其他 如散步、做保健操、打太极拳等。

**(三)运动禁忌**

1. 胃出血、腹部疼痛者不宜运动,病情恢复后再进行适当运动。

2. 胃病患者饭前不宜进行剧烈运动,胃下垂患者应在饭后2小时以后进行运动。

3. 有穿孔、出血或癌变可能者,不宜进行运动。有明显幽门梗阻者,也不宜进行运动治疗。

4. 溃疡处于活动期的患者,要避免或减少腹部运动,以免增加出血或穿孔的可能;如果伴有严重器官功能衰竭,也不宜采用运动治疗。

老人血气多滞，拜则肢体屈伸，气血流畅，可终身无手足之疾。

——《古今图书集成》

静止便是死亡，只有运动才能敲开永生的大门。

——泰戈尔

# 第 11 章　知、行促进健康的小运动

## 一、构建良好行为——常做有利健康的小运动

### （一）对身体有益的小动作

日常生活中每个人都会做一些动作，有的动作有害健康，有的动作有益健康。下面介绍有益的小动作。

1. 叩齿　齿对齿轻叩，或牙齿空咬，可防止牙龈退化、牙周病等口腔问题。此法还可促进脸颊肌肉活动，使脸颊丰润，防止双颊下垂。

2. 吞津　闭口做漱口状数回，然后吞下口水。人的唾液未接触空气时，并不会发生异味，反而有股香甜滋味。唾液中含有许多消化酶与营养成分，常吞津有助消化。

3. 转颈、耸肩　肩颈部有脊椎及许多通往头部的重要血管，常转动颈部、耸耸肩膀，帮助活络肌肉，年老时发生脑血管疾病的概率会大幅降低。

4. 干擦　用手掌或干毛巾在脸部抹擦数回，胳膊等裸露处也可以用此法抹擦，有助皮表循环，使皮肤润泽。

5. 拍肩　左手自然上甩拍右肩，右手拍左肩，交替进行，也可用手掌自然交替拍腿。

6. 转腰　右手顺弯腰之势向左脚尖伸展，起身，换左手向右脚尖伸展，轮替数回。

7. 握拳　双手紧握后放松，反复数回，直立或坐位时均可进行。

8. 踩脚尖　右脚跟踩左脚尖，左脚跟踩右脚尖，交替数回。

9. 梳头　各式梳子或手指均可，每日梳数十下，具有按摩头皮、醒脑开窍的功

效,对视力、听力也很有帮助。

10. 鸣鼓　以手掌紧压住双耳数秒,然后迅速脱离,此法可振动耳膜,减缓耳窝退化;闲时也可常按摩耳朵,不论揉、挑、弹各种手法均可,可立即改善头痛、晕车等诸多不适,体质虚弱者常按摩耳朵,还可防止感冒。

11. 揉眼　自寻手部柔软的部位,揉按眼睛、眼眶四周,促进眼周血液循环,可明目、醒脑,兼具美容作用。

12. 捏鼻　常以两手食指摩擦鼻翼两旁的迎香穴,或在鼻上搓捏,可促进嗅觉灵敏,减少鼻过敏或呼吸道感染。

13. 打哈欠　是机体的生理需要。它是神经疲劳的信号,表明兴奋即将或已经达到最高点,提醒人们此时应该休息一下。另外,打哈欠有助于放松眼部肌肉,促进眼部血液循环,使眼睛感觉更明亮、舒适。美国保健协会的科学家们也为此建议,长时间盯着电脑工作的人,累时不妨打个哈欠,以缓解眼部疲劳。

14. 伸懒腰　伸颈举臂是一项伸展腰部、活动筋骨、放松脊柱的锻炼方式,在短短几秒钟内,可将很多淤积停滞的血液赶回心脏,增大血液循环量,改善血液循环。

此外,伸懒腰还能疏通颈部血管,让其顺畅地把血液输送到大脑,使大脑得到充足的营养,从而缓解疲劳,振奋精神。并且,它能使全身肌肉,尤其是腰部肌肉在有节奏的伸缩中得到锻炼并逐渐强壮,能够防止腰肌劳损,能及时纠正脊柱过度向前弯曲,保持健美体形。

15. 扩胸　人们在工作之余、疲劳时,不妨做几下扩胸动作。这样不但可以锻炼胸肌,还可以增大肺活量,改善呼吸功能,提高工作和生活质量。同时,扩胸使胸部肌肉得到运动,拉伸和刺激胸腺,促其分泌更多的免疫物质,从而提高抗病抗癌能力。

16. 深呼吸　可以增加肺的通气量和换气量,提高血氧饱和度,促进全身各器官、各系统充分发挥功能。另外,还可促进肺部血液循环,有利于肺内的残气及其他代谢产物顺利排出。此外,深呼吸还能刺激肺泡牵张器,引起副交感神经兴奋,从而放松身体,缓解紧张情绪。

**(二)健康的"习惯"**

有些常被人们认为的"坏习惯",却给我们的健康带来意想不到的效果。

1. 自言自语　对自己有镇静作用,且增加安全感,可以调整紊乱的思绪,尤其是在紧张、劳累时,想说什么就说什么,这样会感到轻松愉快。

2. 张口就唱　唱歌使呼吸系统的肌肉得到积极锻炼,其作用不亚于游泳、划船等体育锻炼。另外,唱歌还能减轻忧郁情绪。

3. 常伸懒腰　伸懒腰会引起全身大部分肌肉的较强收缩,在持续几秒的伸懒腰动作中,很多淤积的血液被赶回了心脏,从而可以大大增加血流量,改善血液循环。同时,还可带走肌肉内的一些废物,从而消除人体疲劳。

4. "高抬贵腿" 看似不雅,但医学研究认为,当一个人的双腿抬起高于心脏之后,脚和腿部的血液产生回流,长时间绷紧的大小腿得到了放松,有利于防治下肢静脉曲张,同时腿部的血液回流到肺部直至心脏,大大有利于心肺保健。

5. 站着吃饭 对世界各地不同民族的用餐姿势研究表明,站立位最科学,坐位次之,而蹲下位最不科学。人们吃饭时大都采用坐位,主要是因为工作劳累,而坐位最感轻松。

6. 饭前喝汤 饭前先饮少量汤,好似运动前做预备活动一样,可使整个消化器官活动起来,使消化腺分泌足量消化液,为进食做好准备;同时充分发挥消化器官功能,使之自然地进入工作状态,进食后会感到舒服。

7. 爱吃冷食 科学家认为,降低体温是人类通向长寿的路。吃冷食和游泳、洗冷水浴一样,可使饮食热量平衡,保持头脑冷静,在一定程度上能够起到降低体温的作用,延长寿命。

8. 脱衣而眠 脱衣而眠能比较好地消除躯体疲劳,使身体各器官都得到很好的休息。

9. 起床不立即叠被 由于人体皮屑、汗液、废气等聚集成庞杂的污染源,如果起床后立即叠被子,这些有害物质就容易留在被子里。所以早上起床应先将被里朝外摊开一会儿,让水分、气体自然散发。忙完别的家务,然后再去叠被。

(三)防癌小运动

日常生活中重视调理肝、脾、肾的功能,对预防肿瘤的发生有重要的意义。几种简单易行的运动按摩方法,能调肝健脾益肾,故可防癌。

1. 叩齿 具有提神醒脑、生津固齿、益肾健脾胃等功效。具体方法:清晨起床前,先静心凝神片刻,口轻闭,上下门齿相叩 36 次,再令两侧臼齿相叩 36 次。

2. 摩头 具有畅通任督、调和阴阳、祛风止痛、健脑护发的功效。具体方法:两手五指屈曲,从前额沿头顶至颈部推 40～50 次,如梳发样;用一手指端自前额向颈后部按揉 3～5 遍;两手指屈曲,用指端均匀地轻轻叩击头顶部;两手抓握头发向上提抖 3～5 次;两手拇指置玉枕穴处,做横向按揉 20～30 次,再按揉风池穴 3～5 次;将两手十指交叉,抱枕骨部,两掌心相对用力做一紧一松的运动 10～20 次。

3. 搅海 具有生津固齿益肾、清洁口腔、预防消化不良等功效。具体方法:舌前部上翘抵上齿龈外缘,再依次转向左上臼齿龈、左下臼齿龈、下门齿、右上臼齿龈、右下臼齿龈,如此沿牙龈四周搅动舌头,共 5 遍。

4. 鼓漱 具有助消化、健脾胃、提高消化道免疫功能的功效。具体方法:先搅海令口内津液增多,轻轻闭口咬牙,用两腮和舌做漱口动作,漱 30 余次。漱口时口内津液渐多,待满口时分三口慢慢咽下。

5. 鸣天鼓

(1)先以两手掌根使耳廓前后对折,再紧按耳孔,两手食指、中指轮流轻击枕骨下部风池穴 20～30 次,可以充肾阴,补真元。

(2)掌心掩按耳孔后骤然抬离,如此反复开闭 10～20 次,可以健脑醒神、消除疲劳。

(3)两手食指插入耳孔内转动 3 次,再骤然拔出,如此反复 3～5 次,可以清肝泻火、解郁散结。

(4)两手掌同时摩擦两耳廓 20～30 次,两手食指屈曲以第二指关节按摩耳轮 20～30 次,可以疏通经络、调和脏腑,预防四肢疼痛。

(5)两手食指指面同时按揉两侧耳廓的耳甲艇 10～20 次,然后再按揉耳甲腔 10～20 次,两手拇指、食指同时向下分别牵拉两侧耳垂 20～30 次,再同时向上提拉耳轮 20～30 次,可以疏通经络、调和气血、补肾健脑。

6. 拍胸　具有畅通气机、安神定惊、宣肺利气、止咳化痰的功效。具体方法:一手成虚掌,五指张开,用掌拍击胸部,左右手交替操作,各拍 10 次。

7. 揉脘腹　具有健脾和胃的功效。具体方法:先以右手除拇指外的四指并拢,按揉中脘部,做圆周方向旋转运动 20～30 次,再以左手按揉 20～30 次。

8. 摩脐轮　具有温阳固脱、益精壮元之功效。方法:用左手掌心贴脐部,右手按左手手背,两手同时做顺时针方向旋转揉动 100～200 次。

9. 疏肝胆　具有疏肝利胆、理气导滞、调和冲任的功效。方法:左手四指并拢,按于左腹股沟处,右手顺时针方向揉腹部 20～30 次。

10. 擦少腹　具有疏肝理气、补肾益精的功效。方法:两手小鱼际紧贴肚脐两侧向腹股沟方向上下擦动,30～40 次,以发热为度。

11. 摩腹　具有固本培元、健脾和胃、强身健体之功效。方法:右掌心贴住腹部顺时针方向摩动 30 次,再以左掌心贴住腹部逆时针方向摩动 30 次,如此反复交替操作 5 次。

12. 腰功

(1)将两手搓热后紧按肾俞穴处,稍定片刻后用力向下搓到尾骨部,两手一上一下往返搓 50～100 次,可以调和气血、疏经通络、补肾益精。

(2)两手叉腰,用拇指面紧按腰眼,旋转按揉(以酸胀为宜),可以温经散寒、调和脏腑。

(3)用右掌心按在命门穴处,上下搓动 20～30 次,可以补肾培元、强身益寿。

13. 翕周 具有滋阴降火、补肾壮腰的功效。方法:收缩肛门,吸气时收紧肛门,呼气时放松,一收一松为 1 次,连续 50 次。

14. 擦涌泉穴 具有引火归元、滋阴育阳、安阳宁志、活血通络等功效。方法:左手擦右涌泉穴,再用右手擦左涌泉穴,各 100 次;或用拇指按揉涌泉穴 20～30 次。

**(四)女性养生按摩运动**

1. 手掌中央 所属经络:手厥阴心包经。经常用食指指关节挤压手掌中心能促进全身血液循环,能增加面部红润,减少皱纹,并能宁心安神,镇定神经。对调理月经、肤色都有一定功效。此外,还有利于心脏健康。

2. 肩窝 所属经络:手少阳三焦经。用力按压肩窝处,不仅能调节全身体液循环,增强免疫力,还能刺激大脑皮质,放松神经,改善头痛、耳鸣、目痛、咽喉痛等身体不适。对面部痤疮、酒糟鼻、皮肤虚浮等症有较好疗效。洗澡时利用热水柱按摩肩窝也是不错的方式。

3. 小指尖端 所属经络:手少阴心经。经常摩擦、按压小指尖端有利心脏健康。胸闷、心慌、晕车、晕船时,用力掐小指尖端,也能迅速缓解不适症状。

4. 拇指尖端 所属经络:手太阴肺经。经常摩擦、按压拇指尖端有宣肺、利肺的功效,有助于维持呼吸系统健康。尤其是在秋季,经络运行到手太阴肺经,更是进行呼吸系统保健的最佳时机。此外,咳嗽时用力掐拇指尖端,还能缓解咳嗽症状。对于女性朋友来说,按摩此经脉,具有增加面部色泽的作用,对面色白、指甲苍白或暗紫效果较好,同时可起到改善情绪激动、消除疲劳、减少皱纹的作用。

5. 鼻翼两侧 所属经络:手阳明大肠经。用食指指腹轻轻按压鼻翼两侧对大肠健康有益。便秘或腹泻时按压此处对症状也有一定改善。

6. 曲肘外侧凹陷处 所属经络:手太阳小肠经。按摩手肘外侧凹陷处能进行小肠保健,促进营养吸收。可改善枯暗无泽的肤色,使皮肤恢复润泽,对皮肤过敏和暗疮、湿疹有一定的作用。女性贫血者经常按摩此处更是好处良多。

7. 大腿根部 所属经络:足厥阴肝经。摩擦大腿根部至发热,能促进肝脏造血和排毒。对黄褐斑、妊娠斑、痤疮、面色晦暗、面色黑等有较好的疗效,并能促进乳房发育,解除乳房胀痛。为避免皮肤受损,建议在润肤露或沐浴露的滋润下进行。

8. 脚底中心 所属经络:足少阴肾经。睡前按摩能提高睡眠质量,清晨按摩能带来一天的旺盛精力。常常按摩更可改善过敏体质,对色斑、面色晦暗、面部水肿有较好的作用。建议用弯曲的食指关节挤压 2 分钟左右。

9. 腿伸直时膝盖内侧凹陷处 所属经络:足太阴脾经。可用拇指按压或热水热敷。按压时尽量用力至感到明显酸胀。经常操作能调理脾脏功能,对面色萎黄、皮肤粗糙、毛细血管破裂有较好的作用,能有效地制止面部痤疮的出现,同时能改善消化系统的消化功能,既可减肥,又能健体。

10. **外眼角**　所属经络:足少阳胆经。闭眼,用中指指腹按压外眼角是促进胆囊健康的有效方法,此外还有明目的功能。

11. **足背横纹中央**　所属经络:足阳明胃经。足阳明胃经本身有双向良性调节作用,因此具有减肥的效果。胃经还可调整内分泌,可治疗面部痤疮,改善面部皮肤颜色,治疗口眼歪斜,还有隆胸丰胸、促进乳腺发育的功能,亦可治疗不思饮食、失眠和消化不良等病症。

12. **臀横纹中央**　所属经络:足太阳膀胱经。按压臀横纹中央有利膀胱健康,可改善由于各种原因引起的雀斑和妊娠期、产后内分泌紊乱所致的蝴蝶斑,可改善皮肤过敏、毛发焦枯、口唇淡白、目痛多泪等症。

**(五)健身小动作**

1. **目常运**　运目,是指活动眼球。锻炼眼部周围的肌肉,最好的办法就是活动眼球。活动的时候可以左转右转、上看下看让眼球来回动,也可以顺时针、逆时针绕圈。开始的时候会很累,活动不到 1 分钟就累了,需要闭目养神,让眼睛周围的肌肉得到滋养;也可以用毛巾热敷(毛巾和水一定要干净),按摩穴道(眼保健操)来加强血液循环。久而久之,眼睛周围的肌肉结实了,就可以活动很长时间。这种活动会让眼睛疲劳,所以必须要有充足的睡眠来让眼睛得到休息。

2. **发常梳**　健康的梳头方法是用梳齿稀疏、齿头圆滑的木梳(或者牛角、象牙梳,但是最好不要用塑料梳),沿着头皮,从前额向后脑,把全部头皮都梳到,力度以用力但是不疼痛为限。人的头皮上分布着丰富的毛细血管,大大小小的穴道、经络,但是由于头发的遮盖,汗液往往得不到发散,久而久之就会影响血液循环和经络的通行。勤梳头可以起到改善血液循环、疏通经络、发散汗液的作用。对健康非常有益处。

3. **津常咽**　津指的是干净的口水。津在中医里是十分宝贵的,是人体的重要体液。在西医里,口水的作用一样很重要,可以清洁口腔和牙齿,帮助消化食物,润滑消化道等。咽津养生的小方法:吃饱喝足之后,静坐,舌顶上腭,闭口不言,几分钟后,口中会积攒半口左右的津液,然后漱漱口,分两三次咽下。对于口腔的清洁,整个消化系统都很有好处。口臭、胃酸过多的人,都可以用这个方法来改善身体状况。

4. **耳常搓**　耳朵是最需要多按摩的。耳朵虽然有很多穴位,但是由于其血流量少,上面又没有肌肉和脂肪,温度通常低于体温,尤其是在冬天,很多人的耳朵常常冻得通红。这些很不利于耳朵的血液循环和经络的疏通。按摩耳朵的时候,要将耳朵的内外两面都按到,捏、搓并用,让耳朵感受到手指的温度和力度,最后以发红、发热为好。中医上有耳针的治疗方法,对假性近视有很好的防治作用。所以按摩耳朵也有助于视力的保护。

5. **臂常伸**　经常把手臂伸直,做上举、扩胸等运动,可以活动肩关节和肘关节。现在的很多白领都缺乏运动,而且由于工作原因,经常会对着电脑长时间保持一个姿势坐着,这就使得颈椎、肩关节都得不到足够的活动,容易生病。坚持在工作中,忙里偷闲的耸肩、抻臂,对健康很有好处。简单的抻臂的方法:正坐,腰、背伸直,目视前方,将双手上举,手心向上,五指伸开,同时深吸一口气,一直到完全吸足,憋气数秒后,感到身上有丝丝热气产生,把手放下,同时缓缓吐气,如此反复做5~8次,对于肩部和上肢都是很好的锻炼。

6. **肩常耸**　颈部有大动脉和神经丛经过,经常活动颈部可以锻炼肌肉和血管,预防各种颈椎病。现代人经常长时间坐在电脑或者书桌前,所以颈椎病发病率高,而且在年轻人当中也不少见。耸肩的时候,不要简单地上下耸,一个比较好的方法是由内向外用肩头画圈,这样可以锻炼到更多的肌肉。但是头部要放正,不要跟着肩膀一起动,不然容易扭伤颈椎。

7. **腿常曲**　指的是经常做蹲起的运动。很多医生反对中年以上的男子做蹲起的运动,甚至反对打太极拳的时候蹲得过低,这是不对的。腿部肌肉占到了全身60%的重量,需要经常锻炼。锻炼腿部的时候,应该将蹲起的幅度加大,但是不宜加快频率,不然容易拉伤,并且损伤膝关节。对于想要减肥的女性,不用担心蹲起会长肌肉,假如用很缓慢的速度蹲起,可以加强腿部力量,还可以减少腿部脂肪,让腿形变得好看。蹲起的方法是身体正直,双腿比肩略宽,缓慢蹲起。高血压、心脏病患者不适合蹲得过低,应该从半蹲开始练习,等身体好转后,慢慢过渡到全蹲。

8. **腰常掬**　掬腰指的是掬后腰,也就是肾脏的部位。人的身体中,肾脏是最需要保养的部位。肾虚、肾脏有疾病的人,往往后腰是凉的,这就是肾脏供血不足的表现。经常用手掌温暖肾脏,可以加强肾脏的血液循环,提高肾脏功能,最终帮助克服肾脏疾病。对于肾脏健康的人,这种方法也可以加强肾脏功能,起到排毒养颜的作用。掬后腰的方法很简单,就是用手掌去温暖肾脏部位,不过最好的方法是这样的:坐姿,上身正直,挺胸,双手向后掬住后腰部,双手手指尖相对。然后闭目,深呼吸,感觉手掌的温度,常常这样做可以强肾固精,而女性可以滋阴固本,对男女都有好处。

9. **腹常摩**　是一种自我按摩。腹部有很多穴道和经络,同时也是很多脏器所在地,经常按摩这个部位能够很好地加强肠胃功能,起到帮助消化、排毒减脂的效果。在武术中,常常把按摩腹部当作基本功,例如道家的小周天功、少林寺的铁牛功等。按摩腹部的时候,要用整个手掌去按摩。可以用这样的方法:平躺,全身放松，一只手放在胸口，一只手绕着肚脐画圆，力度以腹部感到手的压力和温度就可以了。这种方法可以改善肠胃功能，加速排便。比起用药物刺激排便，这种方法更有益于健康。

10. **肛常收** 是指收缩肛门，锻炼括约肌。括约肌是人体的一块很重要的肌肉，括约肌的供血不仅影响到肛门周围血液，还同时影响泌尿系统、生殖系统的健康。括约肌老化，可引起便秘、尿失禁、前列腺炎等一系列疾病。由于括约肌处于一个隐秘的地方，所以得不到重视，很多人常忽视锻炼这部分肌肉。锻炼括约肌很简单，随时随地都可以做，可以一下一下收缩锻炼，也可以连续收缩数秒或数十秒。对于中老年男性，经常收缩肛门可以起到祛病强身、保持青春的作用。

11. **足常按** 是指足底的穴道应该经常按摩。足底是人体穴道最密集的部位之一，按摩足底的穴道可以促进足底的血液循环。通常情况下很多人喜欢去足疗店按摩，这个有好处，但是不宜在饭后去。饭后应该稍事休息后做一些运动，假如直接去足疗店躺着会减慢肠胃的蠕动。自己也可以按足：首先用热水泡脚，时间尽量长一点，15～30分钟为好，然后用手指关节按摩，假如不了解穴道，就把整个足底都按到，一直到全足底都发热、感到舒服为止。另外，泡脚的水不宜过热，也不宜过冷，可以一边泡一边往里面兑热水来保持水温。

12. **踵常提** 是说应该经常提踵，也就是踮脚尖，收缩小腿肌肉。这个动作可以加强小腿部的力量，也可以减少小腿脂肪，让小腿的形状变得好看。小腿肌肉是人体很重要的肌群。相对于大腿肌肉支撑全身重量的作用，小腿则是保持全身平衡的。跑跳都离不开小腿肌肉。所以锻炼小腿肌肉，可以加强平衡能力，对于中老年人来说，可降低因为平衡能力下降带来的摔伤、跌伤的风险。对于年轻人来说，如果感到普通的提踵起不到锻炼效果，可以手提重物，单脚做提踵运动。

**（六）有益健康的饭后小运动**

1. **饭后须漱口** 饭后漱口，可保持口腔湿润度和清洁，可刺激舌上味蕾，增强味觉功能，还可有效防治口腔及牙齿疾病，保护好口腔和牙齿，有益于增进食欲和帮助消化吸收。

2. **饭后宜摩腹** 吃过饭之后，按摩腹部，可以帮助食物消化，促进胃肠蠕动和腹腔内血液循环，有益于增强胃肠功能，作为一种良性刺激，通过神经传入大脑，有益于中枢神经系统功能的调节，起到健身防病的作用，从而少生疾病。如果吃饱了就睡，食物就不容易消化掉，时间长了，就会有疾病产生，比如胃病。还有饭后的运动宜轻微，不要做剧烈的运动。

3. **饭后慢慢走** 饭后散步20分钟，可促进胃肠蠕动，有助于胃肠消化液的分泌和食物的消化吸收，利于身体健康。饭后也不要立即出去散步，应大约20分钟后再去散步,否则体内的血液就会更多地分布于躯干、四肢等活动部位,使胃肠道血液供应量相应减少,消化酶的分泌也随之减少,那样胃内食物就不能得到充分消化。

4. 饭后听音乐　饭后听听音乐,可以疗病健身、陶冶情操,使人心情愉悦,但应考虑个体心理特点与音乐爱好情况等。因为只有根据个人的爱好,选择适当的音乐,才能收到较好的效果。喧闹嘈杂的声音、强烈激昂的节奏、缠绵悲哀的声调等,会对人的情绪和消化功能产生不良影响。

## 二、改掉不良习惯——杜绝不利健康的小运动

### (一)有碍健康的小动作

生活中一些习惯性的小动作其实是并不利于身体健康的。

1. 坐时弯腰塌背　白领一族久坐办公室,坐累了往电脑桌上一趴,时间长了就变成含胸驼背的"虾米",影响美感,并为健康埋下隐患。正确的姿势是,头和脖子保持直立,身体与地面垂直,可向后靠在背椅上。

2. 走路低头含胸　快节奏生活让人终日像风一样行色匆匆,走路时总是低头往前冲。事实上,低头含胸影响心肺功能。建议走路时,抬头平视,让大腿带动小腿采用"小快步",有益于活跃心肺功能。

3. 思考问题托腮　经常可以见到一些女性喜欢托着腮。这样做的危害是诱发背痛,且对颈椎非常不利。建议白领女性们起来走走,或将双手放在后颈,扭转颈部,保证脑部血液流通。

4. 穿高跟鞋时歪着站　穿高跟鞋脚会比较累,很多女性在站立时喜欢将重心歪向一边,累了再换另一边。长期如此,会造成腰椎两侧受力不均,导致腰背疼痛。正确姿势应该是,两腿直立、小腿和腹部微微收紧,重心稍微向前,两眼平视前方。如需长期站立,每隔10分钟用"稍息"动作交换重心。

5. 蜷在沙发上看电视　很多人看电视时,喜欢蜷缩在沙发上,抱着零食边吃边看。殊不知,这种姿势对身体的伤害极大,影响呼吸和消化,不仅会挤压内脏,还易导致腰肌劳损。建议选择稍微高一点、硬一点的沙发。如果座位太深,不妨在腰后放个靠垫。

6. 跷二郎腿　会使腿部血流不畅,容易造成静脉血栓、脊椎侧弯、腰椎间盘突出。专家指出,患高血压、糖尿病、心脏病的人,长时间跷二郎腿会使病情加重。

(1)引发腿部静脉曲张:跷二郎腿时,被垫压的膝盖受到压迫,容易影响下肢血液循环,造成腿部静脉曲张或血栓。

(2)影响男性生殖健康:跷二郎腿时,两腿通常会夹得过紧,使大腿内侧及生殖

器周围温度升高。高温会损伤精子,影响生育。所以跷二郎腿最好别超过 10 分钟。

(3)导致脊椎变形,引起下背痛:人体正常脊椎从侧面看呈"S"形,而跷二郎腿时容易弯腰驼背,久而久之,脊椎便形成"C"字形,造成腰椎与胸椎压力分布不均。

(4)骨骼病变或肌肉劳损:跷二郎腿时,骨盆和髋关节由于长期受压,容易酸痛,时间长了可能出现骨骼病变或肌肉劳损。坐公车时,如遇急刹车,交叉的两腿来不及放平,容易导致骨关节肌肉受损脱臼。

7. **如厕看报** 坐在马桶上读书看报,势必延长排便时间,造成肛门充血,从而引起痔疮。此外,肛门充血,刺激"排便感应器",全使肛门长期感到坠胀。此外,厕所里一般光线不充足,在里边看书、读报,也容易损害眼睛。因此,如厕应在 5 分钟内结束。

8. **醒后立刻下床** 英国拉夫堡大学睡眠研究中心教授吉姆·霍恩指出,睡醒后立刻起床,很可能导致血压忽然变动,引发高血压、中风等疾病。建议醒后不要马上坐起,先在床上躺半分钟;从床上坐起后在床边坐半分钟;再靠床边站立半分钟;而后活动。

9. **连续用电脑** 长时间使用电脑会令人感到眼睛疲劳、肩酸腰痛,还会引发头痛、食欲缺乏、失眠等问题。

英国一项研究证实,电脑屏幕发出的低频辐射与磁场,会导致 7～19 种病症,包括流鼻涕、眼睛痒、颈背痛、短暂失忆、暴躁及抑郁等。对女性来说,还会出现痛经、经期延长等症状,还可能发生早产或流产。此外,长期从事电脑作业,精神紧张,心理压力大,易全身疲劳,而且电磁辐射会使乳腺癌的发病率比一般人要高出 30% 左右。长时间盯着一个地方,会引起眼睛疲劳、重影、视物模糊,还会引发其他不适反应。

操作电脑时重复的动作,会损伤某些部位的肌肉、神经、关节、肌腱等组织。

英国过敏症基金会的研究人员最近发表的一份研究报告指出,办公设备会释放有害人体健康的臭氧气体,可造成呼吸困难及肺部病变。

**(二)饭后不宜做的几件事**

生活中,一些不起眼的陋习,可能成为健康的"杀手",需引起注意。

1. **立即上床** 因为刚吃了饭,胃内充满食物,消化功能正处于运动状态,这时睡觉会影响胃的消化,不利于食物的吸收。同时,饭后脑部供血不足,如果饭后立即上床,很容易因大脑局部供血不足而导致中风。另外,入睡后,人体新陈代谢率降低,易使摄入食物中所含热量转变为脂肪而使人发胖。

2. **唱卡拉 OK** 民间有句俗话叫"饱吹饿唱",这句话是正确的。吃饱后胃容量增大,胃壁变薄,血流量增加,这时唱歌会使隔膜下移,腹腔压力增大,轻则引起消化不良,重则引发胃肠不适等病症。

不论是在家吃饭或是到餐厅用餐,多数人都希望有一个静谧舒适的就餐环境,而卡拉OK所产生的强烈的声音刺激对就餐者无疑是一种折磨。另外,如果饮酒,随着酒精的刺激,人的喉头、声带自然充血,此时唱卡拉OK,会加重喉头、声带的充血和水肿,极易引起急性咽喉炎。因此,饱餐后应休息一段时间再唱歌。

3. 看书读报  饭后立刻看书会使胃肠道血流量相对减少,影响胃液分泌,时间一长,就会发生消化不良、胃胀、胃痛等症状。饭后读书看报或思考问题,会使血液集中于大脑,从而导致消化系统血流量相对减少,影响食物消化。

4. 伏案工作  饭后马上伏案工作会影响人体对消化器官的供血量,不利于充分吸收营养。

5. 松裤带  饭后立即松裤带会使腹腔内压力突然下降,消化道的支持作用减弱,致使消化器官和韧带的负荷增大,促使胃肠蠕动加剧,容易发生肠扭转、肠梗阻,甚至导致胃下垂等。

6. 立即运动  饭后"百步走",非但不能活"九十九",还会因为运动量的增加,影响消化道对营养物质的吸收。尤其是老年人,心脏功能减退、血管硬化,餐后散步多会出现血压下降等现象。

饭后半小时内,胃因接纳了食物而变得十分沉重,运动时,四肢血流量增加,影响胃肠道的血液供应,影响胃液分泌,使食物消化不好,同时饭后胃体积变大,此时参加运动(即便是散步等轻微运动)会使胃饱受"动荡"之苦,长此下去会引发胃下垂。

7. 立即洗澡  民间有句俗话叫"饱洗澡饿剃头",这是一种不正确的生活习惯。饭后洗澡,会促使四肢皮肤血管扩张,血液汇集于身体表面,皮肤毛细血管扩张充血,使消化道血流量相对减少,消化液分泌减少,降低消化功能,影响食物消化吸收。另外,还易发生心绞痛和心肌梗死,尤其是对高血压、高血脂者更危险。饭后1～3个小时洗澡比较适宜。

8. 立即刷牙  会使松弛的牙釉质受损。

9. 立即吃水果  水果中富含单糖,它们通常在小肠吸收,但饭后却不易立即进入小肠而滞留于胃中;因为食物进入胃内,须经过1～2小时的消化过程,才能缓慢排出,饭后立即吃进的水果会被食物阻滞在胃内,如停留时间过长,单糖就会发酵而引起腹胀、腹泻或胃酸过多、便秘等症状。同时,吃了鱼、虾后不宜立即食用葡萄等酸性水果,因为鱼、虾等含有高蛋白和钙等物质,与含有鞣酸的水果同食,容易形成不易消化的物质,引起胃肠不适。吃水果最好在饭后2～3小时或饭前1小时。如果吃了肠类熟制食品,再吃一些橘子、柠檬则有益处,因为熟食制品中含有亚硝酸钠等防腐剂,橘子等含有丰富的维生素C,可有效抑制亚硝酸胺的合成,有利人体健康。

10. 吃冷饮　老年人的肠胃对冷热十分敏感,因而饭后立即吃冷饮极有可能引起胃痉挛,导致腹痛、腹泻或消化不良。

11. 立即吸烟　进食后的消化道血液循环增多,促进烟中有害物质吸收,损害肝脏、大脑及心脏血管。

12. 立即饮茶　饭后立即饮茶,会冲淡胃液,影响食物消化。同时,茶中的单宁酸能使食物中的蛋白质变成不易消化的凝固物质,给胃增加负担,并影响蛋白质的吸收。茶叶中含大量鞣酸,会与食物中的铁元素结合,阻止铁在肠道的吸收,长期下去可出现缺铁性贫血;鞣酸与蛋白质结合成具有收敛作用的鞣酸蛋白质,使肠蠕动减慢,从而延长粪便在肠道内潴留的时间,不但易造成便秘,而且还加大了有毒物质被人体吸收的可能性。

13. 喝汽水　汽水进入胃部后会冲淡胃液,影响消化,降低食欲,产生二氧化碳,增加胃内压,导致急性胃扩张。

14. 吃糖　糖容易转化为脂肪,造成肥胖。糖还能使胰岛分泌功能减退,促进糖尿病的发生。

15. 开车　司机饭后立即开车容易发生车祸。这是因为饭后胃肠对食物的消化需要大量的血液,造成大脑暂时性缺血,从而导致操作失误。

食物在胃内停留时间:糖类为1小时左右,蛋白质为2～3小时,脂肪为5～6小时。所以至少在饭后1小时以后从事运动较为适宜。

人生就像一张磁盘，烦恼可以删除，快乐可以拷贝。

——民间谚语

心思中的猜疑有如鸟中的蝙蝠，他们永远是在黄昏里飞的。……这种心理使人精神迷惘，疏远朋友，而且也扰乱事务，使之不能顺利有恒。

——培根

 # 下篇　心理平衡

# 第 12 章　开心健康

健康四大基石中，心理平衡的作用占 50％以上，说明心理平衡对身体健康最重要。保持心理平衡就等于掌握了健康的金钥匙。

心理平衡指个人在认识上达到主客观统一，人与人之间互相尊重、互相信任，保持互助、友好、合作的关系，从而使群体里每个人都认识到工作和生活的意义。心理不平衡则是因受歧视、被侮辱而有压抑感，甚至产生自卑、羞耻、绝望、不满等消极情绪。

## 一、何为心理健康

第三届国际心理卫生大会上提出，"所谓心理健康是指在身体上、智能上及情感上与他人的心理健康不相矛盾的范围内，将个人心境发展为最佳的状态"。

从广义上讲，心理健康是指一种高效而满意的、持续的心理状态。从狭义上讲，心理健康是指人的基本心理活动的过程内容完整、协调一致，即认识、情感、意志、行为、人格完整和协调，能适应社会，与社会保持同步。

**(一)心理健康的标准**

心理健康的基本含义是指心理的各个方面及活动过程处于一种良好或正常的状态。理想状态是指保持性格完美、智力正常、认知正确、情感适当、意志合理、态度积极、行为恰当、适应良好的状态。与心理健康相对应的是心理亚健康及心理病态。心理健康从不同的角度有不同的含义,衡量标准也有所不同。

心理学家将心理健康的标准描述为以下几点:

(1)有适度的安全感,有自尊心,对自我的成就有价值感。

(2)适度地自我批评,不过分夸耀自己也不过分苛责自己。

(3)在日常生活中,具有适度的主动性,不为环境所左右。

(4)理智、现实、客观,与现实有良好的接触,能容忍生活中挫折的打击,无过度的幻想。

(5)适度地接受个人的需要,并具有满足此种需要的能力。

(6)有自知之明,了解自己的动机和目的,能对自己的能力做客观的估计。

(7)能保持人格的完整与和谐,个人的价值观能适应社会的标准,对自己的工作能集中注意力。

(8)有切合实际的生活目标。

(9)具有从经验中学习的能力,能适应环境的需要改变自己。

(10)有良好的人际关系,有爱人的能力和被爱的能力。在不违背社会标准的前提下,能保持自己的个性,既不过分阿谀,也不过分寻求社会赞许,有个人独到的见解,有判断是非的标准。

**(二)影响因素**

(1)先天遗传因素。

(2)外环境的不良刺激。

(3)自身心理素质。

(4)有无心理保健服务。

**(三)维护途径**

(1)注意优婚优生,避免先天缺陷。

(2)优化现实环境,减少不良刺激。

(3)加强心理修养,提高心理素质。

(4)接受心理教育,学会心理调适。

(5)主动向人求助,及时缓解心病。

**(四)心理与生理的关系**

**1. 心理健康影响生理健康** 心理健康和生理健康是互相联系、互相作用的,心理健康每时每刻都在影响人的生理健康。如果一个人性格孤僻,长期处于一种抑郁状态,就会影响机体激素分泌,使抵抗力降低,疾病就会乘虚而入。比如,有许多人不能和人正常的交往、融洽相处,整日疑神疑鬼;许多夫妻不和、争吵、打闹、离婚,这些都会影响生理健康。一个原本身体健康的人,如果老是怀疑自己得了什么疾病,就会整天郁郁寡欢,最后导致真的一病不起。

2.生理健康影响心理健康　在现实生活中,许多人常常感冒,患高血压、关节炎等非器质性疾病,甚至身患绝症,有许多学生学习不好,有许多人苦恼于性问题等,这些都会影响正常心理,出现各种心理障碍。

# 二、何为心理障碍

心理障碍又称心理变态、心理异常,指人的知觉、思维、情感、智力、意念及人格等心理因素的异常表现。变态心理有很多种,如幻觉、催眠状态、梦游、性变态及各种精神病等。另外,心理变态不光包括这些外显的、可以由他人明显观察到的异常,也包括那些内隐的异常,即思想、情绪、态度、能力、人格特征等的病态畸变。

变态的标准取决于社会,也就是说变态指的是行为偏离了社会普遍认可的准则。这是心理学上对变态的解释。一般来说,变态在任何一种文化中,在世界上任何一个人的身上都能找到。

## (一)心理障碍表现

1.成人心理障碍

(1)忧郁:常出现闷闷不乐、愁眉苦脸、沉默寡言的现象。

(2)狭隘:即斤斤计较,心胸太狭窄,不能容人也不理解别人,对小事也耿耿于怀,爱钻牛角尖。

(3)嫉妒:当别人比自己好时,表现出不自然、不舒服甚至怀有敌意,更有甚者竟用打击、中伤手段来发泄内心的嫉妒。

(4)惊恐:对环境和事物有恐惧感,如怕暗、怕鬼怪。轻者心跳加快、手发抖,重者失眠、梦中惊叫等。

(5)残暴:自己不快,便向别人发泄,摔摔打打,有的则以戏弄别人为乐,对别人冷嘲热讽。

(6)敏感:即神经过敏、多疑,常常把别人无意中的话、不相干的动作当作对自己的轻视或嘲笑,为此而喜怒无常,情绪变化很大。

(7)自卑:对自己缺乏信心,以为各方面都不如别人,严重影响自己的情绪,压抑感太强。

2. 儿童心理障碍

(1)睡眠不安:孩子和父母分开后,会感到焦虑。如果孩子长期失眠,那一定是有事情在困扰着他。在睡觉前和孩子聊天,让孩子说出心里话,能改善他的睡眠质量。

(2)拒绝吃饭:专家提醒,如果出现厌食,往往是孩子的情绪出了问题,家长应认真对待。父母千万不要强迫孩子吃饭,而是应该经常改变饭菜的种类,鼓励孩子帮父母准备自己爱吃的饭菜。

(3)疾病反复:如果孩子叫嚷肚子痛或头痛,但又没有任何外在的症状,可能就是精神紧张。曾经有一个父母正在闹离婚的孩子表现得很焦虑,他不断地去校医务室检查,说自己头痛,校医束手无策,于是请心理医生会诊。心理医生了解到孩子的家庭关系,找到了病因。

(4)攻击性行为:孩子也会发脾气,语言能力有限的儿童,减轻压力的唯一方式就是咬、激怒或欺负他的玩伴。这种愤怒更可能源于心情压抑,应该尽量少告诉他该做什么及如何做,让孩子无忧无虑地玩耍,做自己想做的事。

(5)过度忧虑:学生害怕考试也是正常的,但如果他们害怕所有的人和事就不正常了。

(6)说谎和欺骗:孩子有时会撒谎,这大多是因为他们受到了一定的压力,家长应把诚实的重要性和说谎的后果告诉孩子。

(7)哭泣:通常孩子哭泣是由于饥饿或疲劳,但哭泣也是减轻压力的一种自然方式。经常哭泣,说明孩子压力太大,应予以注意。

(二)心理障碍类型

1. 自卑心理　有些人容易产生自卑感,甚至瞧不起自己,只知其短不知其长,甘居人下,缺乏应有的自信心,无法发挥自己的优势和特长;办事无胆量,习惯随声附和,没有主见。

2. 怯懦心理　主要见于涉世不深、阅历较浅、性格内向、不善辞令的人。

3. 猜疑心理　往往爱用不信任的眼光去审视对方和看待外界事物,每每看到别人议论什么,就认为人家是在讲自己的坏话;捕风捉影,节外生枝,说三道四,挑起事端,其结果是自寻烦恼,害人害己。

4. 逆反心理　总爱与别人抬杠,以此表明自己标新立异。对任何事情,不管是非曲直,别人说好他偏偏说坏,模糊是非界限,常使人产生反感和厌恶。

5. 排他心理　人类已有的知识、经验及思维方式等,需要不断地更新,排他心理恰好忽视了这一点,表现为抱残守缺,拒绝拓展思维,只在自我封闭的狭小空间内兜圈子。

6. 做戏心理　把交朋友当作逢场作戏,往往朝秦暮楚、见异思迁,且喜欢吹牛,因而常常没有真正的友谊和朋友。

7. 贪财心理　认为交朋友的目的就是为了"互相利用",因此只结交对自己有用、能给自己带来好处的人,而且常常会"过河拆桥"。

8. 冷漠心理　对与自己无关的人和事一概冷漠对待,甚至言语尖刻、态度孤傲、高视阔步,致使别人不敢接近。

**(三)防治**

1. 心理治疗　心理治疗是矫正变态心理的基本方法。由于各学派的理论观点不同,施治方法也各有所异。言语和非言语的心理疗法均已被广泛用于各类变态心理患者;催眠疗法、暗示疗法、行为疗法等各有其相应的适应证,只有选择恰当,才能获得显著的疗效。

2. 躯体治疗　躯体治疗包括精神药物治疗、物理治疗、生理治疗和外科治疗。药物对幻觉、妄想等表现的精神病性障碍及躁狂症、抑郁症、焦虑症等情感障碍,都有显著治疗效果;对一些严重的、难以治愈的变态心理,也很少使用对症性精神外科治疗。此外,包括心理治疗、躯体治疗、工作治疗、文娱治疗的综合性疗法,效果显著。

**(四)预防**

由于变态心理产生的原因多种多样、十分复杂,这就要求各个方面采取综合性预防措施。另外,还应当积极开展心理咨询工作,及时干预各种心理危机,对于预防因紧张刺激产生不良反应甚至引起自杀,以及预防婚姻和家庭的破裂,减少心理疾病对社会的危害作用等,都是十分有益的。

对于心理障碍,重在预防,特别应从少年时期予以注意。

1. 树立明确的生活目标　斯大林说:"只有伟大的目标,才能产生伟大的毅力。"一个人如果没有生活的目标,就只能在人生的征途上徘徊,永远达不到理想的彼岸,生活就显得平庸、乏味、无聊,就可能滋生各种有害健康的恶习。

2. 养成良好的生活习惯　我国上古时代的奇书《黄帝内经》上说:"上古之人,其知道者,法于阴阳,和于数术,饮食有节,起居有常,不妄劳作,故能形与神俱,而尽终其天年,度百岁乃去。"这里特别强调了饮食有节,起居有常,要求人们养成良好的生活习惯。良好的生活习惯会使人终身受益,对心理健康的价值更是不可低估!

## 三、保持心理平衡

**(一)情绪调节**

1. 驾驭愤怒　喜怒哀乐是人之常情,愤怒是一种激烈情绪的表现,偶尔的愤怒有一定好处,但经常发怒对学习、工作、生活、人际关系、自己的身体均不好。怒伤肝,所以应加强心理控制,注意情绪调节。发怒了,情绪失控了,可采用一些小技巧转移一下,心态就平和了。当然,最重要的是学会理性控制,锻炼自己的自控能力,树立正确的世界观、人生观、价值观。

2. 克服紧张 压力、矛盾、冲突、危机,很容易使我们紧张,过多的紧张对身体没有好处。克服紧张情绪的方法很多,如确立正确的目标、沟通协调、学会享受、参加一些文明的娱乐活动。

3. 避免急躁 培养自己的忍耐性,目标适当,张弛有度,沉着冷静,学会冷处理;摆脱消极情绪,培养自己热情的心态、开放的心态、充满成就感的心态,自己找乐趣。

4. 合理宣泄 压力太大,难以控制时,可以适当宣泄。语言、行为都能发泄心中的不良情绪,保持心态平衡。心理医生用大部分时间倾听患者的心声,就是让患者得以良好地发泄。

5. 学会放松 要学会放松,其中很重要的一点就是幽默,因为幽默特别能够减轻心理压力。

6. 顾及他人 不能只在意自己的情绪,还要顾及他人的情绪,特别是对学生,要着力进行这方面的训练。情绪冲动,感情用事就表明没顾及他人的情绪。

7. 营造情绪 人的情绪、情感,很大的程度上是学校、家庭培养出来的。家庭和睦,老师和蔼,同学合作,社会和谐,对年轻人的影响特别大。这是一种无形的培养,极为重要。

8. 学会处理人际关系 注意对人宽容,懂得换位思考,学会关心,充满爱心,善于合作,乐于吃亏。

**(二)正确看待自己**

1. 不过分苛求 人应该有抱负,但有些人的抱负不切实际,几经努力不能看到回报后就容易有挫折感,产生不良情绪。为了消除挫折感,应把目标定在自己的能力范围之内,经过努力达到后,心情就会舒畅。古语云:"人生不如意事常八九。"失意是每个人都无法避免的人生体验,所谓世事沧桑,如果万事要求十全十美,那么稍有瑕疵,必然要陷入自寻烦恼的泥坑。

2. 寻找自信 自信是心理平衡的基础。假如感到某方面不如别人,应相信自己是有才的,只不过是低估了自己的长处而已。当然,自信的前提是自己确有发光点。所以,平时应当练好基本功。

3. 训练情商 人要乐观豁达,自找乐趣。人的心情如何,情商是其重要因素。快乐要自己找,可以把快乐建立在整个民族的欣欣向荣上,建立在我们事业的发展上,建立在他人的成功上,建立在自己的成功上,还可以把快乐建立在帮助他人的成功上。还可换一个角度,换一种思维,把不快乐变成快乐。

4. 知足常乐　俗话说,比上不足,比下有余。自己有工作做、有房子住、儿女也很好,没必要和别人攀比,比是无止境的。因为幸福本无固定的标准,是一种见仁见智的感受。一位哲学家说过:"生活像镜子,你笑它也笑,你哭它也哭。"逆境中要自得其乐,有点阿 Q 精神。因为世上万物,福祸相依,风水轮流。月有阴晴圆缺,人有悲欢离合,都是正常的规律。逆境时意味着光明就在前面,正如巴尔扎克所说:"苦难是生活最好的老师。"心理学家告诉我们:自觉保持永远快乐的心境既是一门健康的科学,又是一门生活的艺术,就看你是用"春风桃李花开日"的积极、乐观利导思维看世界,还是用"秋雨梧桐叶落时"消极、悲观的弊端思维看世界了,同样的事物结果可以完全不同,既可以"春风得意马蹄疾",也可以"无可奈何花落去"。心境在很大程度上是取决于主体的。

5. 寻找港湾　生活中需要一个能让自己休养的港湾。无聊时去充电,烦恼时去放松,就像一艘远航归来的帆船,在宁静的港口及时得到休息。这个港湾可以是一间充满花香的闺房,可以是一个深造提升的培训班,也可以是一次独来独往的旅行。命运的主宰者是自己,树立自己的世界观、人生观,经常思考、检查自己的所作所为,自重、自省、自警、自励。心底无私天地宽,只要做好自己就是最大的胜利,就能获得最大的安慰。

6. 享受生活　学会体会生活的美丽,学会享受自然的恩赐,学会欣赏别人,也学会自我欣赏。大自然如同母亲的胸怀一样博大,如同上帝的施舍一样慷慨。烦闷时不妨到外面走走,回归自然。望着蔚蓝色的天空、朵朵的白云,听着潺潺的流水、婉转的鸟鸣,心灵会慢慢趋于平静,快乐就会在不经意间涌上心头。

7. 保持乐观　乐观是心理养生的不老丹,是一种积极向上的性格和心境。它可以激发人的活力,解决矛盾,逾越困难;而悲观则是一种消极颓废的性格和心境,它使人悲伤、烦恼、痛苦,在困难面前一筹莫展,影响身心健康。

8. 淡泊明志　淡泊,即恬淡寡欲,不追求名利。清末张之洞的养生名联说:"无求便是安心法";当代著名作家冰心也认为"人到无求品自高"。这说明,淡泊是一种崇高的境界和心态,是对人生追求在深层次上的定位。有了淡泊的心态,就不会在世俗中随波逐流,追逐名利;就不会对身外之物得而大喜,失而大悲;就不会对世事牢骚满腹,攀比嫉妒。淡泊的心态使人始终处于平和的状态,保持一颗平常心,一切有损身心健康的因素,都将被击退。

荣与辱、升与降、得与失,往往不以个人意志为转移,应做到荣辱不惊,淡泊名利,心理平衡才能得到极大的快乐。

9. 积极娱乐 生活中适当娱乐,不但能调节情绪,舒缓压力,还能增长新的知识、增加乐趣。

（三）正确对待别人

良好的人际关系对心理健康非常重要,因为一个人生活在群体之中,工作需要别人支持,困难需要别人帮助,失望需要别人理解,喜悦心情也要有人分享,忧愁和苦闷也需在朋友间进行倾诉才感到舒畅,所以,要想身心健康必须善交朋友。

1. 宽以待人 《心灵导师、情绪管理》一书指出:付出,让你更健康。明确目标,追求人生成功,是获得健康的要素,但伸出援助之手,宽以待人,携手共进,是使人永远年轻、健康、快乐的"添加剂"。华德先生是美国最大通信公司的广告和公共关系部门的主管,闲暇时,他为堪萨斯州感化院的"假释犯"当义工,为儿童之家募款,还捐出了5万多毫升的血液给州立血库,这一切令华德先生觉得:"我是个快乐的家伙!"他健康充实的人生说明了"宽以待人,行善乐施"能美化人生、抵抗生活压力。

播种什么就收获什么。宽宏大量,通常会得到一些意想不到的珍贵的回赠:那就是我们助人时所引发的爱和感谢。

在社会交往中,吃亏、被误解、受委屈的事总是不可避免的。面对这些,最明智的选择是学会宽容。宽容是一种良好的心理品质。它不仅包含着理解和原谅,更显示着气度和胸襟、坚强和力量。一个不会宽容、只知苛求别人的人,其心理往往处于紧张状态,从而导致神经兴奋、血管收缩、血压升高,使心理、生理进入恶性循环。

2. 常有爱心 "爱人者人恒爱之,敬人者人恒敬之。"在助人的过程中,自己的人格也得到了升华,心灵也得到了净化。

心存善良,就会以他人之乐为乐,乐于扶贫帮困,心中就常有欣慰之感;就会与人为善,乐于友好相处,心中就常有愉悦之感;就会光明磊落,乐于对人敞开心扉,心中就常有轻松之感。心存善良的人,会始终保持泰然自若,把血液的流动和神经细胞的兴奋度调至最佳状态,从而提高了机体的抗病能力。

3. 常做好事 做好事,获得快乐,平衡心理,内心得到安慰,就会感到踏实;别人做出反应,自己得到鼓励,心情就会愉快。从自己做起,与人为善,这样才会有朋友。在别人需要帮助时,伸出自己的手,施一份关心给人。一个人不可能去爱每一个人,但要尽可能和每个人友好相处。

4. 期望不要过高 妻子盼望丈夫飞黄腾达,父母希望儿女成龙成凤,这似乎是人之常情。然而,当对方不能满足自己的期望时,便大失所望。其实,每个人都有自己的生活道路,何必要求别人迎合自己。

5. 善意待人 生活中被人排斥常常是因为别人有戒心,如果在适当的时候表示自己的善意,诚挚地谈谈友情,就会增进友谊减少隔阂,心境自然会变得平静。

### (四)适当让步

在无损原则的前提下,对一些小事不要过分坚持,并做出让步。处理工作和生活中的一些问题,只要大前提不受影响,在非原则问题上无须过分坚持,以减少自己的烦恼。不要处处与人竞争,人之相处和为贵,不要树敌太多。

有一个故事,一个人牵着一头驴在悬崖峭壁上走路,这个人怕驴跌落悬崖,便使劲将驴往里侧拉,而驴却是又倔又犟,拼命地往外侧挣,人和驴互相坚持自己的立场,后来驴掉下悬崖粉身碎骨,而那人空拿着鞭子懊悔。表面上看人和驴都赢了,为了自己的立场和原则均没有屈服对方,然而实质上两人都是输家,人失去了他的驴,而驴却失去了它的生命。

生活也是如此,不能走极端,该改变自己时,就要勇于接受现实,适当改变自己。人与人相处本质上是认可、包容、交流、解决问题的过程,有时,双方均没有对错之分,而是因为站在了不同的立场才出现看法上的差异,就像看一个建筑,从不同的角度看到的风景也不尽相同,这不是眼光的问题,而是站的位置不同。所以,多站在对方的角度去考虑别人的看法和感受,多数激烈的冲突和矛盾是可以避免的。

老子曾说过"反者道之动",黑格尔也曾说过"事物的发展包含它的否定"。两位先贤无非是洞悉了事物发展"物极必反"的规律。无论是在生活中还是在工作中,如果过分追求某事某物,不懂得掌握好临界点,事物就会朝着相反的方向发展。也就是说,如果懂得及时做出适当的退让,眼前的路也许就顺畅多了。

让步是一种智慧,是一种胸怀,是一种宽容,是一种高尚,是一种修养。世上的事,往往并不是一定要争一个你死我活、谁高谁低,因为胜利只有一个。

懂得适时让步的人,乍一看是"奋斗者"眼中的懦夫,可却是上帝心目中的强者。唯有让步,才能走得更远。古贤说:"君子能屈能伸。"能伸能屈也是人的本能,不一定就非君子所能为。问题是,什么时候伸什么时候曲,怎么伸,怎么曲,大有学问。运用得好,能伸能屈,那就是君子。

### (五)暂时回避

在现实中,受到挫折时,应该暂将烦恼放下,去做自己喜欢做的事,如运动、读书、欣赏等,待心境平和后,再重新面对难题,思考解决的办法。

有句经典名言:"不喜欢,那就去改变。改变不了,那就去适应吧。如果做不到适应,那就只好回避吧。如果连回避也做不到,那就只有放弃吧。"人生中,环境也罢、工作也罢、婚姻也罢,这句话的四个准则都适用。精干的人会选择改变,让不喜欢变得喜欢。懒散的人会选择适应,不肯吃力清扫那就享用杂乱。窝囊的人选择回避,但是眼不见心仍是烦的。英勇的人说,我放弃,一笔勾销。

人生如水!人只能去适应环境,去改变自己,才能打败困难,战胜波折,完善自我;假如不能看到自己的缺点,仅仅一味地抱怨环境,把改变境遇的期望寄托在转换环境上面,这实在是徒劳无功的。

回避是一种艺术,也是一种本事。懂得回避,才是人生的艺术。退一步放言高论,让回避的艺术展示出人的美德。

智者曰:两弊相衡取其轻,两利相权取其重。抛弃难言的负荷,方能解开心灵的桎梏;抛弃满腹的怨言,方能蕴蓄不倦的威力;抛弃纤巧的诡辩,方能具有深邃的思维;抛弃虚伪的矫饰,方能赢得真诚的友谊。

"不以物喜,不以己悲""宠辱不惊看庭前花开花落,去留无意望窗外云卷云舒",假如说这种境界是常人难以企及的,那就学会放弃吧,放弃是另一种秀丽。

### (六)自我发泄

人人都有权发火,怒而不宣会导致体内毒素滋生,使人变得抑郁、消沉。适当的发泄可以排除内心怒气,重新鼓起生活的勇气。发泄的方法很多,可向朋友、家人倾诉,也可在独处时怒吼,也可对着某物打上几下,出出怒气。以前听说有人在自己办公室里放着一盆沙子,愤怒时便用力去打沙子,这样既不害人也不伤己,不失为发泄的一个好方法。

生活中有烦恼是常事,如果把内心的烦恼向知己好友倾诉,心情会顿感舒畅。倾诉可取得内心感情与外界刺激的平衡,去灾免病。

### (七)寻求雅趣

雅趣包括下棋、打牌、绘画、钓鱼等。从事喜欢的活动时,不平衡的心理自然逐渐得到平衡。"不管面临何等样的烦恼和威胁,一旦雅趣展开,大脑中便没有它们的立足之地了。它们隐退到阴影黑暗中去了,人的全部注意力都集中到了工作上面。"伊丽莎白就是通过画画治好了忧郁症。雅趣是消除心理压力的最佳方法。

当一个人心理不平衡、有苦恼时,应到大自然中去。山区或海滨的空气中含有较多的负离子,空气中的负离子越多,人体的器官和组织所得到的氧气就越充足,新陈代谢功能便旺盛,神经体液的调节功能便增强,有利于促进机体的健康和心理的平静。

读感兴趣的书,读使人轻松愉快的书。当抓住一本好书,那么,尘世间的一切烦恼都会抛到脑后。

听好歌,听轻松愉快的音乐会使人心旷神怡,沉浸在幸福愉快之中而忘记烦恼。放声唱歌也是一种气度,一种潇洒,一种解脱。

### (八)学会忘却

忘却也是保持心理平衡的好办法。忘记烦恼、忘记忧愁、忘记苦涩、忘记失意、忘记昨天、忘记自己、忘记他人对自己的伤害、忘记朋友对自己的背叛、忘记脆弱的情怀、忘记自己曾受到的羞辱和耻辱……这样便可乐观豁达起来。人生的道路是曲折坎坷的,对于荣辱、富贵、贫穷、诽谤、嫉妒、酸楚等,要一笑置之。

高尔基说:"好人好事你永远记住,坏人坏事你干脆忘掉。"忘却有害无益的人和事,过去的就让它过去吧。

"有功于人不可念,而过则不可不念;人有恩于我不可忘,而怨则不可不忘。"给别人的恩惠和帮助,不要挂在嘴上念念不忘。对不起别人的地方,要时时反省;别人对自己的帮助不能忘记,而对不住自己的地方,需要有一颗体谅之心。著名诗人萨迪说:"谁想在困厄中得到援助,就应在平日待人以宽。"

乐于忘记是一种有效的平衡心理的办法。要知道,生气是用别人的过错来惩罚自己。老是念念不忘别人的"坏处",最受其害的就是自己的心灵。乐于忘记,也可理解为"不念旧恶"。人要有点"不念旧恶"的精神,况且在许多情况下,人们误以为"恶"的未必就真的是"恶"。

### (九)换位思考

有一则小故事:妻子正在厨房炒菜,丈夫在她旁边一直唠叨不停:"慢些。小心! 火太大了。赶快把鱼翻过来。快铲起来,油放太多了! 把豆腐整平一下!""哎!",妻子脱口而出,"我懂得怎样炒菜。""你当然懂,太太",丈夫平静地答道,"我只是要让你知道,我在开车时,你在旁边喋喋不休,我的感觉如何。"这则小故事告诉我们:学会体谅他人并不困难,只要自己愿意认真地站在对方的角度和立场看问题。

换位思考,是设身处地为他人着想,即想人所想、理解至上的一种处理人际关系的思考方式。人与人之间要互相理解、信任,学会换位思考,是人与人之间交往的基础。

换位思考是人类社会得以存在和发展的重要法则。它客观上要求我们将自己的内心世界,如情感体验、思维方式等与对方联系起来,站在对方的立场上体验和思考问题,从而与对方在情感上得到沟通,为增进理解奠定基础。它既是一种理解,也是一种体贴、一种宽容、一种关爱。

换位思考是基本的道德教谕。古往今来,从孔子的"己所不欲,勿施于人"到《马太福音》的"你们愿意别人怎样待你,你们也要怎样待人",不同地域、不同种族、不同宗教、不同文化的人,说着大意相同的话。

"天有不测风云,人有旦夕祸福",发怒的时候请记住:要站在他人的角度换位思考,感悟失落、自信、乐观、平凡的异样人生。

宽容是一种美德,但是怎样才能做到真正的宽容别人呢? 一个很重要的方法就是学会换位思考。当学会换位思考的时候,就会在遇到问题时多站在别人的角度看问题,设身处地地为别人着想。做到这些的时候,才能够更好地理解别人、宽容别人。

工作中,受到领导的批评时,不妨反思一下自己工作中的不足、标准上的差距,以他人之言为参照虚心改进,工作就会变得得心应手、游刃有余。与同事发生矛盾时,要化干戈为玉帛,重建良好的友谊。生活中,遭遇挫折时,不妨化消极心态为积极心态,光明就在前方。

古人常言:"要想好,打颠倒。"面对不一致的想法、做法,学会理解别人,站在他人的角度设身处地地想,就不会有那么多的抱怨,就会懂得尊重别人,与人和睦相处。

> 生活像镜子,能照人影子。你哭它也哭,你笑它也笑。常哭病来了,常笑病没了。
>
> ——民间谚语
>
> 一日三笑,人生难老。一日三恼,不老也老。
>
> ——博弈圣首藏

# 第13章 笑出健康

笑,是人类良好心境和美好情感的外在表现。笑对人们的身心健康是十分有益处的。现代医学对"笑"与健康的关系及其机制有了较深刻的研究和认识,但是,查阅古代文献可以发现,祖国医学对"笑"早已有较多的论述,有深刻的理论认识和疾病防治中的广泛实践。因此,发掘祖国医学中的思想精髓,不仅有助于扩大研究视野和领域,而且对利用笑加强预防保健和促进疾病康复具有重要意义。

## 一、为什么"笑"能出健康

祖国医学认为:人有喜怒忧思悲恐惊的情志变化,亦称"七情"。其中怒喜思忧恐为五志,五志与五脏有着密切的联系。《黄帝内经》有"怒伤肝,悲胜怒""喜伤心,恐胜喜""思伤脾、怒胜思""忧伤肺,喜胜忧""恐伤肾,思胜悲"等理论。此观点被历代医家应用于养生学中,对情志调节、防病祛疾、益寿延年起着不可低估的微妙作用。情志伤肝,怒是较为常见的一种情绪,怒则气上,伤及肝而出现闷闷不乐、烦躁易怒、头昏目眩等,亦可诱发高血压等疾病。喜可使气血流通、肌肉放松、益于恢复机体疲劳。

两千多年前,《黄帝内经》中指出:"喜则气和志达,荣卫通利。"说明精神乐观可使气血和畅,则生机旺盛,从而有益于身心健康。所以,民间有很多谚语,如"笑一笑,十年少,愁一愁,白了头""生气催人老,笑笑变年少""笑口常开,青春常在"等。可见,情绪乐观、笑颜常驻、笑口常开,是人体健康长寿不可缺少的条件。现代生理学研究证明,笑是一种独特的运动方式,对机体来说是最好的体操。笑实际上就是呼吸器官、胸腔、腹部、内脏、肌肉等器官做适当的协调运动。笑对呼吸系统有良好的作用,它能使肺扩张,在笑声中不自觉地进行深呼吸,清理呼吸道,使呼吸通畅;

笑能增强消化液的分泌和加强消化器官的活力;笑能消除神经和精神上的紧张,调节人的心理活动,消愁解烦,振奋精神,扬起生活的风帆;笑能调节自主神经系统和心血管系统的功能,促进血液循环;笑能使面部颜色由于血液循环加速而变得红润;笑能增强机体活动能力和对疾病的抵抗能力,起到某些药物所不能起到的作用;愉快的心情可影响内分泌的变化,使肾上腺分泌增加,使血糖升高,碳水化合物代谢加速,新陈代谢旺盛,因此能促进身体健康。

自古以来,笑就被看作治病之良药,健身防病之法宝。历代医生早就用笑来治病。如金元时期的名医张子和用"喜胜忧""喜胜悲"的情绪疗法,治愈了许多患者。有一县令之妻,患不欲进食之症,并有时高声叫骂,凶若杀人。遍访名医治疗,终不见效,后请张子和诊治。名医张子和请来两个歌舞艺人,化妆新奇,在患者面前歌舞,患者见了大笑。第二天又让两个舞女学动物顶角,相互嬉戏,患者见此更好笑。之后,又找了两个饭量大的妇女,经常在患者身边边吃边夸饭菜香甜可口。患者见此馋意大发,便要来饭菜吞吃。随之,食欲渐增,病已告愈。

"月经不调"的故事说的是清代有位八府巡按长期患一种精神忧郁症,成天郁郁寡欢,愁眉苦脸,看了许多医生,均未见效。一日因公坐船经过山东台儿庄,地方官员为其推荐了当地一位有名的老医生诊治,名医问其病由,按脉良久,竟诊为"月经不调"。巡抚大人听罢,嗤之以鼻,大笑不已,说:"堂堂男子,焉能月经不调,荒唐之极!"从此,每忆起此事,或与亲朋好友谈及此事,不禁大笑,心情格外畅快。不久,巡抚大人的病不药而愈。这是名医故以常识性的错误引其发笑,历代医家称这类方法是"诙谐"之药,其实这也是一种天然功法,笑可治病。这样的例子是很多的。

## 二、怎样笑出健康

笑是一门科学,只要笑得得当,就可以笑出潇洒、笑出自在、笑出快乐、笑出健康。怎样才能笑出健康呢?

首先要发自心底地笑。《论语·宪问》:"乐然后笑。"笑是欢乐的体现,是生理和心理和谐的交融、欢乐愉快的共鸣。健康乐观的笑是发自内心的自然欢笑。人逢喜事笑颜开,它是内心世界的表露,这样的笑是和谐、轻松、舒适的笑,而那些狂笑、狞笑之类,对身体并非有益。

在《论语·雍也》中,孔子这样说:"知者乐水,仁者乐山;知者动,仁者静;知者乐,仁者寿。"意思是:聪明人的快乐,像水一样,永远是活泼的;仁爱的人的快乐,像山一样,崇高、伟大、宁静。聪明人不断探求知识,思维是活动的;仁爱的人有涵养,看事情是冷静的。探索知识求得乐趣;宁静有涵养,不容易生气,寿命自然会长。

一个人要永远保持愉快的情绪,欢乐的笑容,首先要培养乐观主义精神。只有心理上的平衡和稳定,才能保持笑颜常驻,笑口常开。现实生活中很多的忧愁烦恼,多数来自金钱、名利方面的不知足。因此,要常体会"比上不足,比下有余","知足常乐"的道理。足而生乐,乐而生喜,喜则生情,情则养人,精神焕发,笑逐颜开,才有益于身心健康。

要想保持健康的心理状态,首先要热爱自己的工作。志有所专,乐以忘忧,以对社会有所贡献引以为荣。此外,要兴趣广泛多样,自寻乐趣,广交朋友,乐于互相交谈,使情绪变得豁达、轻松。《灵枢》曰:"神有余则笑不休,神不足则悲";又《脉要精微论》云:"衣被不敛,言语善恶,不避亲疏者,神明之乱也"。此"乱"指的是精神状态之乱。

"君子坦荡荡,小人长戚戚。"(《论语·述而》)遇事要镇定自如,冷静地对待目前的复杂事情。事情过后,不要把它长期放在心上,否则自寻苦恼。培养乐观的人生态度,提高心理上的抗逆能力,胸怀要宽阔,情绪宜乐观。要淡泊宁静,把人生忧喜、荣辱、劳苦、得失视为过眼云烟。万事只求安心,保持精神内守。《黄帝内经》中有"恬淡虚无"的论述,就是说明精神之调养重在调节七情之气,注意保持乐观情绪,应节思虑、去忧愁、防惊恐。要宁静无惧,与世无争,知足常乐,清心寡欲。做到外不受物欲的诱惑,内不存情感的激扰,这样就会气血调和,健康不衰。这就是人们常说的"笑一笑,十年少"的真正意义。

## 三、恰当地应用笑

凡事都有两面性,笑也不例外。笑虽然可祛病健身,但必须适度,必须懂得笑的宜忌。《黄帝内经》中"喜伤心"说明笑也应有个度,适量有益,过量有害,乐极生悲。欢喜太过,则损伤心气。

《淮南子·原道训》曰:"大喜坠慢。"阳损使心气动,心气动则精神散而邪气极,出现心悸、失眠、健忘、老年痴呆等。《岳飞全传》七十九回,描述了"二虎骑龙背,笑煞老牛皋,气死金兀术"的故事,说的是牛皋抓住金兀术以后,骑在他身上,由于过度兴奋,哈哈大笑而死,这叫作"笑死人"。我国古典小说里还有一段"范进中举"的故事,描写一个屡试不中的书生范进,一天,突然收到自己考中举人的喜报后,惊喜到了极点,发疯似的狂笑,竟得了癫狂病。在我们的现实生活中,这种乐极生悲的事时有发生。

老年人,机体功能逐渐衰老,心脑血管的发病率高,或有其他系统的慢性疾病,要特别注意情志调摄,不要大起大落,做到既能使自己的生活充满欢乐,又不至欣喜若狂。

高血压和动脉硬化患者不宜纵声大笑、狂笑。大笑时,交感神经高度兴奋,肾上腺分泌增多,引起全身血管收缩,血压升高,心跳加快,易诱发脑出血或心肌梗死。脑栓塞、脑出血等脑血管患者在急性发作期和恢复期不可大笑,否则,会引起疾病反复发作,使病情恶化。心肌梗死患者在发作期或恢复期,心脏内有栓子者,皆不宜高谈阔论,哗然大笑。因为过度大笑会加重心肌缺血,易导致心力衰竭,甚至心腔破裂引起死亡,或者引起栓子脱落,导致生命危险。

患疝气的人不宜大笑。因为大笑使腹内压升高,以致疝囊增大,甚至降至阴囊后,形成嵌顿疝。尿道或肛门括约肌松弛的人,不宜经常大笑。大笑时,腹内压升高,会造成大小便失禁。

进食时不宜大笑。若笑得过火,也可使食物进入气管或支气管,引起剧烈咳嗽,甚至引起窒息。饱食后不宜大笑,以免诱发阑尾炎、胃扩张及肠扭转。患口唇干裂、口角生疮之人不宜张口大笑,否则会笑裂口唇,引起出血,或造成感染。怀孕期间的妇女不宜经常大笑。大笑时由于腹部猛烈抽搐,子宫压力升高,容易早产或流产。

胸腔、腹腔、心脏、血管等外科手术不久的患者不宜"捧腹大笑"。以免加剧疼痛,影响刀口愈合及腹腔压力升高,使愈合不良的伤口裂开,即所谓"笑破肚皮"。

一些人大笑之后,下颌关节脱位,口不能闭合,这就是我们常说的"笑掉大牙"。

我们要培养健康高尚的情操,懂得笑的艺术,使笑声伴随自己的一生,让笑给生活染上欢乐的色彩……

最近,美国《消费者报告》官网刊文指出,笑有助于健康,其原理在于:

(1)加速血液流动:美国马里兰大学医学中心的科学家研究了人们观看不同类型影片后动脉血流量的变化。结果显示,在观看《关于玛丽的一些事》(喜剧影片)后,志愿者动脉扩张,血流量增加。然而在观看《拯救大兵瑞恩》(战争影片)后动脉收缩,血流量减少。另一项针对大笑与心脏病复发的研究发现,每天观看30分钟喜剧,可以降低心脏病复发的风险。

(2)消耗热量:笑能够增加10%～20%的能量消耗,开怀大笑15分钟能够消耗40卡热量。如果每天都如此,一年可以减轻至少1.8公斤的体重。这对心脏是个不小的减负。

(3)减轻疼痛:急、慢性疼痛都可以令血管收缩,加重心脏负担。大笑可以使腹部、面部、肩部的肌肉放松,进而减轻由于肌肉紧张和痉挛造成的疼痛,缓解心脏压力。

# 附录 保健养生歌谣、格言

## 一、民间饮食保健谚语

吃得马齿苋,一年无病害。

吃点萝卜喝点茶,寒冬养生好方法。

吃了十月茄,饿死郎中爷。

吃肉不加蒜,营养减一半。

青菜豆腐保平安。

春天当食绿。

葱蒜不离口,百病绕着走。

管你伤风不伤风,三片生姜一根葱。

多吃番茄营养好,貌美年轻疾病少。

花生小人参,炖吃最相宜。

黄瓜鲜脆甜,常吃美容颜。

韭根韭叶,散瘀活血。

辣椒尖又辣,增食助消化。

七月菱角八月藕。

三月三,荠菜当灵丹。

尝遍百果能成仙。

一日吃三枣,一生不显老。

宁吃鲜桃一口,不啃烂杏半筐。

热天吃西瓜,不用把药抓。

一个荔枝三把火。

一日一苹果,医生远离我。

狗肉滚三滚,神仙站不稳。

茶水喝足,百病可除。

晨起皮包水,睡前水包皮,健康又长寿,百岁不称奇。

酒后莫喝茶。

莫等口渴再喝水。

一天不吃盐,吃饭不香甜;三天不吃盐,一身软绵绵。

吃米带点糠,一家都安康。

少肉多菜,少盐多醋,少糖多果,少食多嚼。

臭鱼烂虾,送命冤家。

荤素搭配,长命百岁。

四条腿不如两条腿,两条腿不如没有腿。

早饭吃好,午饭吃饱,晚饭吃少。

若要身体安,三分饥和寒。

食不离口,健康有忧。

晚上少吃一口,肚里舒服一宿。

吃不言,睡不语。

饭饱七分不求医。

端起碗筷莫说教。

若要身体壮,饭菜嚼成浆;吃饭慢慢吞,赛过吃人参。

桃饱人,杏伤人,李梅树下抬死人。

## 二、宽　心　谣

日出东海落西山,愁也一天,喜也一天。遇事不钻牛角尖,人也舒坦,心也舒坦。

每月领取养老钱,多也喜欢,少也喜欢。少荤多素日三餐,粗也香甜,细也香甜。

新旧衣服不挑拣,好也御寒,赖也御寒。常与知己聊聊天,古也谈谈,今也谈谈。

内孙外孙同样看,儿也心欢,女也心欢。全家老少互慰勉,贫也相安,富也相安。

早晚操劳勤锻炼,忙也乐观,闲也乐观。心宽体健养天年,不是神仙,胜似神仙。

## 三、保　健　诗

乐观思想在心田,劳逸无偏足睡眠。营养适宜常运动,精神饱满食蔬鲜。

晨昏生活有规律,爱好诗文绝酒烟。如此坚持能养老,自我保健乐如仙。

天上本无神仙在,人间自有保健方。清心寡欲常记取,运脑健身岂可忘。

烟酒远离驱恶习,着重锻炼自应忙。更须恒心与决心,保证少病得长康。

## 四、饮食保健歌

一杯酸奶一碗浆,四杯绿茶保健康。天天喝杯葡萄酒,有益心脏身体壮。
常饮蘑菇骨头汤,增强免疫不寻常。多食木耳血不稠,大蒜切片抗癌王。
玉米当作黄金物,卵磷亚油高含量。荞麦燕麦与小米,降脂降压又降糖。
加上黄瓜与苦瓜,红薯山药也当讲。长期食用胡萝卜,准保健美脸放光。
时常服用螺旋藻,多种疾病得消亡。搭配青菜与水果,有氧运动也别忘。

## 五、开 心 歌

树老怕经风,人老怕生气。古今多少人,因气丧身躯。为了春常在,常唱开
心歌。

第一要淡泊,小视名权利。得失相联结,祸兮福所倚。含笑谈人生,胸中荡
春意。

第二要超脱,不要多参与。离位少谋政,勿再争高低。甘当局外人,鲜花铺
满地。

第三要宽容,胸怀若天地。得忍且忍让,能过便过去。记恩不记怨,惊雷化
春雨。

第四要知足,莫要多攀比。机遇不相同,自然有差异。常念众先烈,尤怒自
平息。

第五要活动,且忌孤闷寂。花鸟琴棋画,尽情寻乐趣。少忆伤感事,多听鹊
报喜。

开心歌一曲,乐在心窝里。极目万山青,放眼千水绿。风调乌云散,夕阳更
艳丽。

## 六、莫 恼 歌

莫要恼,莫要恼,烦恼之人容易老。世间万事怎能全,可叹痴人愁不了。
任你富贵与王侯,年年处处理荒草。放着快活不会享,何苦自己等烦恼。
莫要恼,莫要恼,明月阴晴尚难保。双亲膝下俱承欢,一家大小都和好。
粗布衣,菜饭饱,这个快活哪里讨?富贵荣华眼前花,何苦自己讨烦恼。

## 七、寿 生 歌

健康亦有方,说来也平常。生活要规律,早睡早起床。运动强筋骨,吐纳肺
腑良。

三餐粗淡饭,素菜加点汤。饮食八分饱,杂粮调配当。肉类宜少吃,清淡舒胃肠。

风雨常避免,戒烟酒适量。性情宜包容,静心寡欲强。有病早就医,诸疾重预防。

养生莫纵欲,蓄精防劳伤。交友诉衷肠,善良寿而康。忧愁催人老,乐观寿自长。

贵在常坚持,保健在经常。四季勤锻炼,祝君永健康。

## 八、养　气　歌

多读书以养胆气,少忧虑以养心气,戒发怒以养肝气,薄滋味以养胃气。

惟谨慎以养神气,顺时令以养元气,须慷慨以养浩气,胸豁达以养正气。

傲冰霜以养骨气,当忍让以养和气,应谦恭以养锐气,莫懒怠以养志气。

## 九、起居养生歌

欲求健康乐逍遥,起居养生有诀窍。　黎明即起庭院扫,散步打拳做做操。
踢腿甩臂伸伸腰,摇头晃脑多跳跳。　运动好比灵芝草,何必苦把仙方找。
定时解便莫憋尿,二便通畅疾病少。　一日三餐要定时,饮食有节勿过饱。
素食为主莫厌荤,平衡膳食瘦自高。　少量饮酒切戒烟,远离烟酒病自少。
运目眨眼常远眺,不要躺着看书报。　增减衣服随气候,被褥常晒消毒好。
春来不要忙减衣,秋到不必早穿袄。　劳作有序莫疲累,超支过度精气耗。
安逸好闲气血滞,体弱多病命难熬。　居室洁净通风好,空气清新健康保。

## 十、中药养生歌

中药养生自古传,枸杞补身还童年。　五味提神又保肝,健脾益气用怀山。
当归补血又通脉,人参扶元把气转。　白术利湿脾胃健,八仙长寿熟地填。
返老还童黄精见,首乌黑发又延年。　泽泻能把血脂减,鹿茸又把精血添。
红枣益气脾胃健,蜂蜜润肺气还原。　甘草益气毒气减,菊花明目治头眼。
红花丹参瘀血散,三七活血能扩冠。　女贞能把真阴还,麦冬生津除虚烦。
山楂降脂血压减,毛冬关心脑血栓。　头痛天麻与蜜环,杜仲强腰筋骨健。
阿胶止血补血源,有刺五加扶正坚。　青木香降血压显,茯苓利水治失眠。
养生之经记心间,抗衰防老寿延年。

## 十一、高　寿　歌

人生苦寿短,孜孜求永年;秦皇觅妙药,汉武练灵丹。

盘古开天地，谁见活神仙；有生必有死，永生是枉然。
长生虽无方，养生可寿添；要知养生道，先学辩证观。
内因和外因，内因是关键；治疗和预防，预防应为先。
运动和静养，二者不可偏；治标和治本，因果紧相连。
食疗和药疗，互补功效显；生理和心理，都要重保健。
识医多高寿，适时常子安；献此养生歌，愿与君共勉。

## 十二、修 身 歌

静坐常思自己过，闲谈莫论他人非。能受苦乃为志士，肯吃亏不是痴人。
敬君子方显有德，怕小人不算无能。退一步天高地阔，让三分心平气和。
知足之人心常乐，能忍气者身自安。

## 十三、保 健 歌

人人都盼身体壮，享福之中丢健康。偏食饱食运动少，生活方式疾病造。
自身健康资源足，为何闲之不挖出。早晚梳头各百遍，防止头痛和血栓。
出门先要搓热脸，预防感冒和面瘫。搓耳摩耳至极热，耳聋耳鸣不沾边。
早晚叩齿一百遍，心脑肾牙保平安。转舌鼓漱津满口，浇灌脏腑身体健。
晨咳几声拍胸脘，复苏心脏应为先。晨醒唾液滴双目，治疗近视和花眼。
患肢日捡豆数千，偏瘫自愈丢苦难。十指对碰随时练，通经活血防病患。
拍手抒绳微出汗，全身疾病都能散。原地晨跑一小时，身轻如燕活百年。
跷抓足趾日千遍，心脑肺肝都强健。揉腹减肥治脂肝，脏腑通畅体不衰。
缩肛松肛易多练，痔疮脱肛自愈安。便后憋尿有奇效，泌尿妇科病都消。
早晚按摩天枢穴，通便排毒防癌变。捶扣双腿不间断，两腿轻松防足寒。
捶腰搓背天天见，壮腰健肾腿轻闲。两臂抬平下蹲练，防治心肺和腿顽。
下蹲揉膝内外旋，治疗增生关节炎。鼓腰缩腹至极端，防治糖尿和胰变。
常吃醋豆降血脂，降压减肥防偏瘫。左右交替打背肩，自然治疗肩周炎。
风火牙痛中趾求，三分钟内病自休。急性腹泻摩足跟，二分钟内就治好。
小腿抽筋拉中指，拉五六下痛自消。盐水泡足治失眠，多种疾病都可缓。
晨起口含生姜片，身体健壮众人羡。洋葱大蒜防中风，既降血脂又防癌。
五谷杂粮营养全，大米白面元素偏。饮食宜于八分饱，食盐甜食控制好。
久坐卧至糖尿病，气怒忧愁患癌症。人生不怕有病患，改变观念战病顽。
健康资源取不尽，抓住细节去锻炼。不知不觉病痊愈，体质越活越强健。
人活百岁不是梦，活不长寿怨自己。

## 十四、"十不"歌

人生在世不生气,心平气和病不欺,暗生闷气发脾气,气出病来无人替。

正视现实不攀比,知足常乐要铭记,富贵名利莫妄求,怡然自得少病疾。

胸怀坦荡不小气,"小心眼儿"要丢弃,生活琐事由他去,有了矛盾冷处理。

创造条件不孤寂,广交益友寻乐趣,寂寞孤单寿命短,爱好广泛身受益。

心情愉悦不疑疾,"杯弓蛇影"不可取,心理扭曲早就医,病魔定会绕道去。

乐观向上不消极,信心十足有毅力,拥有积极好心态,顽疾恶魔何所惧。

人到老年不自卑,应把花甲当花季,人老当要心不老,童心常在神采奕。

出言行事不挑剔,顺其自然心如意,严于律己宽待人,搬弄是非更当忌。

去掉私心不妒忌,妒火损人又害己,嫉贤妒能是小人,正直豪爽真君子。

遵纪守法不惹事,强暴蛮横遭人议,温柔行善康而寿,作恶多端必早死。

## 十五、粥　疗　歌

要使皮肤好,粥里加红枣。若要不失眠,粥里加白莲。心脾气不足,粥里加桂圆。

润肺又止咳,粥里加百合。头昏多汗症,粥里加薏仁。梦多又健忘,粥里加蛋黄。

健脾助消化,粥里加山楂。滋阴润肺好,煮粥加银耳。若要降血压,粥里加荷叶。

消暑解热毒,常饮绿豆粥。腰酸肾气虚,煮粥放板栗。乌发又补肾,粥加核桃仁。

## 十六、人生中的九不懂和九不可

**九不懂**

1. 不懂珍惜——守着金山也不会快乐。

2. 不懂宽容——再多的朋友也将离去。

3. 不懂感恩——再优秀也难以成功。

4. 不懂行动——再聪明也难以圆梦。

5. 不懂合作——再拼搏也难以达成。

6. 不懂积累——再挣钱也难以大富。

7. 不懂满足——再富有也难以幸福。

8. 不懂养生——再治疗也难以长寿。

9. 不懂生活——活得越久就越没劲。

**九不可**

1. 有一种东西不可拯救——那就是绝望。

2. 有一种东西不可忘怀——那就是感恩。

3. 有一种东西不可贪恋——那就是名利。

4. 有一种东西不可缺少——那就是友情。

5. 有一种东西不可言传——那就是思念。

6. 有一种东西不可原谅——那就是背叛。

7. 有一种东西不可利用——那就是善良。

8. 有一种东西不可欺骗——那就是感情。

9. 有一种东西不可愚弄——那就是真诚。